A GRANDE ERA DO REBOOT

**Decifrando o Código da Longevidade
Para um Futuro Mais Jovem**

A GRANDE ERA DO REBOOT

Decifrando o Código da Longevidade
Para um Futuro Mais Jovem

MICHAEL F. ROIZEN
COM PETER LINNEMAN E ALBERT RATNER

ALTA BOOKS
GRUPO EDITORIAL
Rio de Janeiro, 2024

A Grande Era do Reboot

ISBN: 978-85-508-2332-4

Alta Life é uma Editora do Grupo Editorial Alta Books.

Translated from original The Great Age Reboot © 2022 by Michael F. Roizen. ISBN 978-1-426-22151-4. This translation is published and sold by National Geographic, the owner of all rights to publish and sell the same. PORTUGUESE language edition published by Starlin Alta Editora e Consultoria Eireli, Copyright © 2024 by STARLIN ALTA EDITORA E CONSULTORIA LTDA.

Impresso no Brasil — 1ª Edição, 2024 — Edição revisada conforme o Acordo Ortográfico da Língua Portuguesa de 2009.

Dados Internacionais de Catalogação na Publicação (CIP)
(Câmara Brasileira do Livro, SP, Brasil)

Roizen, Michael F.
A grande era do reboot : decifrando o código da longevidade para um futuro mais jovem / Michael F. Roizen ; [tradução da editora]. -- Rio de Janeiro : Alta Books, 2024.

Título original: The great age reboot
ISBN 978-85-508-2332-4

1. Autocuidados de saúde 2. Envelhecimento - Prevenção 3. Longevidade I. Título.

24-203688 CDD-612.68

Índices para catálogo sistemático:

1. Longevidade : Ciências médicas 612.68

Cibele Maria Dias - Bibliotecária - CRB-8/9427

Grupo Editorial Alta Books

Produção Editorial: Grupo Editorial Alta Books
Diretor Editorial: Anderson Vieira
Editor da Obra: Gorki Starlin
Vendas Governamentais: Cristiane Mutüs
Gerência Comercial: Claudio Lima

Produtor Editorial: Thiê Alves
Tradução: Vanessa Schreiner
Copidesque: Helena Coutinho
Revisão: Denise Himpel
Diagramação: Natalia Curupana

ALTA BOOKS
GRUPO EDITORIAL

Rua Viúva Cláudio, 291 — Bairro Industrial do Jacaré
CEP: 20.970-031 — Rio de Janeiro (RJ)
Tels.: (21) 3278-8069 / 3278-8419
www.altabooks.com.br — altabooks@altabooks.com.br
Ouvidoria: ouvidoria@altabooks.com.br

Editora **afiliada à:**
ASSOCIADO

Esta publicação é baseada em pesquisas e contém as opiniões e as ideias dos autores. Tem como objetivo fornecer material útil e informativo sobre os assuntos abordados na publicação, a qual está sendo comercializada sob o entendimento de que os autores e a editora não estão envolvidos na prestação de orientações médicas, de saúde ou outros aconselhamentos profissionais ao leitor. Portanto, o leitor não deve usar as informações contidas neste livro para substituir qualquer orientação dos profissionais de saúde licenciados.

Tanto quanto é do conhecimento dos autores, no momento da publicação, as informações fornecidas são precisas.

Os autores e a editora se isentam de qualquer responsabilidade com relação a perdas, lesão ou danos decorrentes direta ou indiretamente do uso deste livro.

SUMÁRIO

Suplemento para Musculação Promove o Envelhecimento Saudável e Prolonga a Expectativa de Vida, Pelo Menos em Camundongos – *Science*

Nova Molécula Reverte Declínio de Memória Semelhante ao Alzheimer
– *Neuroscience News*

Uma Cura para as Doenças Cardíacas? Tratamento com Apenas Uma Injeção É Bem-sucedido em Macacos
– *New York Times*

Avanços na Área de Neurologia Aumentam a Esperança de um Possível Tratamento para Parkinson
– *Financial Times*

Equipe de Pesquisa Constrói Robôs a Partir de Células Vivas
– *The Economist*

Um Gene Ausente Poderia Restaurar Sua Visão
– *Bloomberg*

Cientistas Israelenses Afirmam Reverter o Processo de Envelhecimento
– *Jerusalem Post*

Pela Primeira Vez, Células Cardíacas Cultivadas em Laboratório São Implantadas em Paciente Humano
– *New Atlas*

Biólogos Identificam Maneiras de Prolongar a Expectativa de Vida em 500%
– *Phys.org*

Estou Testando uma Droga Experimental para Ver se Ela Interrompe a Doença de Alzheimer
– *New Scientist*

É Possível que Não Tenhamos Que Envelhecer Tão Rápido
– *Wall Street Journal*

Medicamento Reverte Declínio Cognitivo Relacionado à Idade em Poucos Dias
– *Medical Xpress*

Cientistas de Yale reparam dano em medula espinhal usando células-tronco dos próprios pacientes
– *Journal of Clinical Neurology and Neurosurgery*

PREFÁCIO

No final de 2020, as manchetes giravam em torno do acontecimento do ano — provavelmente da década — relacionada à área da saúde. O mundo inteiro estava voltado para questões como vacinas e respiradores, taxas de mortalidade e diretrizes do uso de máscaras. A covid-19 consumiu todo nosso tempo — e por um bom motivo.

No entanto, durante a maior parte daquele ano e dos dois anteriores (na verdade, desde que me formei na faculdade de medicina), passei grande parte do meu tempo olhando para o outro extremo do espectro — os impressionantes avanços nas áreas médica, tecnológica e científica que, em um futuro muito próximo, poderiam ajudar a prolongar a vida de maneira significativa, em vez de encurtá-la.

Ao longo de toda minha carreira, aprofundei-me em estudos sobre células-tronco, genética, robótica e muito mais. Mas eu queria ver alguns desses novos agentes de mudança em ação. Então, um dia, em dezembro de 2020, fui conhecer o laboratório de impressão 3D do Lerner Research Institute, a cerca de 800 metros de meu escritório, na Cleveland Clinic. Lá eu me encontrei com Ryan Klatte, o diretor do laboratório e principal engenheiro de pesquisa. Ele é Ph.D. em engenharia e adora falar sobre a impressão 3D de órgãos.

O laboratório é do tamanho de uma pequena sala de estar; lá, Ryan me mostrou as impressoras do grupo, bem como alguns dos modelos de órgãos e partes do corpo que eles haviam produzido. Pequenos corações com anormalidades congênitas complexas, um pâncreas com um tumor específico próximo a um ducto biliar, um rim com anormalidades arteriais, um tecido adiposo para uma reconstrução de mama e um aneurisma. Todos modelados com base em tomografias computadorizadas e ressonâncias magnéticas de pessoas reais, com os tecidos em questão impressos em resinas de cores diferentes. Desta forma, um cirurgião consegue examinar o modelo em três dimensões e tomar decisões com base na anatomia específica do paciente antes de operar.

Ryan me mostrou um modelo de fígado de um possível doador. As diferentes cores de resina mostravam claramente onde ficavam as veias, os ductos biliares e os vasos sanguíneos, de modo que os cirurgiões soubessem exatamente onde cortar, para evitar atingir partes dos sistemas circulatório ou biliar e causar danos fatais.

Embora a anatomia humana seja basicamente a mesma, existem algumas pequenas diferenças individuais — como localização da gordura, mapeamento dos vasos sanguíneos e biliares. Quando os médicos têm acesso ao órgão (ou tumor, ou tecido) em três dimensões antes de operar, eles conseguem elaborar uma estratégia cirúrgica mais eficiente, eficaz e segura (especialmente em casos cuja anatomia é distorcida ou desafiadora). Esses modelos 3D estavam salvando vidas de maneiras que nunca foram possíveis.

Mas a história não termina aí. Na verdade, é onde ela começa.

E se essa mesma impressora 3D pudesse produzir não apenas modelos de órgãos, mas os próprios órgãos? Hoje, plástico descartado por nós e reciclado é transformado em resina para a fabricação de réplicas. Mas e se a gordura indesejada das operações de lipoaspiração pudesse ser "reimpressa" como um coração ou um seio novo? E se essas impressoras pudessem usar células jovens para imprimir órgãos, células e tecidos reais — qualquer um de que o paciente precise — para substituir os disfuncionais?

É claro que esse processo seria incrivelmente complexo. Mas envolveria basicamente isto:

1. Encher os cartuchos da impressora com três ou mais tipos de células: as do tecido ou do órgão que está sendo criado e as

que formam os vasos e os nervos necessários para conectá-lo ao corpo humano.

2. Imprimir uma matriz no formato do órgão, feita de material biodegradável, que o substituiria até que as células pudessem se desenvolver e assumir o controle.

Esse pode ser o nosso futuro.

O desenvolvimento desse tipo de tecnologia está acontecendo agora ao redor do mundo, assim como o trabalho em muitos outros avanços importantes que estão prestes a mudar fundamentalmente a maneira como abordamos a medicina e a saúde.

É disso que trata este livro — os "e se" que estão batendo à porta da sociedade.

E se... pudéssemos substituir órgãos por meio da impressão de órgãos novos?

E se... pudéssemos reprogramar nossas células envelhecidas para que elas se tornem jovens novamente?

E se... pudéssemos reescrever nosso DNA para ter um futuro mais saudável?

Não só viveríamos mais, como viveríamos em um corpo mais jovem. Em 1998, acreditávamos que os 60 poderiam ser os novos 40. Em 2030, esse potencial será drasticamente expandido: os 90 podem ser os novos 40. A velhice não seria mais tão decadente!

Dentre as 14 principais áreas de pesquisa em desenvolvimento relacionadas à longevidade (consulte p. 39–40), alguns tratamentos se tornarão comuns e nos ajudarão a permanecer mais jovens por mais tempo (embora seja impossível prever quais serão esses tratamentos, temos alguns palpites). Esses avanços mudarão de forma exponencial a sociedade e a economia, além de também impactar você e o seu futuro.

Meus coautores, Peter Linneman e Albert Ratner, e eu nos referimos a essa transformação como a Grande Era do Reboot. Este livro apresenta nossa pesquisa e explica o que esse reboot significa para você: quais avanços estão por vir e o que você pode fazer para se preparar para a mudança que está prestes a acontecer.

Uma vida mais longa possibilitada por meio dessas inovações na área médica será, também, uma vida mais saudável e produtiva, trazendo um grande benefício para a economia global. Como resultado de grandes aumentos populacionais devido à maior longevidade e ao aumento do capital humano produtivo, a economia apresentará oportunidades muito maiores para a humanidade e para a solução das desigualdades. (Sim, as políticas governamentais terão que acompanhar o ritmo — quando os 90 forem os novos 40, o Escritório de Orçamento do Congresso dos Estados Unidos não poderá mais considerar as pessoas com mais de 65 anos de idade como apenas um custo para a sociedade.) A Grande Era do Reboot está se aproximando — e rápido. Agora é o momento de se preparar para as decisões cruciais que ela trará e para a juventude e a alegria que também serão conquistadas por você, se quiser.

Estamos ansiosos para acompanhá-lo nesta jornada sem precedentes.

— Michael F. Roizen,

Diretor emérito de bem-estar da Cleveland Clinic

INTRODUÇÃO

DO QUE SE TRATA A GRANDE ERA DO REBOOT?

Em algum momento, em um futuro não muito distante, o cenário médico será este:

- Será possível imprimir em 3D um órgão novo para substituir um órgão doente.[1]
- Um robô removerá as placas de suas artérias e você não precisará de cirurgia para colocar um stent.[2]
- Se você tem um gene que se mostra predisposto ao câncer de cólon, um corte aqui e outro ali, e — *pronto* — esse gene estará fora do seu DNA; e o câncer de cólon, fora do seu futuro.[3,4]

Há cerca de cem anos, a maioria das pessoas não conseguia imaginar um mundo com antibióticos ou vacinas imunizantes, muito menos uma cirurgia robótica guiada por ressonância magnética, realizada em um paciente em uma sala de cirurgia em Cleveland, Tennessee, por um cirurgião em Cleveland, Ohio. Mas esses avanços são reais — e estão se tornando comuns — na medicina moderna.

Portanto, embora hoje você não consiga imaginar como seria uma cirurgia robótica, a edição de genes e outros avanços médicos incríveis que nos aguardam, eles estão chegando.

Na verdade, em alguns casos, esses avanços já estão acontecendo.[5]

Isso porque estamos no limiar da Grande Era do Reboot: um período de avanços científicos e intelectuais que não apenas mudará a maneira como vivemos, sentimos e agimos, mas também transformará nossa cultura como a conhecemos. Acredite ou não, dentro dos próximos dez anos, haverá novas regras de envelhecimento, novos aumentos populacionais, uma expectativa de vida mais longa e novas formas de viver. As mudanças serão radicais e ocorrerão rapidamente.

Atualmente, nos países desenvolvidos, a expectativa de vida ao nascer é de cerca de 81 anos; algumas pessoas vivem até cerca de 110 anos e, em casos extremos, mais de 120 anos. Porém, nossas previsões, baseadas em avanços científicos nas principais áreas de pesquisa sobre o envelhecimento, mostram que, até 2030, uma pessoa será capaz de reduzir sua taxa de envelhecimento — provavelmente para uma expectativa de vida de mais de 108 anos.

No futuro, não será incomum as pessoas viverem normalmente até os 115 ou 130 anos. Esse salto — de 81 para 108 anos, 27 anos ou mais de vida em um período de apenas 10 anos — não tem precedentes e representa um aumento de 1.100% em relação ao ganho médio de 2,5 anos que obtivemos por década nos últimos 140 anos.

Você pode estar se perguntando: Mas para que isso? Afinal, quem quer viver mais, se isso significa apenas envelhecer?

Ninguém.

Mas ouça: esse boom de envelhecimento, na verdade, levará a mais anos de "vida saudável", não de "velhice" e esquecimento. Pense da seguinte forma: você não estará apenas vivendo mais. Você poderá estender o período entre os 30 e os 60 anos para um período mais longo de vida, que irá dos 30 aos 90 anos.

Outra maneira de enxergar isso é a seguinte: seus 20 anos durarão, talvez, 15 ou 20 anos. O mesmo vale para seus 30 e 40 anos. Na verdade, há uma chance muito grande de que, em algum momento entre 2025 e 2035, uma pessoa comum de 95 anos se pareça mais com uma pessoa em um corpo de uma pessoa de 50 anos da atualidade.

O que isso significa na prática é que a idade biológica de uma pessoa, ou "RealAge"[I], pode ser a metade de sua idade real, ou do calendário, supondo que essa pessoa tenha feito escolhas vantajosas em relação à saúde e ao estilo de vida.[6]

E tem mais: em um futuro não tão distante, uma pessoa de 95 anos será a norma, não uma exceção. É claro que, se você é mais velho hoje, a janela de seu potencial de envelhecimento é menor. Mas, felizmente, todos nós temos a capacidade de realizar algumas mudanças que podem nos ajudar a ter uma vida mais longa e saudável. Isso porque a chave para esses números incompreensíveis não é a idade no calendário, mas a forma como se vive e se sente.

Portanto, quando se trata da Grande Era do Reboot, a questão não é se você quer viver até os 110 anos ou mais. A questão é se você deseja que o período entre seus 20 até os 70 anos seja estendido, para que você tenha mais anos de vida sentindo-se melhor e mais jovem. Os japoneses inclusive já têm um termo para isso: *yold* (uma combinação dos termos "jovem" e "velho", em inglês), que significa ser mais velho em idade e jovem na maneira como se sente, aparenta e funciona.[7]

Resumidamente, acreditamos que a longevidade não é apenas o próximo disruptor, mas o maior disruptor de todos os tempos. Ela tem o potencial de causar mudanças ainda mais abrangentes e poderosas do que a invenção do chip (o microchip, não o *chips* de batata!), que aconteceu há sessenta anos.[8] A Grande Era do Reboot será definida por avanços que prolongarão nossa vida e melhorarão nossa qualidade de vida de maneiras inacreditáveis.

No entanto, em última análise, viver mais tempo — e ser mais saudável e rico enquanto faz isso — tem muito a ver com as escolhas que você faz. *Você* deve fazer boas escolhas agora. *Você* deve cuidar do seu corpo e do seu cérebro. *Você* deve economizar com sabedoria todos

---

I. O RealAge foi desenvolvido pelo Dr. Michael Roizen — por meio de um compilado de milhares de estudos científicos — para mostrar como nosso corpo poderia agir se tivesse uma idade diferente da idade do calendário (mais jovem ou mais velho), com base em dezenas de escolhas relacionadas ao estilo de vida e em biomarcadores.

os dias. Quanto mais saudável você estiver quando essas mudanças revolucionárias chegarem, mais elas poderão ajudá-lo.

Portanto, acreditamos que, para se beneficiar plenamente de tudo isso, você deve se preparar para o reboot que está por vir. E é isso que este livro fará: ele revelará o que está a caminho, explicará como isso pode enriquecer sua vida e revelará o que você pode fazer hoje para estar pronto para o futuro e garantir que terá a diversão e a alegria que serão proporcionados.[9, 10] Para ajudá-lo a se preparar para a Grande Era do Reboot, vamos dividir este livro em quatro seções:

Na ***Parte 1***, exploraremos as origens da longevidade e apresentaremos algumas das nossas previsões para o futuro.

Na ***Parte 2***, analisaremos algumas das descobertas médicas mais fascinantes e promissoras.

Na ***Parte 3***, daremos um passo para trás, para que possamos observar o panorama geral: o que essas mudanças importantes significam para o nosso corpo, para a economia e para a sociedade como um todo.

Por fim, na ***Parte 4***, ofereceremos um plano personalizado para ajudar *você* a se preparar, abraçar e aproveitar a Grande Era do Reboot.

Vamos ser realistas: há grandes mudanças em andamento. Estamos no meio de uma extraordinária revolução biológica e social que está afetando a expectativa de vida humana enquanto escrevemos este livro. Pode ser difícil imaginar uma pessoa de 95 anos jovem, é claro. Mas, sabe de uma coisa? Na década de 1930, poucos conseguiam imaginar uma pessoa de 65 anos jovem. Alguém no início de 1900 jamais poderia imaginar viver até os 80 anos de idade.[11]

Você decidirá mudar em função da época? Vai se preparar para ficar mais jovem por mais tempo, prolongando os anos bons? Você ajudará a sociedade a se transformar?

Enquanto estamos no limiar da Grande Era do Reboot, a decisão é sua.

PARTE 1

DE ONTEM PARA AMANHÃ

Como a História dos Avanços Médicos Revela Algo sobre o Nosso Futuro

Estamos todos vivendo mais. Desde o século XIX, a população dos países desenvolvidos ganhou alguns anos de expectativa de vida a cada década.[1] Com os avanços revolucionários na ciência agora disponíveis e muitos outros em andamento, estamos testemunhando uma extensão da vida saudável e com qualidade de 20 a 30 anos, ou até mais — talvez já na década de 2030. Dentro desse período, será comum vermos pessoas vivendo até os 120 anos ou mais.

A pandemia de covid-19, que matou tantas pessoas em todo o mundo em 2020 e nos anos seguintes, não alterará o aumento geral das taxas de longevidade. De acordo com dados da Universidade Johns Hopkins na época em que escrevemos este livro, os Estados Unidos já haviam superado em muito o número cumulativo de mortes por coronavírus (275 mil) que reduziriam a expectativa de vida ao nascer em 2020 em um ano inteiro.[2] De fato, no início de 2021, o governo federal dos EUA informou que, com a pandemia, houve uma redução drástica na expectativa de vida dos norte-americanos em um ano inteiro ao longo de menos de 12 meses — de 78,8 anos, em 2019, para 77,8 anos no primeiro semestre de 2020.[3]

Em comparação, a infame crise de opioides dos Estados Unidos no início do milênio levou a um declínio anual médio de 0,1 ao ano na expectativa de vida ao nascer, de 2014 a 2017. E no auge da epidemia de HIV, houve uma redução de 0,3 ao ano na expectativa de vida ao nascer nos EUA em um único ano, de 1992 a 1993.

É claro que qualquer queda na longevidade parece preocupante. Mas, na verdade, a menos que o número de mortes seja de 4 milhões ou mais nos Estados Unidos (ou 80 milhões em todo o mundo), a expectativa de vida nos EUA ao nascer deve voltar aos níveis de 2010 até o final de 2025. Assim, a expectativa de vida ao nascer nos EUA continuará sua trajetória ascendente. Embora as pandemias globais sejam realmente assustadoras, a pandemia de covid-19 pela qual passamos já demonstrou como é importante cuidarmos da nossa saúde.

Isso significa que, apesar do que experimentamos com a covid-19, existe um enorme potencial de prolongar a vida de maneiras sem precedentes — quer estejamos falando sobre a impressão 3D de órgãos ou a criação de um ser humano biônico.

Por que é tão difícil imaginar esses cenários? Porque os seres humanos tendem a pensar de maneira linear: se você precisa andar 1,5 km e dá 30 passos em linha reta, você está, aproximadamente, a 30 metros do seu objetivo. Da mesma forma, é difícil imaginar que uma sociedade em meio a uma crise médica geracional — tanto as tragédias da pandemia quanto as crises contínuas de obesidade generalizada, diabetes, artrite, demência, entre outras — está, de fato, perto de eliminar os assassinos mais perigosos da atualidade.

Mas a tecnologia e a ciência nem sempre funcionam de maneira linear. Elas podem funcionar de maneira *exponencial*. Ou seja, um avanço não leva a dois e, depois, a três avanços. Um passo leva a dois, depois quatro, depois oito, e assim por diante. É como dar saltos em vez de passos — saltos exponenciais. Enquanto 30 passos literais podem levá-lo cerca de 30 metros adiante, 30 passos exponenciais o levariam a dar a volta ao redor do mundo 26 vezes.[3] E é assim que a ciência do envelhecimento tem avançado e continuará avançando.

Estamos à beira de mudanças *exponenciais* tanto nos avanços da área médica quanto no aumento da expectativa de vida. A ciência está mudando a forma como podemos manipular nossas células e nosso DNA, mas não para corrigir um problema (como no caso dos antibióticos) ou para detectar um problema antes que ele piore (como no caso das ressonâncias magnéticas). Em vez disso, essas mudanças *nos* transformarão, alterando a forma como nosso corpo funciona em um nível central.

Antes de falarmos sobre esses rápidos avanços, vamos dar uma olhada em onde estivemos e para onde estamos indo.

CAPÍTULO 1

OLHAR PARA TRÁS PARA OLHAR PARA A FRENTE

O Cenário da Longevidade de 1900 a 2020 nos Preparou para o Futuro

Todos os dias, somos inundados por diversos tipos de história. É provável que você tenha uma biografia de Benjamin Franklin na sua estante ou que assista ao National Geographic Channel (que geralmente tem mais história do que o History Channel), ou, ainda, que seja viciado em documentários da PBS ou da Netflix. É provável, também, que seu cotidiano seja repleto de histórias, tanto que você nem pensa mais nisso: o histórico médico familiar e o histórico de seus pedidos no aplicativo da Starbucks. As histórias são importantes porque carregam informações sobre nosso presente, previsões sobre nosso futuro, inspiram mudanças e nos dão contexto sobre o mundo em que vivemos.

E isso também se aplica à longevidade. Sim, este livro trata de olhar para o futuro — o que você precisa fazer para prolongar sua juventude, seus anos mais produtivos, pelo maior tempo possível e com o máximo de diversão, energia, paixão e alegria. Mas, para entender o futuro e o que tudo isso significa, primeiro você precisa olhar para trás — não só para a linha do tempo da longevidade, mas também para os avanços médicos que coincidiram com o aumento da expectativa de vida. Existe uma razão para termos espelhos retrovisores: coisas importantes acontecem atrás de nós mesmo quando estamos seguindo em frente. Compreender o que o futuro nos reserva requer apreciar nosso passado.

Neste capítulo, vamos observar a longevidade por meio das lentes da história individual e da medicina para ajudá-lo a entender o contexto mais amplo em que os avanços científicos aconteceram, além de como e por que eles tornaram a longevidade possível. Por fim, usaremos o passado para definir o futuro, explicando as linhas de pensamento científico atuais relevantes para a longevidade e o que isso significa para o amanhã.

Mas não se engane: não é fácil prever o futuro. Na verdade, nunca sabemos realmente o que nos espera lá na frente (você consegue imaginar como as pessoas que viveram na época da Grande Depressão nos anos 1930 teriam processado as entregas de mercadorias sendo realizadas por meio de drones?). No entanto, ao olhar para onde estivemos, ainda podemos ter uma boa noção de para onde estamos indo.

A parte complicada de toda essa conversa é que a idade é um alvo móvel. Se você estiver lendo este livro aos 20 anos, estará contemplando um cenário totalmente diferente de alguém que o esteja lendo aos 50 ou aos 80 anos. Mas a boa notícia é que forneceremos informações inteligentes sobre a Grande Era do Reboot, independentemente da sua idade. No futuro, você provavelmente será capaz de fazer um reboot, isto é, reiniciar a vida e o corpo para voltar a anos mais jovens e saudáveis, corrigindo a maioria dos erros do passado e recomeçando a vida como se fosse muito mais jovem, tudo com o conhecimento da sua história e da história de gerações passadas.

Mas lembre-se: assim como a expectativa de vida atual é diferente do que era no dia em que você nasceu, ela aumenta à medida que você envelhece. O quadro a seguir o ajudará a visualizar como será seu futuro com os novos avanços científicos que estão por vir:

Expectativa de Vida para a Grande Era do Reboot nos Estados Unidos			
Sua idade aproximada em 2021	**Expectativa de vida prevista para você ao nascer (mulheres)***	**Expectativa de vida prevista para você em 2030 (GARP – Previsões da Grande Era do Reboot)**	**Anos adicionais que você viverá a partir de 2021**
25	79	125	100
35	78	122	87
45	77	120	75
55	74	115	60
65	73	110	45
75	68	100	25

* Em geral, para homens, deve-se subtrair três anos de todos os valores.[1]

Para tornar isso mais concreto, veja os exemplos dos três coautores deste livro. Albert nasceu em 1927, quando a expectativa de vida era de apenas 57 anos.[2] Se isso tivesse acontecido, ele não teria passado pelos governos de George Bush pai e filho, de Clinton, de Obama e os mais recentes, de Trump e de Biden, não teria colocado stents, tomado estatinas, feito imunoterapia e passado pela pandemia de covid-19 (sem falar em invenções como iPad, iPhone, Siri e Alexa, que ele usa diariamente). Ele já viveu até os 93 anos, mais de 63% além do que era esperado quando ele nasceu. Enquanto isso, a expectativa de vida de Mike ao nascer, em 1946, era de 71 anos — uma idade que ele já ultrapassou. Ele está ansioso por seu reboot, assim como Peter, que tem 70 anos.

Essa mudança na longevidade e como esse disruptor nos afetará não vai esperar até 2050 — ela está acontecendo hoje e, muito em breve (mesmo agora), afetará a dinâmica populacional nos Estados Unidos, conforme apresentado no quadro a seguir:

A Longevidade é o Próximo Disruptor em Números até 2050					
Idade	**População da Grande Era do Reboot em 2020 (milhões)**	**População da Grande Era do Reboot em 2030 (milhões)**	**População da Grande Era do Reboot em 2040 (milhões)**	**Grande Era de 2050**	**Censo dos EUA de 2050**
0-9	40,7	41,5	42,4	**43,3**	43,3
10-19	42,4	42,8	43,2	**43,9**	43,9
20-29	45,4	46,1	46,8	**47,3**	47,3
30-39	44,7	47,2	48,6	**49,7**	48,7
40-49	40,7	43,9	47,2	**50,5**	49,0
50-59	42,7	45,0	47,4	**50,8**	48,4
60-69	39,4	41,7	43,9	**46,1**	43,1
70-79	25,0	29,5	37,2	**37,6**	33,3
80-89	10,3	18,8	29,3	**35,0**	23,6
90-99	2,3	7,8	15,0	**29,1**	7,9
100-109	0	1,8	6,2	**13,0**	0,4
110-119	0	0	0,9	**4,1**	0
120+	0	0	0	**0,5**	0
Total	**333,5**	**366,1**	**408,1**	**451,0**	**388,9**
Aumento populacional em décadas anteriores (Total de 117,5 até 2050)					
		32,5	**42,0**	**42,9**	
Aumento cumulativo da população da Grande Era do Reboot a partir de 2020: 32%					
		32,5	**74,6**	**117,5**	

* Todos os dados do Censo dos EUA usados neste livro são baseados em dados e projeções de 2019.

Projetamos taxas populacionais mais altas não devido ao aumento de nascimentos, mas por causa de uma taxa de mortalidade mais lenta provocada pelos avanços da medicina. E quanto à nossa projeção de 451 milhões? Estimamos que 316,5 milhões dessas pessoas já tenham nascido. Ou seja, 70% da população de 2050 já existe hoje.

Para você ter uma referência numérica, a população dos EUA é de 333 milhões. Nossa previsão é de que 85% dessa população ainda estará viva em 2050. Ou seja, o aumento da população até 2050 refletirá muito mais na mudança da taxa de mortalidade do que de natalidade. Vamos desembaraçar essas informações.

Os atuários do Censo preveem que, em 2050, os EUA terão uma população de 55,3 milhões de habitantes a mais do que têm hoje, chegando a cerca de 390 milhões. Outros acham que esse número será menor, devido a mudanças na fertilidade. Na verdade, o argumento é de que, nos países desenvolvidos, a expectativa de vida está diminuindo.

Além da pandemia de covid-19, os Estados Unidos sofreram com as epidemias de abuso de opioides, de depressão, com o aumento de casos de suicídio e de obesidade, com suas consequências para a saúde. Mas, ao longo do ano anterior ao impacto da covid-19, a ciência médica, a saúde pública e o comportamento das pessoas mudaram o suficiente para que a expectativa de vida aumentasse de novo. Essa tendência revela que, de fato, é possível influenciar alguns aspectos da própria expectativa de vida por meio das escolhas pessoais.

Embora, segundo estudos, tenha ocorrido uma redução na expectativa de vida em cada uma das pandemias anteriores (considerando que os Estados Unidos passaram por uma epidemia e uma pandemia — a dependência de opioides e a SARS-CoV-2), a expectativa de vida no país se recuperou rapidamente no passado: em 1917, a expectativa de vida ao nascer era de 48 para os homens e 54 para as mulheres; no final de 1918 (ano em que ocorreu a pandemia de gripe espanhola), a expectativa de vida ao nascer caiu 12 anos, sendo de 36 para os homens e 42 para as mulheres, mas teve uma recuperação em 1920, sendo alterada para 54 anos para os homens e 56 para as mulheres.[3,4]

Acreditamos que, com o tempo, a taxa de imigração também sofrerá uma recuperação (como acontece com as ondas) e que as taxas de fertilidade se estabilizarão em níveis mais baixos. Quando ajustamos essas estimativas para refletir expectativas de vida mais longas e renovadas, acreditamos que o aumento da população não será de

55 milhões, conforme previsto pelos atuários do Censo dos EUA (que já erraram no passado), ou de 36 milhões, conforme previsto por Christopher Murray, o diretor do Institute for Health Metrics and Evaluation (IHME) da Escola de Medicina da Universidade de Washington, em Seattle, em um artigo de 2020 publicado no *Lancet*.[5] Acreditamos que esse número ficará mais próximo de 117,5 milhões, com a população dos EUA provavelmente chegando a 451 milhões de pessoas.

Para facilitar o entendimento daqui para a frente, vamos nos referir às nossas previsões como GARP (Previsões da Grande Era do Reboot). Não somos os únicos a questionar as previsões extremamente conservadoras dos atuários do censo; a Genworth Financial, uma grande empresa de seguros e consultoria financeira, fez previsões mais próximas das nossas — e ficou em mais de 438 milhões.[6] Embora não saibamos exatamente quais tipos de empregos existirão no futuro, acreditamos que haverá muitos, uma vez que, até agora, todos os disruptores criaram mais oportunidades (lembre-se, quando os cavalos foram substituídos por automóveis, a falta de empregos também gerou dúvida, porque seria necessário um número menor de pessoas para cuidar dos cavalos ou juntar seus excrementos nas ruas; e é claro que aconteceu o contrário).

Se você acha que somos malucos, observe o quadro da página 8 — sua expectativa de vida ao nascer em comparação com o que é esperado hoje. Considere, ainda, seu potencial de longevidade em comparação com o das famílias do século passado nos Estados Unidos:

O Modelo de Família de 1900

O patriarca de 40 anos provavelmente pode traçar sua árvore genealógica até os anos 1700. Sua primeira esposa morreu no parto e ele teve uma filha que morreu de febre reumática quando ela era criança. Ele trabalha sete dias por semana para ganhar o equivalente a cerca de US$10 mil por ano (valor atualizado). Todos os seus filhos — que têm de 7 a 22 anos — também têm empregos, para que a família consiga se sustentar. O patriarca morre aos 45 anos, após contrair uma infecção que não pode ser tratada. Ele não conheceu nenhum de seus avós quando adulto.

Expectativa de vida: 47 para homens brancos, 49 para mulheres brancas, 33 para homens negros, 34 para mulheres negras.

O Modelo de Família de 1925

Essa família trabalha e é feliz porque todas as crianças sabem ler e escrever. No entanto, eles já estão familiarizados com a perda porque as crianças têm um tio que foi morto na Primeira Guerra Mundial e uma tia que morreu durante a Grande Epidemia de Influenza (que matou cerca de 1% da população dos EUA, o equivalente a 3,3 milhões de pessoas atualmente). A família está preocupada com os filhos porque, este mês, doenças como sarampo, caxumba, catapora e escarlatina assolaram a vizinhança. A ocorrência de mortes súbitas devido a causas diversas é bastante comum.

Expectativa de vida: 57 para homens brancos, 65 para mulheres brancas, 46 para homens negros, 47 para mulheres negras.

O Modelo de Família de 1950

Durante a Segunda Guerra Mundial, a mãe trabalhou em uma fábrica de bombas e tem dificuldades com a memória devido a um problema inexplicável (que, agora, sabe-se que ocorreu em virtude de uma intoxicação por chumbo, por ter inalado a fumaça resultante da fabricação de bombas e balas). O pai trabalhou no Projeto Manhattan e foi diagnosticado com câncer de tireoide aos 60 anos como resultado da radiação envolvida na fabricação da primeira arma atômica. Mortes súbitas decorrentes de ataques cardíacos ainda são comuns. No entanto, a expectativa de vida é maior devido às medidas de saúde pública, aos novos medicamentos e procedimentos e às vacinas que estão sendo desenvolvidas (nessa época, levava de 10 a 20 anos para se desenvolver e testar vacinas). A cirurgia está se tornando muito mais segura à medida que novas técnicas de anestesia e padrões cirúrgicos estão sendo desenvolvidos.

Expectativa de vida: 67 para homens brancos, 72 para mulheres brancas, 59 para homens negros, 63 para mulheres negras (ou seja, um acréscimo de 20 a 30 anos ao longo de 50 anos desde 1900).

O Modelo de Família de 1975

A mãe é uma das primeiras mulheres aceitas em uma escola de medicina, que, antes, era só para homens. Agora, aos 67 anos, ela trabalha meio período para um plano de saúde. Está com 20 kg a mais do que pesava na época em que se formou no ensino médio e sofre de artrite grave nos quadris e nos joelhos; ela tem uma cirurgia de substituição do quadril programada para daqui a três meses. Seu marido trabalhou como engenheiro para a United Technologies e, depois, para outras quatro empresas, pois a empresa foi vendida três vezes. Ele se aposentou há dois anos sem benefícios, mas com um plano de participação nos lucros e auxílio da Previdência Social. Está com 18 kg a mais do que pesava na época em que se formou no ensino médio, tem diabetes tipo 2 e colocou três stents em virtude de uma doença arterial coronariana. Ele cuida da mãe de 93 anos, que mora no primeiro andar da casa deles e está perdendo a memória e as habilidades cognitivas. Eles têm três filhos que estão na casa dos 40 anos. Dois dos três filhos são solteiros; todos trabalham na Amazon ou na Boeing, na área de TI.

Expectativa de vida: 69,5 para homens brancos, 77 para mulheres brancas, 62 para homens negros, 71 para mulheres negras.

O Modelo de Família de 2000

Ambos os pais estão no segundo casamento, com famílias mistas. As famílias mistas ajudaram a expandir as árvores genealógicas, mas, em geral, famílias grandes são incomuns, pois as taxas de fertilidade têm diminuído constantemente desde o início da década de 1970. A mãe passou por quatro operações de reparação da cartilagem do joelho e o pai toma remédios devido a uma doença cardíaca. Nessa época, as mortes súbitas são raras, porém os pais idosos estão testemunhando os efeitos prejudiciais à saúde de uma sociedade que se alimenta, cada vez mais, de comida processada e cujas taxas de obesidade só aumentam.

Expectativa de vida: 75 para homens brancos, 80 para mulheres brancas, 68 para homens negros, 75 para mulheres negras (um aumento drástico de 8 a 12 anos ao longo de 50 anos).

O Modelo de Família de 2020

Ambos os pais trabalham. A mãe trabalha no RH de uma fábrica de robótica; o pai é funcionário do setor de segurança da informação do Facebook, cujo trabalho é eliminar publicações e sites terroristas. Eles se conheceram em 2017, em um simpósio sobre anúncios de emprego de segurança online. Eles têm duas gerações de filhos — uma de filhos dos primeiros casamentos e outra de filhos quinze anos mais novos, do segundo casamento. A maioria das crianças tem avós vivos, e muitas têm bisavós ainda vivos. As taxas de fertilidade continuam diminuindo, tendo sofrido uma queda importante durante a recessão de 2008–2009 e não se recuperando tão bem quanto os anos subsequentes às recessões econômicas anteriores. As mortes súbitas são comuns apenas em decorrência de violência armada e grave abuso de drogas. As taxas de obesidade (uma condição existente em mais de 43% de todas as pessoas maiores de 19 anos) estão aumentando, assim como a predisposição para doenças cardíacas e diabetes tipo 2, mas os medicamentos ajudam a amenizar seus efeitos.

Expectativa de vida: 76 para homens brancos, 81 para mulheres brancas, 72 para homens negros, 79 para mulheres negras (ambos os grupos de homens foram afetados pelas mortes de jovens do sexo masculino pelo uso de opioides).

Nos últimos 120 anos, portanto, a expectativa de vida nos Estados Unidos aumentou em mais de 36 anos; primeiro em virtude de uma melhoria no saneamento básico e em outras medidas de saúde pública e, em segundo lugar, por causa de uma melhoria no tratamento de doenças pediátricas. Mais recentemente, houve um aumento na expectativa de vida devido ao tratamento e ao manejo de doenças crônicas que geralmente se desenvolvem na fase adulta.[3] Além disso, o bem-estar e os padrões de vida humanos, conforme exemplificado por meio das histórias dessas famílias, tiveram uma melhora contínua e alcançaram níveis inimagináveis nos 30 anos anteriores. Esperamos que esses fatores continuem a melhorar cada vez mais rápido, porque nós, como cultura, estamos, pela primeira vez na história, focando os problemas de saúde dos idosos e os mecanismos básicos relacionados ao envelhecimento. De acordo com a Linha do Tempo da Longevidade apresentada a seguir, até agora, concentramos nossos esforços nos jovens e nos adultos.

A Linha do Tempo da Longevidade: Principais Avanços Médicos

Por volta de 1920, a perspectiva mundial sobre a longevidade mudou para sempre. Até então, a visão predominante era a de que o corpo humano tinha uma quantidade limitada de energia; tínhamos uma capacidade limitada de vida — um número definido de batidas do coração — e morreríamos quando chegasse a hora, quando tivéssemos esgotado essas batidas. Porém, na década de 1920, a constatação de que a vida poderia ser prolongada por meio de avanços científicos mudou o jogo. De repente, o saneamento e a medicina não se tratavam apenas de retardar a morte, mas de prolongar e melhorar a vida. Essa mudança de atitude estabeleceu o que está acontecendo hoje: avanços que, em última análise, levarão a aumentos exponenciais na expectativa de vida.

Em vez de tratarmos o corpo humano como se fosse feito para durar determinado tempo, percebemos que poderíamos agir como marionetistas médicos: salvar e prolongar vidas, *lutar* contra o inevitável, prolongando a duração e a qualidade de nossos últimos anos de vida. Poderíamos, ainda, evitar doenças crônicas e até mesmo revertê-las, para viver em corpos "mais jovens" a cada ano.

A história da longevidade é fascinante! Ela documenta como o aumento da expectativa de vida coincidiu com os avanços na área da saúde, como a produção de vacinas, a descoberta de antibióticos e muito mais. Então, venha conosco para um rápido passeio pela estrada da longevidade, para ver até onde chegamos — e inspire-se com quão longe iremos.

Linha do Tempo da Longevidade: Grandes Avanços na Medicina	
1799	Expectativa de vida: 36. É introduzida a primeira vacina contra a varíola. Esse é o primeiro grande desenvolvimento em saúde preventiva que prolongou a expectativa de vida.
Década de 1800	Surge a aspirina, baseada no uso da casca de salgueiro por Hipócrates na Grécia Antiga. Décadas depois, as implicações vão muito além da dor, reduzindo os efeitos de algumas infecções e prevenindo derrames, doenças cardíacas, demência e pelo menos 13 tipos de câncer.
1846	O surgimento dos anestésicos torna os procedimentos cirúrgicos mais suportáveis e permite procedimentos mais complexos e bem-sucedidos. As cirurgias não dependem mais de quatro homens fortes tendo que segurar o paciente para a realização de um procedimento que pode durar apenas 10 minutos, no máximo.
1850	As cinco principais causas de morte são doenças infecciosas: tuberculose, disenteria, cólera, malária e febre tifoide.
Década de 1860	O saneamento se torna o centro das atenções da saúde pública e, provavelmente, salva milhões de vidas, uma vez que muitas mortes prematuras eram atribuídas às impurezas da água e à falta de limpeza dos ambientes. A água limpa permite a lavagem eficaz das mãos, o que se torna comum a partir de então, reduzindo o número de infecções.
Década de 1890	A cirurgia cardíaca é inventada.

1900	Expectativa de vida: 47. A sociedade carece de hospitais e instalações médicas. A anestesia e a cirurgia ainda são procedimentos arriscados e difíceis. As cinco principais causas de morte (pneumonia, tuberculose, diarreia, doenças cardíacas e derrame) incluem três doenças infecciosas.
1907	É criado o primeiro antibiótico, marcando o início da descoberta do poder antibacteriano de medicamentos como a penicilina para contribuir com o aumento da expectativa de vida e da longevidade.
1917-19	A gripe espanhola se espalha pelo mundo e mata 1% da população, reduzindo a expectativa de vida em 8 a 12 anos para menores de 40 anos. Em três anos, ocorre uma recuperação na expectativa de vida de 55 anos para mulheres caucasianas que nasceram em 1923.
Década de 1920	Descobre-se que as vacinas protegem contra doenças como a tuberculose e a coqueluche.
1921	A insulina é descoberta.
1928	Expectativa de vida: 55
1933	A falta de alimentos suficientes para animais de laboratório durante a Grande Depressão leva à descoberta de que a restrição calórica em camundongos prolonga sua expectativa de vida em mais de 30%.
1938	É aprovada a Lei Federal de Alimentos, Medicamentos e Cosméticos nos Estados Unidos, tornando os medicamentos muito mais propensos a beneficiar do que prejudicar seus usuários, assim como sua longevidade.
Década de 1940	A penicilina é introduzida como tratamento de infecções.
1942	Um protótipo do marcapasso é desenvolvido.

1947	A máquina de rim artificial é inventada. As inscrições para um estudo sobre o comportamento dos membros dos sindicatos de funcionários públicos de Chicago (empresas de gás, eletricidade e água) relacionados à saúde e suas consequências estão a todo vapor. Esse estudo acompanhou os funcionários até sua morte e demonstrou uma maior longevidade (30%) e uma redução drástica dos custos médicos (50% durante o restante de suas vidas) para os funcionários com biomarcadores e comportamentos que promoveram a saúde muito antes da aposentadoria.
1954	É realizado o primeiro transplante de órgão bem-sucedido (um rim).
1955	A primeira vacina contra a poliomielite é disponibilizada.
Década de 1960	As vacinas contra caxumba e sarampo são introduzidas.
1967	As tomografias computadorizadas permitem ver o interior do corpo sem cirurgia.
1975	Expectativa de vida: 72,6
1983	São iniciados os Estudos de Saúde para Profissionais de Saúde e Enfermeiros, que começam a confirmar que escolhas pessoais, como dieta e prática de atividades físicas, têm um impacto significativo (cerca de 10 anos cada) na longevidade.
Década de 1990	Descobriu-se que a restrição calórica ajuda a prolongar a vida na maioria das espécies estudadas.
Meados da década de 1990	As estatinas demonstraram reduzir a aterosclerose.
2000	Expectativa de vida: 78 As cinco principais causas de morte são doenças cardíacas, câncer, derrame, doenças pulmonares e acidentes.
2002	O açúcar é identificado como uma das principais causas de doenças inflamatórias.
2003	O Projeto Genoma Humano é declarado completo, abrindo caminho para avanços genéticos que terão um impacto profundo no risco de doenças e na longevidade.

2006-2009	Há o reconhecimento de que as leis e os impostos sobre cigarros foram eficazes na redução do tabagismo, uma das principais causas de câncer.
2016	Começa a ser cobrado um imposto sobre bebidas açucaradas, as quais podem aumentar os riscos à saúde, nas principais cidades dos EUA, como Berkeley, Nova York e Filadélfia. Expectativa de vida: 80
2020	A covid-19 começa a aumentar a taxa de mortalidade de pessoas com mais de 70 anos e com comorbidades como obesidade, diabetes, hipertensão, doenças pulmonares e cardíacas. As plataformas de vacinas são criadas para uma resposta mais rápida a futuras invasões virais e prometem reduzir o efeito de futuras pandemias nas taxas de mortalidade. Há ganhos exponenciais na longevidade em animais (o equivalente a 30 a 70 anos humanos) com o uso de células-tronco, senolíticos e outros avanços nas principais pesquisas sobre o envelhecimento. Acreditamos que algumas dessas abordagens passarão por testes de segurança e eficácia em humanos para aumentar a expectativa de vida em pelo menos 30 anos até 2030.
2021	A covid-19 reduziu os números da expectativa de vida nos EUA em um ano, de 78,8 para 77,3, mas espera-se que, com as vacinas, essa redução seja considerada temporária.

Redefinindo a "Velhice"

Acreditamos que a vida dos seres humanos será mais inimaginável nos próximos 30 anos do que em qualquer período anterior a esses 30 anos. O que a Lei de Moore afirma sobre a produtividade computacional nos últimos 50 anos (ou seja, que a velocidade do microchip aumenta enquanto seu custo diminui) está prestes a acontecer com a produtividade do capital humano (uma medida do valor econômico gerado com base em habilidades, educação, capacidade e atributos do trabalho) nos próximos 30 anos. A vida profissional produtiva teve um aumento de 25 anos nos últimos 100 anos; e esperamos que ela aumente pelo menos mais 25 nos próximos 10 a 30 anos.

Com base nisso, talvez o ponto mais importante a ser destacado seja que você deve estar aberto a novos paradigmas. À primeira vista, a perspectiva de viver até os 130 anos ou mais pode não parecer tão atraente — principalmente se isso significar que você comerá purê de ervilhas no jantar todos os dias, que não conseguirá mais ouvir a enfermeira da noite dizer que o jantar será purê de ervilhas e não pudim de pistache, e que você sequer se lembrará se gosta de ervilhas — ou, aliás, se tem filhos.

Mas esse não é o futuro que a longevidade nos reserva.

Pense nesse novo mundo como sua versão pessoal do juramento de Hipócrates, que implora aos profissionais de saúde que "não causem danos". Você está prestes a se tornar seu profissional particular que ajudará os outros profissionais que consulta. Durante a Grande Era do Reboot, todos devemos aderir ao mesmo princípio. Pense nisso como o juramento do reboot: não prejudique sua saúde por meio de suas escolhas de estilo de vida e das decisões que você toma diariamente (assunto que veremos na Parte 4 deste livro). Antigamente, com o aumento da expectativa de vida, da renda per capita e do bem-estar (e da alegria de viver) das pessoas e da sociedade, a desigualdade social diminuiu. Portanto, quando a norma for expandir o período de seus anos produtivos (encontrar a fonte de seus melhores anos), você e o mundo prosperarão física e economicamente e teremos uma oportunidade real de diminuir a desigualdade social.

Após analisar a linha do tempo dos avanços da medicina, talvez seja tentador sentar e esperar que a tecnologia invente um dispositivo mágico que nos manterá saudáveis, independentemente dos alimentos que ingerimos ou de quanta atividade física façamos no dia a dia. Nós também precisamos ajudar a manter nosso corpo saudável — essa é a base deste livro. Isso significa especificamente o seguinte:

1. As decisões pessoais (boas e ruins) importam mais quando as consequências delas duram mais tempo. Imagine uma época em que a expectativa de vida era de 50 anos (ou até menos). As decisões ruins de estilo de vida podem ter diminuído a longevidade —, mas isso também não importa tanto, uma vez que a pessoa não precisou viver com as consequências dessas escolhas por muito tempo.

Mas o que acontece quando você toma decisões ruins de estilo de vida e tem seu tempo de vida estendido em virtude dos diversos avanços na medicina? Isso significa que você viverá mais tempo com uma qualidade de vida mais baixa.

Digamos que você faça uma escolha que diminua seu nível de energia — por exemplo, maus hábitos alimentares que levam ao excesso de peso. Agora, em vez de viver com menos energia por, digamos, 10 anos, você terá que viver com menos energia por 80 anos. Considere, ainda, o ganho de peso relacionado à idade. A maioria das pessoas ganha, em média, 0,5 kg por ano à medida que envelhece (essa é a média nacional nos Estados Unidos e a média internacional para todos os países desenvolvidos).[7, 8, 9] Embora possa não parecer muito com que se preocupar para um período de 30 anos, entre os 45 e 75 anos de idade, pense nas consequências disso se acontecer em um período de 75 anos entre os 45 e 120 anos! Seriam muitos quilos a mais — 37,5 kg extras em comparação a 15 kg — sem falar nos gastos adicionais com saúde e estilo de vida que seriam necessários. Esses 13 kg a mais para um idoso de 60 anos, por exemplo, elevam em mais do que o dobro o risco de hospitalização por covid-19 — de 3,6% para 7,2% —, aumentando muito as chances de uma fatalidade.[10]

Agora inverta esse cenário: faça boas escolhas e você viverá o mesmo tempo de vida estendida com mais vitalidade, potência, energia e alegria. As decisões boas duram mais tempo — fazendo com que o período de vida mais longo se torne, também, um período de vida *mais jovem*. A escolha é sua.

2. Os hospitais precisarão mudar. Assistimos a grandes mudanças nos hospitais. Eles já foram considerados lugares aonde se vai para morrer e, depois, lugares aonde se vai para ter uma chance de se curar de ferimentos catastróficos; então, passaram a ser considerados lugares onde se é tratado por meio do uso de antibióticos como solução para infecções graves e de cirurgias radicais para ferimentos graves; por último, foram considerados lugares nos quais o uso de poucos medicamentos e de cirurgias minimalistas podem fazer uma grande diferença na saúde.

Socialmente, precisaremos ver mudanças na maneira como nós — incluindo a comunidade médica — abordamos o bem-estar. Em vez de fazer dos hospitais depósitos de doentes, precisaremos transformá-los em centros de bem-estar. Ou seja, focar na prevenção, na potencialização da saúde e nas oportunidades de reiniciar nosso organismo. Muito mais pessoas se recuperarão de doenças em casa, pois os hospitais poderão disponibilizar essas instalações e serviços para todos, e a um custo mais baixo. Uma observação: com a diminuição da fertilidade, esperamos que ocorra uma estabilização dos centros pediátricos e de obstetrícia e, com o aumento da longevidade, um aumento do número de cirurgias plásticas e procedimentos estéticos.

Quando hospitais e farmácias se tornam mais como centros de bem-estar do que centros de tratamento, deixamos de ser uma cultura reativa, em se tratando da medicina, e nos tornamos mais proativos — levando nossa saúde e bem-estar a sério antes dos problemas surgirem.

Essa mudança de pensamento e atitude é necessária para o desenvolvimento do reboot, pois isso criará uma parceria entre as pessoas e a comunidade médica, a fim de que todos passem a pensar de maneira completa e holística sobre a saúde e a longevidade.

3. Esse grande disruptor social encontrará obstáculos, mas, no dia a dia, será positivo para a sociedade. Levamos algum tempo para nos adaptar a todo disruptor social (lembra-se dos primeiros telefones celulares, das TVs e dos computadores?). O mesmo se aplica à Grande Era do Reboot. Essa mudança na expectativa de vida afetará a economia, os sistemas e seguros de saúde, as políticas governamentais e a estrutura familiar ("Sim, sua tataravó está vindo para a sua festa de aniversário; e ela está trazendo a vovó"). Toda mudança é difícil. Mas é importante lembrar que a sociedade se beneficiará com essa mudança mais ampla, pois, assim, garantirá mais e melhor capital humano (uma medida de habilidades, educação, capacidade e atributos de trabalho que influenciam a capacidade produtiva e o rendimento das pessoas) — e o capital humano se paga sozinho.

Como? É só seguir a trilha do dinheiro:

- Se cada um dos 150 milhões de trabalhadores da atualidade nos EUA trabalhasse mais um dia por ano em virtude de levar uma vida mais saudável, com cerca de US$600 em produto interno bruto (PIB) por trabalhador por dia, esses dias adicionais gerariam cerca de US$90 bilhões a mais no PIB por ano — ou seja, US$15 bilhões em receita tributária federal e quase US$9 bilhões em impostos para governos estaduais e municipais.
- E se cada um dos 24 milhões de trabalhadores ativos com mais de 55 anos atualmente trabalhasse apenas mais um ano devido a uma melhora na saúde (digamos, até os 66 anos em vez de 65), isso aumentaria a receita do governo federal em quase US$60 bilhões e o PIB em US$340 bilhões por ano.
- Se esses mesmos trabalhadores mantivessem seus empregos por mais cinco anos, o impacto seria de, aproximadamente, US$1,5 trilhão no PIB por ano. Isso é facilmente alcançável devido à Grande Era do Reboot, principalmente porque uma saúde melhor significa que menos trabalhadores morrerão prematuramente. Na verdade, nossas previsões de uma taxa de crescimento de 2,5% são conservadoras.
- Outra maneira de entender esse conceito é que, atualmente, o trabalhador médio tem uma expectativa de vida profissional de cerca de quarenta anos. Caso ele trabalhe somente mais um ano, isso representa um aumento de 2,5% em seu tempo de trabalho. Se trabalhar mais quatro anos, haverá um aumento de 10% em sua vida profissional. Como esses anos extras de trabalho acontecerão mais tarde em sua carreira, ele já estará em seu período mais produtivo graças ao aprendizado e ao discernimento obtidos ao longo dos anos. Ou seja, um aumento de 2,5% ou 10% em sua vida profissional gerará aumentos muito mais significativos em sua produtividade ao longo da vida (e nos impostos pagos).

Esses recursos adicionais mais do que pagarão os custos extras do aumento unilateral da expectativa de vida.[11] Em todas as sociedades do passado, a longevidade da população melhorou a economia individual e social (a longevidade é uma influência mais forte até mesmo do que a educação). E se usarmos esses recursos extras com sabedoria, podemos ter uma vida mais longa e saudável. (Na verdade, se vamos viver cerca de 25 a 30 anos mais saudáveis, faria sentido optarmos por trabalhar mais 5 ou 15 anos.)

Nesse admirável mundo novo, seremos os criadores, protetores e colhedores do capital humano. Isso significa que não só podemos nos permitir ter longevidade, como também não podemos nos dar ao luxo de virar as costas para ela. É claro que as políticas governamentais, como o pagamento de aposentadoria por idade, precisarão mudar. Essa nova força de trabalho — de pessoas mais velhas trabalhando como se fossem muito mais jovens — será mais produtiva e terá uma vida profissional mais longa, enquanto desfruta de mais tempo livre da invalidez, consumindo mais e gerando mais receitas fiscais. Todos ganharão com isso.

Mesmo que estejamos errados e somente as tendências atuais de longevidade linear prosperem, isso significa que os jovens que têm 20 anos hoje poderão ter uma vida saudável até os 90 anos. E se as novas pesquisas na área da medicina associadas aos mecanismos do envelhecimento se concretizarem nos próximos 15 anos, esses jovens de 20 anos viverão até os 110 anos, ganhando, efetivamente, três anos a mais em cada década de vida. Isso desencadeará um enorme crescimento econômico à medida que a força de trabalho experimenta um "auge" coletivo mais longo. E o restante das pessoas terá energia para consumir mais e por mais tempo, o que, por sua vez, gera a necessidade de novos empregos e de um aumento na produção.

Com esse crescimento, será fácil pagar por nossa longevidade, assim como tem ocorrido desde o final do século XIX, quando a expectativa de vida humana começou a aumentar. Desde 1880, a expectativa de vida dos recém-nascidos aumentou 2,5 anos, em média, a cada década. Essa população nova não tem sido e não será um desperdício para a sociedade; em vez disso, serão grandes produtores. Sim, embora haja menos pessoas com menos de 65 anos per capita para pagar os custos dos aposentados e dos idosos, cada uma terá recursos mais do que suficientes para cobrir esses encargos. E haverá quase o dobro do número de pessoas em nossa melhor idade. Embora os mecanismos exatos de compartilhamento desses encargos possam certamente se tornar a fonte de batalhas políticas complicadas, isso será um mero espetáculo em comparação às mudanças maiores.

A longevidade não é o problema: é a cura. A Longevidade é o Próximo Disruptor™.[II]

4. Todos precisaremos mudar tanto emocional quanto biologicamente. À medida que redefinimos nossa noção de longevidade, uma coisa é considerar células biônicas e sistemas circulatórios, bem como outras funções corporais. Mas também haverá outros fatores que desafiarão nossos paradigmas sobre o envelhecimento. Como será a aposentadoria? Haverá mesmo uma "aposentadoria" na forma como a conhecemos? Ou haverá um novo plano de carreira — precoce, intermediário e tardio? Como será a estrutura familiar? Haverá mais famílias mistas e novas famílias sendo formadas em idades avançadas?

E, ao considerarmos os diversos fatores biológicos que afetam o envelhecimento — DNA, mudanças epigenéticas, células embrionárias e outras maneiras de ficar mais jovem —, é importante lembrar que os relacionamentos e as conexões continuarão a desempenhar um papel importante em nossa qualidade de vida.[12, 13, 14, 15] Nas discussões sobre o futuro, o papel da tecnologia e dos avanços médicos pode não deixar claro o que é mais importante — e qual é a chave para a felicidade e a saúde: somos humanos e fomos feitos para nos conectar com outros seres humanos.

E é por isso que queremos viver o maior tempo possível, e tão jovens e vibrantes quanto possível.

5. Seu grupo e seu propósito também serão importantes. Só porque a ciência do envelhecimento está avançando rapidamente, não significa que você deve descartar outros fatores mais "sutis" no que diz respeito à influência destes em sua saúde e longevidade. As conexões sociais e o desenvolvimento de paixões na vida também terão um efeito sobre o quão bem e quanto tempo você viverá.

II. "A Longevidade é o Próximo Disruptor"™ é uma frase para a qual os autores solicitaram o registro de marca.[N. da T.]

E embora não dominem as manchetes dos jornais da mesma forma que as células-tronco e as câmeras robóticas, vale a pena pensar nas conexões sociais ao considerar como o envelhecimento mudará sua vida. Mais adiante neste livro, examinaremos esses fatores psicológicos, emocionais e sociais, pois eles afetam a maneira como o cérebro e o corpo funcionam.

CAPÍTULO 2

SEU FUTURO CORPO, NOSSO FUTURO MUNDO

Nossas Previsões de Como Será o Mundo em 2050

Anos atrás, nunca teríamos previsto que, um dia, carregaríamos no pulso um computador mais potente do que o IBM 360 da década de 1980.[1] Nunca teríamos previsto as milhares de opções de entretenimento disponíveis sob demanda ou a capacidade de fabricar órgãos do corpo humano por meio de uma impressora 3D. Então, como podemos imaginar como será a vida daqui a trinta anos? Algumas mudanças acontecem de maneira tão rápida — e são tão exponenciais — que são difíceis de prever. Estaremos mais próximos de um estilo de vida de ficção científica, com partes do corpo robóticas e naves espaciais? Haverá um dispositivo que analisará cada batimento cardíaco de maneira instantânea? Os celulares serão implantados em nossos ouvidos? Essas fantasias se tornarão realidade?

É tentador pensar que estaremos voando em helicópteros individuais, que todos os trabalhos serão realizados por robôs, que todas as doenças serão erradicadas, que as vacinas contra vírus potencialmente pandêmicos poderão ser armazenadas e estarão prontas para serem amplamente distribuídas em apenas um dia e que todos serão saudáveis e terão corpos esculturais. Mas isso é bastante improvável. As pessoas ainda duvidarão de si mesmas, comerão demais, se renderão à tentação do abuso do álcool e das drogas, farão pouca atividade física, sofrerão os efeitos do estresse não controlado e não estarão seguras o suficiente. Ou seja, provavelmente ainda faremos muitas escolhas ruins.

É difícil prever o comportamento humano; há muito tempo sabemos dos danos que podem ser causados pelo abuso de álcool, pela obesidade, pelo tabagismo, pelas drogas e por outras ameaças à longevidade. Mas muitos deles serão resolvidos, assim como a poliomielite, a caxumba, o sarampo, a SARS, a SARS-CoV-2 (esperamos!) e tantas outras doenças infecciosas que foram amplamente solucionadas nos últimos cem anos.

Isso significa que estamos em um ponto crítico de decisão: tornar-se mais saudável e permanecer saudável ou ficar mais doente, sobrecarregado pelo gerenciamento de doenças crônicas evitáveis, induzidas pelo estilo de vida ou pelas consequências que essas comorbidades causam. Aqueles que escolherem a primeira opção terão vidas mais longas, gratificantes, divertidas e satisfatórias.

Ao olharmos para o futuro, não vamos especular sobre carros voadores, elevadores supersônicos ou outras fantasias de ficção científica. Em vez disso, daremos nosso melhor palpite sobre como será a vida daqui a três décadas, com base em projeções fundamentadas em dados, tendências e nas melhores evidências atualmente disponíveis.

A População Aumentará Apesar das Taxas de Natalidade Mais Lentas

A população dos Estados Unidos aumentará em 117,5 milhões de pessoas — uma taxa de crescimento anual de 1,05% — mesmo que as taxas de natalidade continuem diminuindo. (Muitos outros países desenvolvidos terão populações em declínio.) Haverá aproximadamente 2,2 pessoas por domicílio, pois o número de famílias formadas por um único membro continuará a aumentar, assim como a vida em grupos. Mesmo que você leia relatórios falando sobre o declínio da população, para os próximos 30 anos, prevemos um grande crescimento populacional, com vidas mais longas e saudáveis.

Um Quarto da População dos EUA Terá Mais de 76 Anos

Com a Grande Era do Reboot, você começará a ver mudanças drásticas na aparência da população (veja o quadro na página 34). A maioria dos cerca de 45 milhões de norte-americanos na faixa dos 30 anos hoje ainda estará viva em 2050 — haverá 1 milhão de pessoas a mais nesta coorte em virtude da imigração líquida nos próximos 30 anos. Da mesma forma, das pessoas que atualmente estão na faixa dos 60 anos, cerca de 74% (incluindo os imigrantes líquidos) estarão vivas e na faixa dos 90 anos. Dos cerca de 2,3 milhões de pessoas na faixa dos 90 anos ou mais vivas atualmente, até um quarto de milhão (incluindo os imigrantes nessa faixa de idade) ainda poderá estar viva aos 120 anos ou mais.

Considerando que, atualmente, 38% das pessoas que encontramos têm menos de 30 anos, em 2050, menos de 30% delas terão menos de 30 anos. Por outro lado, enquanto hoje apenas cerca de 11% das pessoas têm mais de 70 anos, em 2050, esperamos que 26% da população tenha mais de 70 anos. Isso significa que a juventude cronológica se tornará relativamente escassa, enquanto o envelhecimento se tornará comum. Isso levanta o seguinte questionamento: haverá um número suficiente de trabalhadores jovens para atender às necessidades de uma economia cada vez mais envelhecida? Além disso, essa questão destaca o fato de que nossa estrutura econômica mais ampla continuará a evoluir, com trabalhadores novos recebendo aumentos inesperados de salário devido à relativa escassez destes.

À medida que essas mudanças demográficas continuam a se desenrolar, o mesmo acontecerá com as tendências de consumo. Até 2050, os desejos de consumo das pessoas com mais de 70 anos superarão os daquelas com menos de 30 anos; com isso, o público com mais de 70 anos experimentará um aumento sem precedentes em seu comportamento de consumo e terá a capacidade física de aproveitar os recursos financeiros adquiridos. (Suspeitamos que seus desejos de consumo terão mais em comum com os das pessoas na faixa dos 50 anos atualmente do que com aquelas que estão, hoje, na faixa dos 70 e 80 anos). Portanto, embora os gastos com viagens em grupos de aposentados certamente aumentem, esse aumento pode ser muito menor do que o esperado, já que muitos idosos ainda estarão profissionalmente ativos. Os consultórios de cirurgia plástica, sem dúvida, prosperarão. A Era do Reboot gerará uma reinicialização nos padrões de gastos e de varejo para atender a esse público.

Experimentaremos Outro Boom Imobiliário

À medida que os benefícios do reboot se estabelecerem e a população idosa aumentar anualmente, será necessário construir cerca de 2 milhões de novas unidades habitacionais por ano. Com isso, o número de moradias será, aproximadamente, 40% maior do que os atuais 140 milhões de unidades, direcionado tanto para o grupo demográfico mais jovem quanto para o grupo demográfico com mais de 90 anos. Conforme as pessoas permanecem mais saudáveis e vivem mais, elas trabalharão por mais tempo. Ou seja, elas permanecerão em suas casas por outros sete anos ou mais antes de decidirem se devem se mudar para um lugar mais perto do sol e do calor ou se aposentar em uma cidade perto de suas raízes. Embora muitas pessoas se mudem ao se aposentar, um número ainda maior permanecerá na residência atual ou próximo dela, para se conectar com amigos e familiares cujo estilo de vida também será mais saudável. O desejo de ter uma vida social rica, plena e significativa alimentará o crescimento populacional não apenas no Cinturão do Sol, mas também nas grandes cidades de hoje. Suspeitamos que as novas residências unifamiliares terão menos quartos, porém cômodos maiores e mais comodidades.

Também podemos imaginar um mundo com diferentes arranjos de moradia: mais residências "multifamiliares". Prevemos que as residências do futuro terão quartos e banheiros maiores e áreas pessoais menores, para seis a doze pessoas — muitas optarão por passar a maior parte do tempo em espaços comuns compartilhados e de propriedade conjunta, que incluem espaços para recreação, refeições, estudos, acolhimento e muito mais. Além disso, o "aluguel" de ambientes compartilhados se tornará mais comum (especialmente entre os idosos e nas comunidades que habitam o Cinturão do Sol).

Novos Modelos Educacionais Inspirarão Quartas Carreiras

Os estudos serão concluídos antes dos 30 anos. Mas a urgência de terminar aos 18, 22 ou 27 anos (dependendo se seu objetivo é concluir o ensino médio, a faculdade, a escola profissionalizante ou o pós-doutorado) será reduzida pela expectativa de vida mais longa. (Haverá, também, mais anos e experiências "sabáticos" para os jovens, tudo financiado por seus avós mais ricos e saudáveis.) Embora suspeitemos que poucos jovens de 50 anos estarão dispostos a se mudar para "voltar para a universidade", eles precisarão aprender novas habilidades. Apesar do bem-sucedido ensino a distância ter sido irregular até o momento, é seguro presumir que programas rigorosos de treinamento virtual provavelmente seguirão evoluindo. E, mesmo podendo resultar em um enredo de filme fofo, não esperamos uma explosão no aprendizado sério por parte da população reinicializada com mais de 70 anos. A educação nem sempre é algo atraente para as pessoas mais velhas. Mas certamente haverá uma reeducação para a segunda, a terceira e, talvez, uma quarta carreira... portanto, os educadores precisarão descobrir como tornar esse processo divertido.

A Medicina Virtual Será o Padrão

Imaginamos um mundo em que muitos dos problemas relacionados à saúde serão tratados de modo virtual. Monitores em seu corpo serão conectados a instalações médicas capazes de diagnosticar e tratar uma variedade de doenças e problemas. Será uma experiência pessoal e personalizada com um tempo de resposta quase imediato. Isso pode significar tratamento imediato para ataques cardíacos ou detecção imediata de cânceres antes que se torne um problema grave. Mas a alimentação, a atividade física, o controle do estresse, as amizades, as paixões e outras escolhas benéficas ainda estarão sob seu controle.

O Reboot Beneficiará a Cirurgia Plástica

Esse é um setor que experimentará um crescimento explosivo nos próximos 30 anos. Se eu me sinto com 40 anos, vou querer agir de acordo e aparentar ter 40 anos, usando os recursos financeiros de uma pessoa de 70 anos. Haverá uma abundância de *facelifts*, microcirurgias estéticas, injeções, cremes e academias de ginástica de alta tecnologia para melhorar a forma do corpo e complementar a cirurgia plástica.

A Maioria das Pessoas Terá um Padrão de Vida Mais Alto

Com base nas taxas de crescimento históricas, o PIB real por família nos EUA será aproximadamente 55% maior do que é atualmente, o que significa que haverá um poder de compra adicional inimaginável do consumidor e da sociedade. Pense no que poderíamos fazer hoje se o poder de compra de cada pessoa fosse 55% maior. Além disso, o reboot da saúde liberará mais de US$800 bilhões para serem gastos em outras coisas, à medida que o ônus das doenças crônicas for eliminado. Os 10% de economia com o reboot da saúde resulta em US$1.600 por pessoa. Haverá muita economia de dinheiro por causa da redução dos gastos com saúde e da incrível produtividade resultante de uma idade ativa mais longa — ou seja, mais capital humano.

Mas Não Será Para Todos

As desigualdades em relação à saúde e à riqueza podem ser maiores do que nunca devido ao efeito cumulativo de anos extras, tanto na saúde quanto nas poupanças e com as decisões ruins aumentando ainda mais as desigualdades.[2] As pessoas que não adotarem estilos de vida mais saudáveis sofrerão mais com doenças crônicas, enquanto o restante atingirá níveis mais elevados de saúde. Isso não só permitirá que as pessoas saudáveis tenham mais anos de renda, como também que essa renda signifique mais economias. E as pessoas que pouparem dinheiro de maneira sábia estarão economizando por mais tempo, permitindo que a "mágica" da capitalização eleve os níveis de riqueza dos poupadores saudáveis que trabalham há muito tempo a níveis inimagináveis.

A boa notícia é que os recursos da sociedade aumentarão muito e os poupadores sábios e saudáveis poderão desfrutar de vidas longas e confortáveis. A má notícia é que as inevitáveis desigualdades resultantes disso ameaçarão criar uma mentalidade de "nós/eles". Essa possibilidade aumenta a relevância dos programas de poupança forçada, atualmente empregados na Austrália e em diversos outros países, para ajudar a minimizar a desigualdade financeira. Acreditamos que esses programas chegarão aos Estados Unidos (e ao restante do mundo) e ajudarão a diminuir a desigualdade social à medida que a longevidade e a idade avançada aumentarem. O desafio enfrentado por esses programas de poupança forçada é a falta de apoio da esquerda política, que acredita que a "sociedade" deve sustentar a aposentadoria das pessoas, e da direita política, que acredita que as pessoas não devem ser obrigadas a poupar. O resultado é uma falta de apoio considerável para planos de poupança obrigatórios e altamente eficazes. Embora tenhamos alguma simpatia por ambos os argumentos, acreditamos que os programas de poupança obrigatórios para a aposentadoria seriam benéficos, porque superam a falta de disciplina e conhecimento financeiro que aflige muitos cidadãos. Porém, admitimos que é uma proposta politicamente desafiadora.

DIFERENÇAS DEMOGRÁFICAS	
À medida que a sociedade muda, o mesmo acontece com as atitudes e abordagens baseadas na idade e na fase da vida em que a pessoa se encontra. Algumas de nossas previsões relacionadas às diferenças demográficas são as seguintes:	
Pessoas na faixa dos 30 anos em 2050	Em 2050, as principais preocupações enfrentadas pelas pessoas que estão na faixa dos 30 anos ainda serão muito semelhantes às de seus colegas da atualidade: encontrar um parceiro, formar uma família, ter uma carreira bem-sucedida, buscar o equilíbrio entre a vida pessoal e profissional e desenvolver relacionamentos mais profundos com amigos e familiares queridos (muitos dos quais não serão familiares de sangue). Elas ainda estarão trabalhando, pagando impostos, experimentando alegrias e frustrações ao lidar com a família cada vez maior. Seus filhos estarão sujeitos a menos doenças e terão uma saúde mais forte do que qualquer geração jovem anterior; seus pais não apenas se beneficiarão dos avanços da medicina tradicional, como também usarão o reboot genético para reduzir os gastos com doenças crônicas.
Pessoas na faixa dos 60 a 70 anos em 2050	Cerca de 60% a 70% desse grupo demográfico permanecerão na força de trabalho, uma vez que perceberão que uma vida mais longa e saudável requer uma vida financeira estendida. Seus filhos e netos serão a população mais saudável da história. As pessoas na faixa dos 60 a 70 anos terão se beneficiado de 15 a 30 anos de tecnologia do reboot genético, desde a transformação de tecido cardíaco cicatrizado em células musculares cardíacas com contração coordenada até uma enorme redução da incidência e da gravidade de doenças crônicas. A engenharia genética pode até permitir que os danos associados ao fumo e ao uso de drogas e de álcool sejam bastante reduzidos, se não revertidos. Esse grupo de pessoas não só terá a sabedoria da idade, como também a saúde e a vitalidade física de um jovem de 35 anos de hoje. Elas terão sua juventude prolongada.

Pessoas na faixa dos 90 a 100 anos em 2050	Quando os boomers de hoje, atualmente com até 75 anos de idade, chegarem à faixa dos 100 anos, alguns ainda estarão trabalhando e outros estarão tão saudáveis quanto as pessoas com 50 a 65 anos de idade hoje. Elas terão um maior patrimônio para ajudar a sustentar seu estilo de vida, e sua saúde estará melhor, em virtude dos reboots geneticamente modificados; assim, terão mais dinheiro para gastar. Na faixa dos 90 anos, algumas ainda terão os pais vivos e outras estarão cuidando dos pais que se aproximam do 120º aniversário. Uma melhoria na saúde e na mobilidade lhes dará a oportunidade de levar uma vida mais ativa e desfrutar dos filhos, netos, bisnetos e até tataranetos. Muitas dessas pessoas seguirão novas carreiras ou abrirão novos negócios.

O reboot da saúde é a solução para o déficit orçamentário federal gerado durante o final da década de 2010 e o início da década de 2020, devido ao aumento significativo dos gastos, às mudanças na legislação tributária e à ajuda do governo durante a pandemia, porque ajudará a reduzir de forma considerável os gastos financeiros necessários para veteranos, funcionários públicos e beneficiários dos programas de assistência de saúde Medicaid e Medicare dos EUA — os custos por pessoa serão reduzidos porque o atendimento pode ser adiado, à medida que as pessoas ficam saudáveis durante mais tempo.

E como as pessoas vivem vidas mais longas e saudáveis, principalmente sem as complicações de doenças crônicas, o aumento das despesas médicas permanecerá a um nível consideravelmente abaixo do crescimento do PIB. Na prática, isso significa que a temida explosão do déficit federal em virtude do envelhecimento da população nunca acontecerá; os gastos dos idosos com saúde serão adiados por, pelo menos, 20 anos, e esse dinheiro pode ser direcionado a programas de aposentadoria e outras atividades produtivas. O dinheiro que seria gasto com assistência médica quando tivermos 50, 60 e 70 anos não será necessário por mais 20 a 30 anos, porque haverá uma melhoria da saúde em geral. Esse dinheiro será investido e gasto em atividades que não envolvem cuidados médicos (lazer, moradia, educação, tecnologia etc.).

Atualmente, os déficits federais acumulados dos EUA representam apenas cerca de 20% do patrimônio líquido atual dos cidadãos norte-americanos. Ou seja, a sociedade norte-americana é uma doadora líquida para as gerações futuras. Para colocar a atual dívida federal de US$24 trilhões dentro de um contexto, ela equivale a apenas cerca de um ano de PIB. E o mais importante: ela é ofuscada pelos US$120 trilhões em patrimônio familiar. Isso significa que poderíamos pagá-la com um ano de renda ou com nossos ativos e ainda sobraria US$96 trilhões em patrimônio tangível. Além disso, como o valor atual da economia dos EUA (riqueza atual mais o valor futuro do PIB) é de aproximadamente US$800 trilhões, a dívida federal atual é de apenas 3% do valor presente da nossa economia. Não se trata de saber se podemos arcar com ela, mas, sim, da questão política muito mais difícil de quem pagará por ela. E, como sempre foi o caso, a maioria das pessoas vai querer que os outros paguem. O reboot não mudará a natureza humana.

Também veremos o fim dos planos de benefício definido e uma mudança completa nos programas de contribuição definida. Isso fará com que os trabalhadores poupem, proporcionando maior segurança financeira. Como sempre foi o caso, os idosos provavelmente terão aposentadorias menos luxuosas do que imaginam, mesmo que tenham uma vida muito melhor do que qualquer geração anterior de aposentados. E, sem dúvida, terão a ajuda do patrimônio que muitos dos boomers da atualidade receberão à medida que a geração anterior à deles morrer.

PARTE 2

CIÊNCIA SEDUTORA

Um Olhar sobre os Principais Avanços Médicos que Estão por Vir — Muito em Breve

Atualmente, existem muitas histórias sobre fenômenos futuristas, como carros autônomos e hotéis na Lua — e é por isso que, embora o conteúdo dos próximos capítulos possa não parecer chocante, eles também podem ser facilmente descartados como excentricidades. Por quê? A era da mulher e do homem biônicos está finalmente chegando. O financiamento de pesquisas sobre os mecanismos do envelhecimento em nível federal (a maior parte da ajuda começa aí) está aumentando. Essa ajuda foi de US$1,807 bilhão em 2012 para US$3,738 bilhões em 2020.[1] E há um crescimento muito maior quando outros aumentos de fontes de financiamento são incluídos. O número de patentes relacionadas à longevidade expandiu mais de 400% de 2009 a 2014 e quadruplicou novamente no período de 2014 a 2019.[2]

Combinando medicina, biologia e engenharia, o trio do National Institute on Aging, fundações privadas e cientistas da longevidade financiados por produtos farmacêuticos está construindo corpos melhores e mais resistentes. Essa pesquisa está sendo realizada em todo o mundo — com um olhar especial para a busca de como projetar nosso corpo a fim de que ele funcione melhor, repare danos e, em última instância, permaneça jovem por mais tempo.

Todo o processo começa com as células, os blocos de construção do nosso corpo. Temos trilhões de células que contêm nosso DNA; este, por sua vez, contém as informações genéticas que controlam o funcionamento de nosso corpo (e determinam nossas semelhanças e diferenças entre si).

Existem muitos tipos diferentes de células — nervosas, da pele, glóbulos brancos, de todos os tipos — servindo a diferentes propósitos, dependendo de sua localização e atribuição biológicas. As mitocôndrias, ou usinas de energia, de cada um desses diferentes tipos de células convertem alimento em energia para ajudar o funcionamento adequado do corpo.

Como você pode imaginar, com uma infraestrutura biológica tão complexa, um zilhão e três coisas podem dar errado. As células podem ser infectadas por um vírus ou uma bactéria. Elas podem ser atacadas por toxinas inimigas e transformadas, como no caso do câncer. Ou, ainda, podem simplesmente se desgastar com o tempo, como é o caso da maioria dos problemas relacionados ao envelhecimento (como se o corpo tivesse enferrujado). Em muitos casos, os avanços na área da medicina trabalharam para ajudar a erradicar esses problemas.

As coisas ficam mais interessantes quando olhamos para os avanços recentes. Atualmente, os pesquisadores estão concentrados em avanços que afetam as células de duas maneiras diferentes: rejuvenescimento e regeneração.[3] Em termos gerais, veja como eles funcionam.

Rejuvenescimento: Esses avanços retardam o processo de envelhecimento ao ajudar os sistemas do corpo a "agirem" de maneira mais jovem. Você pode passar por um processo que tem um efeito na infraestrutura, assim como uma massagem pode relaxar músculos doloridos ou uma troca de óleo pode dar energia para um motor. Esses procedimentos talvez não lhe deem um músculo ou um motor novo, mas prolongam e melhoram o desempenho do sistema existente ao retardar o processo de envelhecimento.

Esse processo também pode acontecer no nível celular. Com determinados procedimentos ou tratamentos, as células podem receber uma massagem ou uma troca de óleo metafórica para prolongar a vida útil de sua eficácia. E esse rejuvenescimento retarda diretamente o envelhecimento, pois as células podem "agir" de maneira mais jovem durante mais tempo.

Regeneração: O que é melhor do que fazer as células agirem de maneira mais jovem? Fazê-las de fato *serem* mais jovens. A regeneração celular é isso. E se os cientistas pudessem mudar as células, as mitocôndrias e os interruptores que controlam seu DNA, para que você voltasse a ter as configurações originais de fábrica — e elas estivessem configuradas para serem "mais jovens"? É isso que está acontecendo atualmente em cobaias de camundongos e cães, nos quais uma manipulação é capaz de transformar células envelhecidas em células jovens.

Mas esse processo vai além de um envelhecimento mais lento ou saudável. Novos avanços em pesquisas sobre os mecanismos de envelhecimento nos levam a acreditar que em breve a longevidade dará um grande salto. Estes são os principais (dentre muitos) fatores que podem influenciar o processo de envelhecimento no futuro:

- Produção de células-tronco sem imunogenicidade
- Autofagia por meio de jejum intermitente
- Senolíticos, incluindo a troca de plasma terapêutico
- Edição de genes
- Regeneração tecidual induzida
- Reinicialização epigenética
- Erradicação da obesidade, mais especificamente no que diz respeito à transformação da gordura branca em gordura marrom
- Imunoterapia e controle imunológico
- Oxigenoterapia hiperbárica hormética
- Terapias fotodinâmicas e energéticas
- Restauração mitocondrial
- Reprogramação do microbioma

- Corpos biônicos
- Proteostase

A analogia utilizada aqui é a troca do motor de um carro ou das tubulações de uma casa. Alterar os interruptores que controlam o interior da máquina pode fazer com que a máquina real sobreviva por muito mais tempo, pois não se trata de obter o máximo de quilometragem do motor original; na verdade, trata-se de obter um motor novo. Quando esse processo for alcançado, ele transformará o aumento linear da expectativa de vida em um aumento exponencial.

Os próximos capítulos o levarão a conhecer os avanços que acreditamos ter o maior potencial para mudar a maneira como vivemos e como nosso corpo funcionará.

CAPÍTULO 3

OS CAMALEÕES CELULARES

Por Que as Células-tronco São uma das nossas Maiores Esperanças para uma Vida mais Longa e Saudável

Pacientes que desenvolvem insuficiência cardíaca após uma série de ataques cardíacos vivem em uma situação difícil: não podem se exercitar, devem reduzir a ingestão de sódio e observar a dieta com atenção, mais do que normalmente fariam.

O que acontece se não seguirem essas recomendações? Eles acabarão no pronto-socorro (ou pior) porque perderam as células cardíacas que bombeiam o sangue de maneira eficaz. A doença destruiu essas células cardíacas e as substituiu por um tecido fibroso, ou as células cardíacas se tornaram incapazes de se contrair devido aos danos causados, e essas células podem fazer com que as células vizinhas, ainda normais, bombeiem um pouco fora de sequência e, portanto, de maneira ineficiente. O coração está danificado e o efeito é profundo: a respiração se torna difícil — ou quase impossível — porque os pulmões se enchem de líquido.

A expectativa de vida para pessoas nesse estágio de insuficiência cardíaca gira em torno de 18 meses, e são meses prejudiciais à saúde como um todo.[1]

Em janeiro de 2020, médicos da Universidade de Osaka, no Japão, realizaram o primeiro transplante do mundo usando um tipo especial de células-tronco do músculo cardíaco. O paciente transplantado fazia parte de um estudo que visava salvar pacientes cardiopatas de sua sentença de morte.[2]

As células-tronco são a matriarca do corpo humano: células das quais todas as outras células são derivadas. As células especializadas — do coração, do cérebro e de todas as outras partes do corpo — vêm das células-tronco.

Os cientistas desse estudo usaram determinada classe de células-tronco chamadas iPSCs — células-tronco pluripotentes induzidas. São células que os pesquisadores coletaram de células mais velhas e regrediram para células-tronco, que, então, têm a capacidade de se autorrenovar, dividindo-se e desenvolvendo-se. Usando uma tecnologia vencedora do Prêmio Nobel (também desenvolvida no Japão), os cientistas coletaram iPSCs de tecidos de doadores, devolveram-nas ao seu estado imaturo e, depois, as colocaram em um corpo humano. Assim, as células poderiam se desenvolver em qualquer outro tipo de célula e ajudar no reparo das células danificadas. Ao serem implantadas no coração, elas poderiam liberar substâncias químicas que ajudariam a formar vasos saudáveis e a melhorar a função cardíaca.

Nesse experimento, foram implantadas, microcirurgicamente, de 20 a 25 milhões de células jovens, saudáveis e fortes nos corações danificados e debilitados dos participantes da pesquisa.

Os cientistas programaram e cultivaram as células-tronco para produzir células cardíacas de crianças. Essas células cardíacas eram incríveis porque não tinham marcadores imunológicos que poderiam causar rejeição.

Em seis semanas, as células substituíram a função e, de fato, reciclaram as proteínas das células que não estavam funcionando direito.

Após seis meses, as primeiras indicações nos dois primeiros pacientes mostraram que a técnica estava funcionando — basicamente revertendo os danos e restaurando a função jovem do coração. Agora, vamos deixar claro que não sabemos se o tratamento funcionará em todas as pessoas ou por quanto tempo. Essas células-tronco se transformarão em células cardíacas? Elas se sincronizarão com as células vizinhas? Esse processo funcionará em todas as causas de insuficiência cardíaca?

As respostas permanecem obscuras, mas a esperança é que esse rejuvenescimento com o uso de células-tronco possa aumentar a expectativa de vida não em meses, mas em anos — em mais de 20 anos.

Os cientistas médicos acreditam que, até 2030, seremos capazes de usar esse processo de substituição em qualquer órgão, tecido ou estrutura, exceto, talvez, o cérebro. (Embora isso também possa se aplicar a partes do cérebro: no final de 2020, pesquisadores de diversas entidades, incluindo a Universidade de Barcelona, desenvolveram neurônios a partir de células-tronco que poderiam ser injetadas no cérebro.[3, 4]) Este é o mundo em que vivemos — um mundo no qual uma sentença de morte pode ser transformada em uma extensão da vida — uma extensão com a energia que você tinha 30 anos atrás.

Essa é a promessa — a esperança — dos avanços na área médica envolvendo as células-tronco.

||||||

Gostamos de pensar em uma célula-tronco como um mestre das impressões, um comediante que consegue imitar mil vozes. Isso porque a própria natureza da célula-tronco inicial (ou embrionária) é que ela pode se transformar em qualquer outra célula do corpo. Agora os cientistas podem pegar células-tronco que são um pouco mais desenvolvidas e especializadas em um tipo de tecido e regredi-las para a forma como eram quando você era apenas um organismo de oito células. Essas células, que são capazes de se desenvolver em qualquer — ou pelo menos em muitos — tipos de tecidos, são conhecidas como células "pluripotentes". Elas podem se livrar da característica que as rejeitaria (chamada imunogenicidade), para que possam passar de um humano para muitos e se transformar em tecidos específicos, como células do coração, do fígado ou dos rins.[5]

As células-tronco são consideradas camaleões, pois podem se adaptar a qualquer situação necessária. Isso nós sabemos, mas ainda não descobrimos como fazer com que as células-tronco façam o trabalho de reverter todo o cronograma celular — não apenas para criar um coração 30 anos mais jovem, mas para fazer com que todas as partes do seu corpo sejam 30 anos mais jovens.

Até agora, parece que esses métodos podem vir de duas direções.

A primeira é que você poderia colher as próprias células-tronco. Retiradas da sua medula sanguínea, as células-tronco podem ser cultivadas em cultura como determinado tipo de célula e, em seguida, injetadas em áreas problemáticas para se transformarem em células que formam um tecido novo e saudável. Há alguns problemas em seguir nessa direção. Não só o corpo parece ter um número finito de células-tronco que podem ser produzidas ao longo da vida, como também, atualmente, leva muito tempo para que uma célula-tronco coletada se desenvolva na célula marcada para outra parte do tecido (aproximadamente três semanas, mas o tempo fica cada vez mais curto).

A segunda é que você poderia receber células-tronco saudáveis de um doador. Isso significaria que seu corpo poderia aceitar células-tronco de um doador, que seriam saudáveis e injetadas nas áreas problemáticas do seu corpo. As possibilidades são infinitas. Você tem um problema no coração, nos pulmões, no joelho ou em qualquer outro lugar? Basta solicitar algumas células-tronco produzidas em massa para limpar o tecido danificado e substituí-lo por tipos saudáveis. Parece bom demais para ser verdade? Por enquanto, é. O grande obstáculo gira em torno da imunidade. Não basta que as células-tronco sejam novas e jovens. Elas também precisam ser aceitas pelo corpo — este não pode considerar as células como invasores estranhos e querer rejeitá-las. Além disso, é necessário que haja células suficientes para curar efetivamente um problema — e essas contagens de células-tronco podem estar na faixa de 100 milhões para cada área do corpo precisando de reparo (animais pequenos precisam de 10 a 30 milhões de células-tronco para regenerar o tecido cardíaco ou a cartilagem). São muitas células para serem desenvolvidas, produzidas em massa e disponibilizadas para uso (todas com capacidade de contornar o processo natural de rejeição imunológica do corpo).

No entanto, é nisso que pesquisadores de todo o mundo estão trabalhando rigorosamente — para analisar a possibilidade de aproveitar as características dessas células semelhantes às impressionistas para curar partes do corpo danificadas e envelhecidas.

||||||

Vamos dar um passo para trás e observar a ciência em ação: suas células-tronco embrionárias são aquelas das quais todas as outras células — do sangue, do cérebro, entre outras — são derivadas. E as células-tronco também podem se tornar novas células-tronco, dividindo-se e propagando-se.

Eis outra maneira pela qual as células-tronco são maternais: elas entram e consertam as coisas. Mas, em vez de fazer isso com um abraço ou um grão de sabedoria, elas atingem seus objetivos reparando danos no corpo, substituindo as células danificadas ou criando novas. Na verdade, é assim que praticamente todas as partes do corpo se curam.

Quando você rala o joelho ou sofre uma queimadura de sol, não são as células da pele vizinha que ajudam a cicatrizar o ferimento. São células-tronco (supondo que seu suprimento de sangue esteja saudável e intacto). O mesmo vale para quando você tem um ataque cardíaco, uma infecção ou outra ameaça interna.

As proteínas que nutrem as células-tronco, chamadas exossomos, promovem o crescimento e ajudam as células-tronco a se desenvolverem em uma nova versão de tudo o que for necessário: músculo cardíaco, pele, cérebro, o que quer que seja.[6] Um aspecto importante: você precisa ter um fluxo sanguíneo saudável para que isso funcione, porque é assim que as mensagens são enviadas, do coração ou do cérebro, informando às células-tronco em que direção elas devem seguir. Aprendemos como o fluxo sanguíneo é importante em relação às células-tronco a partir de um coração feminino transplantado para um paciente masculino.[7] Se esse coração feminino sofresse um ataque cardíaco, após o qual o fluxo sanguíneo fosse restaurado com rapidez suficiente, o coração se repararia com células-tronco masculinas, que se tornariam novas células musculares cardíacas contráteis ao longo de seis semanas. Sim, inicialmente era um coração ruim com baixa capacidade de enviar sangue para o restante do corpo, mas, ao longo de seis semanas, esse coração feminino ruim desenvolveu novas células musculares cardíacas a partir das células-tronco reparadoras do corpo do homem e gerou muito fluxo sanguíneo.

Embora costumássemos pensar que as células-tronco eram imortais, esse não é o caso. Pesquisadores descobriram que elas são pré-programadas para viver por apenas 40 a 60 duplicações (chamado de limite de Hayflick).[8] (Uma indicação de que você está perto da morte é que suas células-tronco têm uma extremidade curta demais — chamado telômero — para se duplicarem.) Portanto, para repararmos nosso corpo repetidas vezes e obtermos longevidade juvenil, precisaremos reabastecer nosso suprimento de células-tronco.

BÔNUS DE DESCOBERTA

Um estudo recente descobriu que, quando os idosos respiravam oxigênio por meio de uma máscara em uma câmara hiperbárica (durante 90 minutos, 5 dias por semana), eles alongavam seus telômeros em 20%; isso é importante porque os telômeros estão relacionados à deterioração geral do corpo que vem com a idade avançada. Quanto mais longos eles forem, mais tempo você viverá.[9] Outro bônus: os participantes do estudo também reduziram o número de células que podem inflamar e enfraquecer o sistema imunológico – outro marcador de envelhecimento. Esse estudo precisa ser replicado para ser validado. Mas fique atento às notícias ou ao nosso site GreatAgeReboot.com [conteúdo disponível em inglês] para uma atualização, pois essas tentativas de replicação já estão em andamento.

Eis outro obstáculo: se é solicitado um número muito elevado de células-tronco para regenerar tecidos, as chances de que algumas delas se dividam de maneira indefinida e se tornem cancerígenas aumentam.

||||||

Estamos observando alguns sucessos e avanços no campo das células-tronco. Por exemplo, pesquisadores e neurocirurgiões da Universidade de Stanford selecionaram 18 pessoas que, por mais de cinco anos, tinham perdido parte da área do cérebro que controlava a função motora e injetaram células-tronco nas áreas do cérebro que precisavam ser restauradas. Em 7 das 18 pessoas, eles relataram que uma quantidade significativa de função motora foi recuperada, indicando que as células-tronco tinham uma função reparadora. (Aparentemente, quando os pacientes sofreram o derrame ou a lesão cerebral original, o fluxo sanguíneo não foi restaurado com rapidez suficiente para que as próprias células-tronco deles reparassem o cérebro na época, ou eles não tinham o número de células-tronco suficiente para realizar o reparo.)[10]

Portanto, uma teoria é que, se pudermos gerar mais células-tronco combinadas com seus fatores de crescimento exossomais, podemos aperfeiçoar os processos de reparo do nosso corpo.[11]

Algumas pesquisas indicam que a restrição calórica intermitente pode ajudar. Quando as pessoas foram submetidas a uma dieta específica com baixo teor de proteína e baixo teor de carboidratos simples, de cerca de mil calorias no primeiro dia e 750 calorias nos quatro dias seguintes, e depois voltaram a seguir uma dieta de estilo mediterrâneo, Valter Longo e sua equipe da Universidade do Sul da Califórnia constataram um crescimento considerável em alguns componentes das células-tronco.[12, 13] Observação interessante: essa foi uma descoberta acidental; os funcionários do laboratório alimentaram animais com restrição calórica por engano. Em vez de jogar os dados fora, Longo queria ver o que aconteceria com a restrição e a realimentação. Isso nunca havia sido feito antes, pois se pensava que a restrição calórica deveria ser para sempre. Mas a restrição calórica e a realimentação geraram mais células-tronco, capazes de rejuvenescer qualquer área do corpo que precisasse de reparo.

Mesmo a descoberta de que a restrição calórica por si só prolongava a vida foi uma descoberta acidental. Em 1933, durante a Grande Depressão, o cientista Clive McCay, da Universidade de Cornell, queria manter seu laboratório em funcionamento, mas não tinha dinheiro suficiente para alimentar todos os animais. Então, em metade deles, ele aplicou uma dieta de restrição calórica de 35%. Os camundongos que foram forçados à restrição calórica viveram 30% mais do que o grupo alimentado normalmente.[14]

Nesse ponto, o rejuvenescimento de áreas do corpo com células-tronco cultivadas em cultura parece ser uma solução específica para o corpo — ou seja, as células-tronco podem ser direcionadas a determinada área, como as células de bombeamento do coração, a cartilagem de uma articulação ou um osso, em vez de atualizar todo o corpo e seus sistemas.

Você pode conhecer pessoas que fizeram um "tratamento com células-tronco". Nos Estados Unidos, as clínicas de células-tronco (que, na época, geravam mais de US$3 bilhões em receita) foram instruídas a deixar de existir em abril de 2020, e a Food and Drug Administration (FDA) há muito tempo advertiu as pessoas sobre as promessas feitas por essas clínicas, pois é provável que elas sejam infundadas e potencialmente prejudiciais.

Essas clínicas atraem pessoas que sentem dor — por exemplo, com joelhos doloridos ou artrite. Os pacientes vão a uma clínica e recebem uma injeção de plasma rico em plaquetas (PRP) e as células-tronco (colhidas da medula óssea) para, talvez, obter um alívio temporário. E qual é o problema disso? O número de células-tronco geralmente é muito pequeno — digamos, algumas centenas de células em comparação com as dezenas de milhões necessárias para o verdadeiro rejuvenescimento. Mas as injeções de PRP podem reduzir a inflamação — e, portanto, a dor.[15] Como os pacientes se sentem melhor, isso lhes dá a impressão de que as células-tronco devem estar funcionando como tratamento. Ou talvez os pacientes já estivessem melhorando todo esse tempo, e a aplicação da injeção apenas fez parecer que surtiu algum efeito.

O alívio que os pacientes sentem geralmente vem da diminuição da inflamação — que quase sempre é apenas temporária (a menos que você tenha a sorte de obter um efeito senolítico — consulte o Capítulo 4). Portanto, os tratamentos com "células-tronco" estão fornecendo apenas uma biópsia da carteira do paciente: as empresas que os fornecem estão coletando uma amostra do dinheiro de seus pacientes — e uma amostra bastante grande, pois são muitos milhares de dólares por tratamento.

A verdadeira esperança de medicamentos antienvelhecimento de longo prazo fabricados a partir de células-tronco, no entanto, é o que está no horizonte — a coleta ou a doação de células-tronco para curar e rejuvenescer células danificadas na quantidade necessária para tal. Reparo de longo prazo, em vez de alívio temporário.

BÔNUS DE DESCOBERTA

Um dos desafios de obter células-tronco do sangue para ajudar na longevidade é que são necessárias muitas delas e de um tipo específico (chamado de células-tronco hematopoiéticas), que pode ser escasso. Pesquisadores do Centro de Regulação Genômica de Barcelona e da Columbia University identificaram uma proteína que poderia ajudar no crescimento de muitas dessas células-tronco (não apenas dentro do corpo, mas também fora dele).[16] Essas células-tronco sanguíneas poderiam ajudar a tratar cânceres, problemas autoimunes e muito mais. Curiosidade: os pesquisadores usaram um algoritmo para identificar proteínas que poderiam reprogramar algumas células sanguíneas em um tipo específico de célula.

CAPÍTULO 4

TRUQUES DE MÁGICA COM CÉLULAS

A Promessa de Longevidade da Reengenharia das Células Velhas

Parece a cena de um filme de Tom Hanks: Buddy envelhece; Buddy não gosta disso, quer diminuir a velocidade do tempo e parar o relógio. Então Buddy faz um acordo com um mago, que lhe oferece uma poção da juventude. "Beba isso e você voltará a ser jovem", diz o mago. Buddy concorda. *Glup glup glup glup.* "Abracadabra, faça o envelhecimento desaparecer." Assim, Buddy volta a ser jovem outra vez: os cabelos grisalhos se foram, sua postura está ereta, os músculos estão fortes, a gordura foi eliminada, e ele não está mais doente. O que antes era velho agora é jovem. A poção mágica foi capaz de remover as células velhas e reciclá-las, transformando-as em células jovens.

De certa forma, isso já estava acontecendo nos laboratórios da Mayo Clinic no início da década de 2010.[1] Os cientistas estavam usando uma técnica da área da genética para transformar células velhas em novas — ratos velhos em ratos jovens. Mas, como quase tudo relacionado a avanços na medicina, uma coisa é mostrar um experimento realizado em camundongos e/ou ratos, outra é replicar isso em seres humanos. É como saltar do Grand Canyon — e é a fase em

do tipo "chega mais" para conferir a novidade. Uma verdadeira poção da juventude.

Esse medicamento não foi aprovado nos testes da fase II. Porém, há outras abordagens nessa categoria em teste com alguns resultados iniciais promissores em humanos. De qualquer maneira, essa história não é apenas sobre joelhos e ratos, mas sobre potencial: O que aconteceria se esse mesmo medicamento e essa mesma abordagem pudessem ser aplicados a diversas partes e sistemas de seu corpo?

Deixar o coração como novo? O cérebro? As costas? Todas as outras partes do corpo que ficaram velhas?

Essa é a promessa do que está por vir por meio do uso de um dos principais participantes da corrida pela longevidade: os senolíticos. "Senescência" significa o "processo de envelhecer", enquanto "lítico" significa "anti". Os senolíticos são medicamentos antienvelhecimento.

Desde 2008, a hipótese senolítica de reversão do envelhecimento vem sendo bastante trabalhada e está recebendo cada vez mais investimentos. A missão básica é usar agentes senolíticos para coletar células velhas e danificadas — chamadas células senescentes ou senis — e retardar os processos de envelhecimento. Por exemplo, cientistas da Universidade da Califórnia em São Francisco injetaram um fluxo de sangue de camundongos jovens em camundongos velhos — e descobriram que os camundongos velhos passaram a operar como jovens.[3] Um dos efeitos do tratamento foi o aumento do número de células-tronco e de seus fatores de crescimento nos camundongos velhos.

A teoria é que as células velhas permanecem em nosso corpo e, à medida que envelhecemos, o número delas e os efeitos que provocam aumentam, causando muita destruição. (Na verdade, elas são formadas quando ainda somos bebês, porém são recicladas pelo corpo e não começam a se multiplicar até chegarmos perto dos 30 anos.) Elas contribuem para a inflamação do corpo e secretam substâncias que transformam as células saudáveis vizinhas a elas em células senescentes, o que é ainda mais destrutivo para o corpo humano.[4]

Sabe aquele ditado que diz que você é tão bom quanto as pessoas com quem anda? Essas células senescentes são as más influências. Elas provocam o envelhecimento das células fortes. É como um pedaço de fruta estragando. Começa com uma pequena área apodrecida; depois, essa podridão se espalha para o restante da fruta e, em seguida, para as frutas vizinhas, até que toda a fruteira e todas as frutas fiquem com a polpa marrom e deteriorada.

É por isso que os senolíticos são tão promissores, por causa da maneira que eles funcionam: livrando-se dessas células destruidoras que carregam as células saudáveis para o caminho da podridão.

Quando um grupo de pesquisadores da Mayo Clinic apresentou uma pesquisa realizada em roedores usando esse avanço médico, a resposta foi otimista e teve um grande alcance. Ela mostrava uma imagem de dois roedores velhinhos, ambos com a mesma idade e da mesma ninhada. O que envelheceu naturalmente estava encolhido e parecia, de fato, velho, enquanto o que recebeu o tratamento com senolíticos estava com a vitalidade de uma líder de torcida do ensino médio. A diferença externa era *visível* — e isso sem contar com as mudanças que ocorreram no interior do corpo dele.

Outros pesquisadores relataram que o tratamento com senolíticos altera tanto o sangue que os ratos mais velhos que recebem o sangue de ratos jovens basicamente se transformam, de ratos de 109 semanas para ratos de 30 semanas de idade.[5]

Portanto, o que torna o experimento do joelho realizado pela Unity Biotechnology tão interessante é que esse foi o primeiro relato de um medicamento injetado em uma parte específica do corpo humano, da qual foram colhidas células velhas e as células ao redor ficaram menos inflamadas — com apenas uma injeção. A dor desapareceu em grande parte, assim como a inflamação (não sabemos se, de fato, foi criada mais cartilagem articular).

Quando se trata de senolíticos, existem experimentos promissores sendo feitos atualmente em todas as partes do corpo.

Por exemplo, descobriu-se que uma combinação de senolíticos restaura a visão em animais com degeneração macular úmida induzida — a forma mais comum de perda de visão em pessoas idosas.[6] Ratos que tinham o equivalente a 100 anos de idade, segundo o calendário humano, recuperaram a visão que tinham aos 20 anos. Imagine interromper a perda de visão por meio da aplicação de um senolítico quando você tiver 85 anos e, em seguida, reprogramar os olhos e os músculos oculares para que sua visão volte a ser tão boa quanto era quando você tinha 20 anos!

Outro experimento mostrou que os agentes senolíticos restauraram a hidratação nos discos da coluna vertebral, que é importante para o funcionamento adequado da coluna e para evitar e reduzir dores nas costas (uma das principais fontes de dor nos EUA e um dos principais motivos de consultas médicas e faltas ao trabalho).[7]

Mas o que causou mais entusiasmo foram as interferências que os senolíticos são capazes de realizar no coração e no cérebro.

Em conjunto com todas as outras células de bombeamento, as células do coração são as principais responsáveis pelo bombeamento do sangue — por manter o fluxo de sangue por todo o corpo de maneira eficiente. À medida que envelhecemos e nossas células ficam velhas, esse sincronismo pode ser prejudicado.

Se as células do músculo cardíaco não se contraírem e relaxarem no tempo certo, o sangue não é bombeado com eficiência. É como se dois pianistas estivessem fazendo um dueto e houvesse um segundo de diferença entre as notas de um e de outro. O concerto soa péssimo. Com as células cardíacas, essa pequena alteração no tempo do batimento resulta em insuficiência cardíaca, fazendo com que os pulmões se encham de líquido.[8]

Quando o fluxo sanguíneo enfraquece, o corpo perde sua capacidade de funcionar com eficiência. Quando você fica cansado após uma refeição, por exemplo, é porque o sangue está sendo usado para a digestão, então o coração está bombeando menos sangue para o restante do corpo. Isso acontece com mais frequência quando envelhecemos, devido aos danos no sistema de fluxo sanguíneo ao longo do tempo. Portanto, os senolíticos oferecem a promessa de melhora geral do corpo e da função do coração ao restaurar a função jovem das células que o fazem funcionar.

Em estudos realizados por pesquisadores da Mayo Clinic, dois medicamentos aprovados para outros usos parecem ter um efeito senolítico — eles se combinam para colher e eliminar células velhas, permitindo que as células vizinhas voltem à sua função normal e melhorem o bombeamento de sangue realizado pelo coração.[9] E senolíticos mais eficientes estão sendo estudados. Em algumas pesquisas sobre ataques cardíacos em camundongos, os cientistas descobriram que aqueles tratados com senolíticos recuperaram 35% a mais da função cardíaca e viveram 20% a mais do que aqueles que não receberam o tratamento.[10]

É para lá que muitas pesquisas estão indo

Como mudamos as estruturas, os processos e o funcionamento das células para desativar o envelhecimento e o desenvolvimento de doenças? Uma área de pesquisa relacionada a esse assunto envolve um processo celular denominado autofagia.

Esse processo vem ganhando maior visibilidade no mainstream à medida que mais pessoas entendem seu papel. Bastante complexa, a autofagia é uma espécie de reciclagem do corpo.[11] Ela ajuda o corpo a se limpar e a se reparar, agitando as células danificadas e se livrando (comendo) as partes indesejadas das células, mantendo-as intactas (a palavra "autofagia" significa "autoconsumo").

No entanto, o corpo não está constantemente em estado de autofagia. Ela é ativada e desativada. Pesquisas recentes mostram que podemos ter algum controle sobre ela, induzindo o processo por meio de jejuns periódicos.[12] Também há muitas evidências de que a autofagia ajuda a retardar o envelhecimento, acalmando a inflamação do corpo e ajudando a fortalecer o sistema imunológico. Limpe o lixo celular e colha os benefícios da longevidade.

Mas é aqui que as coisas ficam complicadas. Os pesquisadores estão analisando o papel que a autofagia desempenha no câncer. Algumas evidências mostram que a autofagia é capaz de proteger o câncer em determinado estágio e, assim, ajudar os tumores danificados pela quimioterapia a crescerem novamente. Faz sentido, certo? Se a autofagia é responsável pela renovação das células danificadas, então ela também pode ser capaz de reparar as células cancerosas danificadas pela quimioterapia. A autofagia pode ser a melhor amiga do câncer.

Agora a ciência está mostrando que modificar a autofagia pode influenciar o crescimento do câncer, provando que essa talvez seja uma área promissora para o desenvolvimento de medicamentos. É por isso que falaremos sobre os inibidores da autofagia — medicamentos capazes de interromper o processo de autofagia e, potencialmente, impedir o crescimento de tumores. Isso tem muitas implicações quando se trata da longevidade — se conseguirmos descobrir como impedir o crescimento do câncer, as chances de prolongar a vida aumentarão.[13]

Grande parte do trabalho de Eileen White, da Rutgers University, gira em torno de inibidores de autofagia capazes de matar o câncer — funcionando por meio da inibição da autofagia, para que os diferentes tipos de câncer não consigam se esconder no corpo e se renovar, o que permite que outros tratamentos contra o câncer sejam mais eficazes em acabar com eles.[14] Portanto, talvez você não queira iniciar um processo de jejum durante a quimioterapia, pois esse jejum pode induzir a autofagia e permitir que o câncer hiberne e, depois, volte mais forte. Após o câncer, no entanto, você pode tentar fazer o jejum intermitente ou uma alimentação com restrição de tempo, pois os dados iniciais sugerem que essas práticas simples, sem efeitos colaterais e sem o uso de medicamentos, podem ajudar você a recuperar as funções prejudicadas e a ter uma melhor qualidade de vida como sobrevivente do câncer.

BÔNUS DE DESCOBERTA

Pesquisadores da Universidade da Califórnia em Berkeley descobriram que um processo chamado troca de plasma poderia funcionar para retardar o envelhecimento ao reduzir as proteínas pró-inflamatórias, que tendem a aumentar com a idade.[15] O processo, já aprovado pelo FDA, rejuvenesce células musculares e cerebrais. E poderia ter um efeito semelhante ao dos senolíticos, agindo como um agente transformador, para ajudar as células velhas a se tornarem jovens outra vez. Estudos mostraram que a troca de plasma em humanos com Alzheimer poderia ajudar a retardar o declínio cognitivo em 50%. Isso é simplesmente espetacular!

Um dos grandes desafios na pesquisa sobre o envelhecimento é este: o envelhecimento não é uma doença que determina um ponto final. Em última análise, a morte é o ponto final, mas o envelhecimento é, na verdade, um conjunto de doenças, processos, condições e erros do sistema que resultam na perda de anos e qualidade de vida.

Mas, para estudar qualquer tratamento, é necessário ter um ponto final específico ou um marcador de sucesso ou fracasso. É por isso que tratamentos como os senolíticos são estudados em condições como artrite no joelho ou dor nas costas, ou com células-tronco em pacientes com insuficiência cardíaca; é possível medir os resultados em desfechos tangíveis e específicos.[16] Não é possível medir o ponto de morte de uma pessoa porque não há como saber com precisão qual teria sido seu ponto de morte alternativo com ou sem o tratamento. E, para estudar a morte de uma população, seria preciso esperar e ver se aquele medicamento, tratamento ou mudança no estilo de vida, como o jejum intermitente, realmente afetou a idade que as pessoas tinham quando morreram — o que levaria mais tempo do que a maioria dos cientistas tem.

Então, por enquanto, haverá alguma extrapolação — se os senolíticos podem funcionar para a artrite, isso poderia ser aplicado ao envelhecimento em geral? O medicamento senolítico que eliminou a inflamação e a dor no joelho poderia ser injetado no cérebro, para evitar a deterioração da memória?

Essa é a promessa do tratamento, que, se funcionar, poderá estar disponível, após a aprovação do FDA, por volta de 2025. E se forem adicionados os tratamentos com senolíticos para as articulações das costas, dos joelhos, do coração e dos pulmões, ou do cérebro e dos olhos, será possível ficarmos até 12 anos mais jovem antes de 2030.

BÔNUS DA DESCOBERTA

A terapia específica para o câncer não se limita à quimioterapia ou à imunoterapia. Novas terapias se concentram em uma parte específica da célula cancerosa, como uma proteína ou um gene capaz de estimular o crescimento ou a disseminação do câncer. Isso ocorre com o medicamento revolucionário ibrutinibe, que inibe uma enzima específica nas células da leucemia linfoide.

CAPÍTULO 5

O DESTINO DO SEU DNA, EDITADO

A Manipulação do DNA É a Próxima Fronteira da Engenharia Genética e um Reboot Epigenético

No verão de 2020 — enquanto o mundo lidava com a pandemia de covid-19, pesquisadores da Universidade da Virgínia fizeram uma descoberta que pode ser uma peça importante do quebra-cabeça para solucionar uma das formas mais letais de câncer.[1]

Eles descobriram o gene responsável por pelo menos alguns tipos de glioblastoma, uma forma agressiva e quase sempre fatal de câncer no cérebro. Esse oncogene (gene causador de câncer) é essencial para a sobrevivência desse tipo específico de câncer. No glioblastoma, as células cancerosas se prendem ao gene, proliferam, se espalham e matam a pessoa, geralmente de forma muito rápida. Em experimentos com camundongos, os pesquisadores da UVA conseguiram identificar o gene específico do tumor glial e bloquear sua atividade. Qual foi o efeito do experimento? O câncer morreu e não houve danos às células saudáveis.

Embora ainda estejamos longe de determinar se qualquer terapia envolvendo esse gene é capaz de tratar com sucesso o glioblastoma em seres humanos, essa pesquisa destaca outra barreira promissora em relação à longevidade: a terapia e a edição genéticas.

Todo esse conhecimento deriva do trabalho do Projeto Genoma Humano, que definiu o que faz você ser *você*. Quatro substâncias químicas — representadas pelas quatro letras A, C, G e T — vêm em pares de base para determinar tudo sobre você: desde a cor do seu cabelo até sua predisposição a doenças. Sua sequência individual? Cerca de 3,2 bilhões de letras nesses 22.500 genes. Esse é seu código individual. Esse código está alojado em 23 pares de cromossomos — um de cada par de cada genitor. Cada cromossomo contém centenas a milhares de genes, os quais, por sua vez, contêm códigos que direcionam a fabricação de proteínas e controlam o crescimento, a função e a sobrevivência das células.

Como já sabemos devido ao número de vezes que questionaram nosso histórico familiar, a genética influencia nossa saúde. Podemos estar predispostos a ser homem ou mulher, a ter câncer ou doenças cardíacas, ou qualquer outro tipo de doença, com base em nossa hereditariedade. Mas é nesse ponto que as coisas ficam interessantes. Desses 22.500 genes de DNA, apenas cerca de 1.500 estão "ativados" a qualquer momento — o que sugere que temos interruptores biológicos capazes de ativar e desativar e que poderíamos controlar cerca de 80% dos genes que estão ativados ou desativados por meio das escolhas de estilo de vida (como dieta e controle do estresse).[2] Esses interruptores "epigenéticos" têm sido fonte de muita discussão e confusão a respeito da nossa capacidade de controlar nossos genes. Porém, identificou-se a influência que diferentes comportamentos de estilo de vida podem ter sobre os interruptores. Mas lembre-se, as células saudáveis são capazes de criar outras células saudáveis; enquanto as células não saudáveis criam mais células não saudáveis.[3, 4]

No entanto, por que é preciso ativar ou desativar alguns de seus genes? Porque alguns podem ter defeitos de nascença, ou mesmo parte do nosso DNA pode ter sido danificado ao longo do tempo. À medida que envelhecemos, o meio em que vivemos e os processos celulares normais do corpo causam danos aos genes e a seus interruptores (os epigenes). Esses danos se agravam ao longo do tempo e contribuem para a aceleração do envelhecimento.

Todos os tipos de câncer são causados pela mutação de um ou mais genes. Essas mutações geralmente são adquiridas, porém, em alguns casos, elas são herdadas. Até o momento, foram identificados cerca de 560 genes de câncer humano.[5] A causa mais comum de mutação adquirida de genes causadores de câncer são "erros" aleatórios no DNA durante a divisão celular. Outras causas incluem tabagismo, envelhecimento, obesidade, exposição a raios-X, radiação ultravioleta, materiais radioativos, substâncias químicas (como Agente Laranja, amianto), hormônios e vírus.

Portanto, o fato de os erros genéticos serem a principal causa de câncer e algumas outras doenças significa que há muito potencial para que as correções genéticas façam com que os genes voltem a funcionar normalmente. Uma das maneiras mais conhecidas de fazer isso é por meio de um método chamado CRISPR/Cas9.

O CRISPR é o método ganhador do Prêmio Nobel que funciona como uma tesoura biológica: é inserido um vírus no corpo com o objetivo de detectar o código genético defeituoso. O vírus encontra o local exato onde está o defeito e o corta, basicamente eliminando o código que está enviando as mensagens defeituosas. Cortar e destruir.[6] E a melhor parte: a tecnologia marca e memoriza o que cortou, para que possa se defender contra quaisquer desenvolvimentos futuros ou mutações de DNA e, ainda, para eliminá-los ou alterá-los.

Até agora, o método tem sido usado para projetar soluções tão diversas quanto aumentar a resistência à cocaína em camundongos, reduzir a surdez genética em camundongos, reverter uma forma de distrofia muscular em cães e matar células cancerígenas em seres humanos.[7] E há esperança de que a tecnologia possa ajudar com o Alzheimer e outras doenças ligadas ao cérebro. Pesquisadores chineses relataram o uso da tecnologia para fazer a engenharia genética de bebês, a fim de que suas células não consigam replicar facilmente o vírus HIV e, portanto, tenham um risco muito menor de desenvolver AIDS.[8]

As possibilidades aqui incluem editar genes associados à depressão, à doença de Alzheimer, ao vício e à artrite, bem como a outras condições que causam envelhecimento, problemas de saúde e morte. A sociedade já está discutindo: qual é o limite estabelecido para a manipulação genética? Os pais poderão optar por desativar os genes de recém-nascidos para determinadas características que não lhes agradam e que, talvez, não tenham nada a ver com a saúde? Por enquanto, isso não nos impede de estudar o mecanismo capaz de retardar o processo de envelhecimento, mas essa continuará sendo uma importante discussão social.

Ao longo dos anos, áreas inovadoras que estudam o DNA viraram o pensamento científico de cabeça para baixo, pois não precisamos mais acreditar que as pessoas estão eternamente sujeitas aos genes com os quais nasceram. Em vez disso, a promessa do futuro é que teremos o poder de alterar a função ou eliminar genes que podem ser prejudiciais para o corpo. Podemos ser capazes de basicamente mudar o futuro da medicina com um botão de exclusão biológica.

Em alguns casos, estamos vendo isso acontecer em humanos. Por exemplo, a terapia genética para tratar a doença falciforme,[9] um distúrbio sanguíneo predominante na comunidade afro-americana, está em fase de testes em humanos. A doença faz com que uma mutação genética altere a forma dos glóbulos vermelhos e impede que o oxigênio passe desses glóbulos para outras partes do corpo. Esse gene, no entanto, pode ser bloqueado por meio da terapia genética, a fim de permitir uma maior produção de glóbulos vermelhos normais, ou quase, que transportam oxigênio para os tecidos. Isso é uma edição de genes — a eliminação de um gene específico, para que uma proteína anormal não seja produzida, que, no caso da doença falciforme, é a Hemoglobina-S anormal.

Os possíveis métodos antienvelhecimento envolvendo genes se dividem em três grandes categorias

- ***Terapia genética:*** manipulação de genes velhos e disfuncionais para que atuem de maneira jovem e funcional
- ***Edição genética:*** remoção de genes que são fontes de problemas de saúde
- ***Edição epigenética:*** ativação ou desativação dos interruptores que controlam um gene específico, mas sem alterá-lo

Você deve se lembrar que atribuímos grande parte do progresso no controle do envelhecimento ao Projeto Genoma Humano — uma colaboração internacional de pesquisa que se propôs a mapear e identificar todos os genes do corpo humano. Enquanto as equipes envolvidas esperavam encontrar cerca de 300 mil genes, o número a que chegaram foi de cerca de 22.500 genes.

Na época, nos anos 1990 e início dos anos 2000, sequenciar o genoma custou cerca de US$2,7 bilhões (atualmente, o custo para mapear e identificar uma parte importante de seu genoma por meio das empresas Ancestry ou 23andMe é de pouco mais de US$100). Com o projeto, a comunidade de pesquisa tinha grandes esperanças na terapia e na edição genéticas como formas de tratar doenças e o envelhecimento. (Os avanços sofreram um grande retrocesso quando um adolescente morreu durante testes experimentais com edição genética em 1999.)[10]

Todo esse trabalho de desenvolvimento e pesquisa girava em torno de uma grande esperança e da seguinte pergunta: se pudéssemos identificar os perpetradores de genes que cometem crimes biológicos em nosso corpo, poderíamos ser capazes de reabilitá-los, para que se tornassem cidadãos celulares íntegros — ou, talvez, destruí-los?

Se pudéssemos fazer qualquer uma dessas duas coisas, teríamos um grande avanço na capacidade de tratar ou prevenir doenças, porque seríamos capazes de alterar a função de nossos genes — transformando algo que, inicialmente, acreditávamos ser inalterável em algo que fosse, de fato, editável ou que pudesse até mesmo ser reiniciado de volta a seu estado original.

Grupos de pesquisa das Universidades da Califórnia em Davis e em San Diego, como também em Harvard, no MIT e em outras instituições conseguiram fazer isso com animais.[11, 12] Essa reinicialização genética foi realizada em camundongos por meio de um trabalho desenvolvido por uma empresa com antigos pesquisadores da UC Davis e da UC San Diego.

Esses camundongos, criados para ter um envelhecimento avançado, tiveram seus genes reprogramados. Embora possa ser mais difícil visualizar um camundongo jovem, imagine reiniciar o próprio cachorro de 17 anos para um filhote de 3 anos, ou o próprio corpo de 60 anos para um de 28 — reinicializar seu sistema operacional para ficar mais jovem durante mais tempo. Isso foi realizado por meio da simples restauração (pelo menos, simples em teoria) dos controles de produção de proteína ao estado em que se encontravam os camundongos que participaram da pesquisa.

Devolva os controles de produção para o local em que eles estavam quando você era jovem (para suas configurações "originais de fábrica") e se transforme em um aglomerado de proteínas jovens — o que torna seu corpo mais jovem. Para isso, foi necessário apenas mudar a posição ativada/desativada de quatro genes. O mais difícil foi encontrá-los (um cientista japonês, Shinya Yamanaka, recebeu o Prêmio Nobel por seu trabalho de encontrá-los[13]), porém ajustar os controles para o nível certo de produção de proteína de cada um deles foi ainda mais difícil: embora a ativação desses genes tenha rejuvenescido os camundongos, eles logo desenvolveram câncer, devido ao crescimento descontrolado dos genes. Portanto, os experimentos realizados em laboratório levaram quase catorze anos até que a quantidade e o tipo certos de substâncias restaurassem a juventude deles sem aumentar o risco de câncer. Esse é o conceito de reboot de seus epigenes (uma reinicialização epigenética ou uma redefinição dos interruptores que determinam quais genes estão ativados ou não) para as configurações originais — o que torna esse avanço tão promissor.

Em 2019, os cientistas relataram que haviam dobrado a expectativa de vida de lombrigas ao desativar um dos genes envolvidos em seu envelhecimento.[14] No início da vida, o gene libera uma substância química que ajuda o organismo a crescer e a se desenvolver, mas a teoria é que, em determinado momento, essa substância se torna contraproducente, contribuindo para danos relacionados à idade avançada.[16] Ao desativar o gene depois que ele deixa de ser funcionalmente útil, é possível reduzir os danos e estender a vida. Além disso, o experimento trouxe outro benefício: os vermes também tiveram uma prole mais saudável. E, embora o tempo de vida das lombrigas tenha dobrado de três para seis semanas, elas compartilham 80% do mesmo DNA que os seres humanos, o que torna a exploração desse estudo muito promissora. Recentemente, um grupo que combina os recursos do Bar Institute, no Maine, do Buck Institute, na Califórnia, e de grupos de pesquisa na China desativou dois genes (IIS e TOR) e estendeu a expectativa de vida das lombrigas em cinco (cinco!) vezes. Se isso acontecer com a nossa longevidade, um dia será possível chegar aos 400 anos de idade.[17]

BÔNUS DE DESCOBERTA

No final de 2020, uma pesquisa mostrou que é possível reverter o envelhecimento dos olhos fazendo com que as células se reparem por meio de alterações epigenéticas que fazem com que os genes expressem os sintomas do envelhecimento.[15] O pesquisador de envelhecimento, David Sinclair, e sua equipe em Harvard, além de outros em Yale, na Universidade da Califórnia, em Los Angeles, e na Universidade de New South Wales, na Austrália, usaram o olho para mostrar que eram capazes de restaurar a metilação do DNA jovem e reverter a perda da visão em camundongos. A retina e o nervo óptico do olho se regeneraram. Mas isso significa muito mais: a reprogramação do processo de metilação nas células é capaz de permitir que elas se reparem ou se substituam.

A edição genética e as tecnologias epigenéticas de ativação e desativação não são perfeitas, mas estão melhorando. Cerca de 10 mil doenças são causadas por um único erro em um único gene. Em teoria, deveríamos ser capazes de eliminar cada uma delas por meio da edição genética. Se você conhece o gene e o erro, pode se livrar dele.

Outro ponto importante é a ideia de autoengenharia genética por meio de decisões de estilo de vida que acionam os interruptores que controlam a ativação ou a desativação dos genes. Estamos sempre mudando a forma como nossos genes funcionam ou são expressos. E, agora, sabemos que determinados comportamentos — como fazer exercícios físicos e se alimentar bem — influenciam a maneira como os genes funcionam e quais dos 1.500 genes são expressos (produzindo proteínas) em determinado momento. Na verdade, é possível projetar cerca de 1.200 deles, tornando-se o engenheiro do próprio corpo mais prolífico do mundo (mesmo tendo reprovado em biologia e em química no colégio).[18]

A isso damos o nome de "ativar" os genes para que eles produzam proteínas. Isso significa que determinadas características e funções não são finitas, mas fluidas — ou seja, podem ser influenciadas por fatores externos, principalmente de estilo de vida. Muitas dessas escolhas desempenham um papel na forma como os genes são ativados — e quais deles —, indicando que é possível alterar seu histórico familiar daqui para a frente. Por mais difícil que seja acreditar, é provável que você não esteja destinado a ser o produto dos genes que herdou.

Acredita-se que o envelhecimento — e, especificamente, os genes que envelhecem nosso corpo — são ativados ou desativados por um processo denominado metilação e desmetilação.[19] Esse processo reprime os genes e os impede de serem ativados ou desativados. Por que isso é importante? Se o envelhecimento é causado pela expressão de genes e não por danos aos próprios genes, deveríamos ser capazes de manipular o DNA danificado por fatores ambientais e restaurar os controles de produção de proteínas para as posições em que estavam quando éramos jovens. Essa hipótese é chamada de modelo epigenético do envelhecimento.[20]

Pense em suas escolhas como os interruptores de "configurações" em seu celular, tablet ou computador. Existem literalmente milhares de coisas que você poderia fazer para alterar o desempenho da tecnologia que utiliza, mas provavelmente você escolhe ou utiliza algumas específicas. O mesmo se aplica à alteração do desempenho de seus genes. Mas, em vez de mexer no brilho do monitor ou nas configurações do Bluetooth, você está fazendo escolhas de estilo de vida que ativam e desativam seus genes para influenciar a maneira como a *sua* máquina (seu corpo) funciona e envelhece. É claro que, assim como acontece com os dispositivos, os interruptores que você controla não determinam todas as configurações de DNA. Algumas pessoas — pelo menos com a tecnologia médica atual —, estão presas em configurações de DNA que são o foco recente de extensas pesquisas genéticas.

BÔNUS DE DESCOBERTA

Pesquisadores estão desenvolvendo um novo material para ajudar a levar as ferramentas de edição genética diretamente até as células-alvo – por meio de um método que pode ser mais seguro e barato do que os modelos atuais de entrega viral. O novo método usa o que é chamado de "estrutura metal-orgânica" (MOF), que é aprimorada com um revestimento feito de um fitoquímico do chá verde.[21] Isso é importante porque ajuda na entrega, o maior obstáculo quando se trata de capitalizar a eficácia da edição de DNA do CRISPR.

Ter a capacidade de metilar e desmetilar os interruptores que controlam os genes permite que você os ative e desative. Pense nisso como uma maneira de ligar ou desligar as chamas de um fogão, ou de abrir ou fechar um aplicativo em seu telefone; você poderia regular seus genes para que eles se expressassem de determinada maneira. Por exemplo, você poderia desativar os genes que promovem as inflamações em seu organismo ou ativar aqueles que as diminuem.

De certa forma, esse processo é o equivalente à forma biológica da inteligência artificial: você pode manipular os próprios genes para agir da maneira que quiser e alterar um histórico genético abaixo do ideal. E quem não gostaria de ter essa habilidade? Não é apenas para se sentir melhor (embora seja um excelente ganho), mas para estender a juventude, fazendo com que seus anos dourados sejam verdadeiramente dourados; enfim, para ter mais tempo de vida sentindo-se, agindo e funcionando como um jovem, independentemente da idade.

BÔNUS DE DESCOBERTA

Pesquisadores da Universidade da Virgínia identificaram um gene que pode ajudar e muito a prevenir ataques cardíacos.[22] Embora saibamos há tempos que a genética desempenha um papel importante nas doenças cardíacas, esses pesquisadores descobriram um gene que tem um efeito protetor sobre o coração, o que pode abrir as portas para o desenvolvimento de novos métodos para ajudar esse gene a ser expresso a fim de cumprir essa função.

Essa engenharia ocorre ao longo de toda uma vida de decisões diárias que tomamos; por exemplo, por causa do que você escolheu comer hoje — e nos outros milhares de dias anteriores. Essas escolhas podem deixá-lo saudável, o que por si só permitirá uma melhor recuperação quando chegar a hora. Portanto, uma vida inteira de tomada de decisões — praticar exercícios regularmente ou não, fumar ou não, manejar o estresse ou não — pode fazer a diferença entre subir uma ladeira com facilidade, com um pouco de dificuldade ou simplesmente precisar evitá-la. (Na Parte 4, abordaremos de que maneira é possível ativar e desativar seus interruptores.)

E esse será um componente importante para prolongar a juventude e prevenir doenças crônicas, para que você permaneça jovem durante mais tempo. Os dilemas éticos que surgirão com esse avanço revolucionário darão origem a grandes estudos científicos e a manchetes sensacionalistas nos tabloides. Porém, a autoengenharia de nossos genes tem uma promessa empolgante para ajudar a reduzir e a eliminar doenças e disfunções do corpo.

que muitos dos avanços médicos dão errado e decepcionam. Afinal de contas, até o suco de laranja, quando injetado em determinada quantidade em camundongos, pode tanto causar alguns tipos de câncer como curar outros; portanto, não se pode simplesmente prever o efeito de um experimento em seres humanos porque a técnica ou a terapia funciona em camundongos ou em ratos.

No entanto, em maio de 2020, foi divulgada a notícia de que a Unity Biotechnology — uma ramificação da Mayo Clinic, sob liderança e orientação de Ned David e Judith Campisi — estava usando a mesma tecnologia e abordagem na fase I e, agora, também na fase II, de testes de medicamentos em voluntários humanos.[2] (Embora o estudo da fase II tenha fracassado, os resultados observados na fase I incentivaram a empresa a continuar a pesquisa.)

Eis o que eles fizeram: em um pequeno experimento com pessoas que sentiam dor causada por osteoartrite, comprovada por meio de ressonância magnética, foi injetado o medicamento ou um placebo no joelho dos voluntários. Os 12 pacientes dos grupos que receberam a dose mais alta relataram que, ao contrário daqueles que receberam o placebo, o medicamento eliminou mais de 80% da dor e restaurou pelo menos 80% da função do joelho por pelo menos três meses.

A dor, a inflamação e a osteoartrite, em grande parte, desapareceram.

Apesar de se tratar de uma amostra muito pequena, os resultados foram bastante surpreendentes — especialmente para uma condição que é considerada inevitável durante o envelhecimento. À medida que perdemos a cartilagem e o amortecimento, o joelho sofre com artrite, e conseguimos suportar a dor até não aguentar mais; nesse caso, em países desenvolvidos, é feita uma cirurgia de substituição dessa parte do joelho. Ou seja, a doença acaba vencendo, e nós, humanos, contra-atacamos construindo joelhos novos e artificiais. Eles funcionam bem, porém não são as peças originais; é necessário cirurgia e, muitas vezes, uma difícil reabilitação para restaurar parte da função normal do joelho, que não chega a 80%. Mas e quanto à promessa de eliminar a dor com uma única injeção? Desacelerar o relógio e manter as peças originais do corpo? Isso certamente gera um *frisson*

CAPÍTULO 6

EM SUA DEFESA

Os Avanços na Imunoterapia Poderiam Ser a Chave para a Cura do Câncer e o Fim das Pandemias?

Quando um paciente de 58 anos chamado Johnny foi diagnosticado com câncer de pâncreas em Toronto, em 2019, ele recebeu a notícia de que teria apenas mais seis meses de vida. Basicamente uma sentença de morte. A única opção para — talvez — prolongar sua vida era realizar um rigoroso tratamento de quimioterapia que o faria sentir fortes dores durante seus últimos dias.

Veja bem, a maneira como o câncer pancreático — como tantas outras formas de câncer — funciona é enganando o sistema imunológico da pessoa, para que ela pare de combater o câncer e permita que essas células tóxicas se desenvolvam e matem as células saudáveis, fazendo com que os sistemas e órgãos falhem, até que a pessoa não consiga mais operar normalmente e morra.

O câncer se envolve em meio a esse jogo de máscaras arriscado, talvez a partir da mutação de um gene, se disfarçando e se infiltrando em uma área em que não é desejado — sem ser detectado ou solicitado a sair por um sistema imunológico vigilante, cujo trabalho é se livrar de invasores indesejados.

Sem muita esperança de cura, Johnny acessou o site ClinicalTrials.gov e entrou em um estudo de pesquisa em Houston (no MD Anderson Cancer Center) logo após o diagnóstico. Ele precisou apresentar argumentos para conseguir entrar no estudo, mas foi um grande entusiasta, assim como seu médico. Como parte do experimento, os pesquisadores coletaram 2 litros do sangue dele e o injetaram de volta no corpo após colherem suas células imunológicas.

Em seguida, os pesquisadores editaram essas células (usando a mesma tecnologia CRISPR que vimos no capítulo anterior) e inseriram nelas um gene que produzia anticorpos capazes de atacar especificamente o câncer pancreático.

Funcionou.

Após um período de duas semanas em que ele sentiu sintomas graves semelhantes aos de uma gripe (era o sistema imunológico combatendo o tumor), o tumor desapareceu. Desapareceu completamente e não voltou mais. Johnny estava curado.

Essa manipulação genética de células imunológicas é uma das grandes fronteiras no tratamento do câncer. É uma espécie de jogo de xadrez genético. Como o câncer funciona de maneira mais inteligente que o sistema imunológico, nossa jogada é manipular o sistema imunológico para que ele seja mais inteligente do que o câncer. Xeque-mate?

Estamos apenas nos estágios iniciais, mas já com alguns grandes sucessos. Por exemplo, o melanoma maligno metastático passou de uma doença com uma taxa de sobrevivência de 1% a 5% para uma taxa de cura atual de mais de 60% — e isso não apenas em experimentos de pesquisa, mas em dados clínicos reais. Não se trata de viver com o tumor, mas de estar curado!

É aqui que residem algumas das ciências mais promissoras, pois os avanços da imunoterapia mudaram a maneira como pensamos o tratamento do câncer.[1] Em vez de usar um modelo agressivo de combate à doença, como radiação e quimioterapia — matando, também, algumas células dos tecidos normais próximos ao câncer —, no futuro, poderemos usar terapias que ensinam o sistema imunológico a proteger as células saudáveis enquanto destroem as cancerosas.

Por que as células cancerosas querem invadir e destruir? Pelo mesmo motivo que algumas pessoas roubam bancos — para colher os benefícios de viver do trabalho de outras pessoas. Nesse caso, o câncer se apodera da energia de suas células para se multiplicar e crescer.

Então, como pode existir uma célula rebelde, uma célula cancerosa, se você tem um sistema imunológico forte? A célula cancerosa brinca com um jogo de roubo de identidade, enviando um sinal de que é uma das células boas e saudáveis, para que o sistema imunológico não a ataque.

O sistema imunológico tem muitos níveis de defesa. Algumas das células imunológicas entram em combate. Algumas células do seu exército imunológico morrem, enquanto outras trabalham no aspecto de inteligência da defesa, fazendo um inventário da batalha recente, para que possam identificar melhor as possíveis ameaças no futuro. E parte do seu sistema imunológico trabalha para remover os detritos da batalha, com a ajuda de proteínas chamadas resolvinas.[2]

Se tudo correr bem e for um cenário típico de defesa, o invasor entra, é identificado, a batalha acontece, o sistema imunológico vence e os detritos são transportados para longe do local e do corpo por meio do sistema linfático. Em seguida, o sistema imunológico faz uma pausa (na verdade, ele ainda está erradicando as células cancerosas rebeldes que não param de se desenvolver) e se prepara para o próximo alarme. Isso é o que acontece no caso de um resfriado comum, por exemplo: os sintomas (tosse, espirro etc.) não são do resfriado; eles são o resultado da batalha imunológica. Esses sintomas demonstram que seu corpo está trabalhando para expulsar o invasor.

BÔNUS DE DESCOBERTA

Pesquisadores da University College London deram mais um passo para conseguir construir um timo humano – um órgão fundamental para o sistema imunológico. Se você tiver um timo disfuncional, não conseguirá combater doenças e infecções tão bem. Se houvesse um timo transplantado disponível – com sua função completa – isso poderia ajudar a evitar uma série de doenças. Os pesquisadores reconstruíram um timo usando células-tronco.[3]

Mas, quando algumas células cancerosas ficam inteligentes e enviam um sinal ao sistema imunológico de que são células normais, o sinal é enviado para o que chamamos de checkpoint ("sistema imunológico, controle-se porque eu sou uma célula normal"). As células cancerosas burlam o sistema de segurança — e se não forem controladas, elas se duplicam e se desenvolvem.

Seu sistema imunológico não sabe reconhecer essas células cancerosas como ameaças. E o câncer — ao se alimentar de células amigas — cresce cada vez mais (e, muitas vezes, se espalha) até começar a destruir as células e os órgãos do corpo.

Até agora, grande parte do tratamento de câncer se concentrou na destruição direta das células cancerosas por meio de cirurgia, radiação e quimioterapia (que também podem destruir células saudáveis no processo). Porém, atualmente, os avanços mais promissores na pesquisa e no tratamento de câncer estão concentrados na imunoterapia — ou seja, na capacitação e ativação do sistema imunológico do próprio corpo para identificar e atacar as células cancerosas.

Isso, pelo menos neste momento e em um futuro previsível, parece ser o padrão ouro: fazer com que o sistema imunológico ataque as células cancerosas da mesma forma que ataca o resfriado comum ou uma gripe sazonal. Uma batalha curta, sem efeitos negativos no longo prazo. Um dos avanços mais recentes que os pesquisadores estão testando é o que foi usado na batalha bem-sucedida de Johnny contra o câncer de pâncreas: a inserção de um gene nos linfócitos que aumenta sua eficácia antitumoral e destruidora de células — ou seja, a inserção de um gene que ajuda o sistema imunológico a encontrar e a destruir melhor as células tumorais.

A imunoterapia funciona estimulando o sistema imunológico do corpo para combater melhor as células cancerosas e impulsionando partes do sistema imunológico para evitar a formação de câncer (funcionando como uma vacina).

Para o tratamento de câncer, as técnicas de imunoterapia geralmente são classificadas em cinco tipos

- ***Comportamentos gerais de reforço imunológico*** (que, teoricamente, podem ajudar seu sistema imunológico a combater melhor o câncer), como dormir o suficiente e ingerir uma quantidade adequada de micronutrientes[4, 5, 6]
- ***Anticorpos artificiais*** (anticorpos projetados para atacar células específicas)
- ***Vacinas*** (injetadas no corpo para desencadear uma resposta imunológica; elas ajudariam a prevenir certos tipos de câncer)
- ***Inibidores de checkpoint*** (permitem que o sistema imunológico não seja enganado por células cancerosas, para que possa melhor reconhecê-las e combatê-las)
- ***Inserção de genes em células imunes*** para ajudá-las a atingir e matar as células cancerosas de maneira mais eficaz (como no caso do câncer de Johnny)

Embora essas abordagens estejam em diversos estágios de desenvolvimento e, inclusive, sendo usadas em alguns tratamentos contra o câncer, consideramos as abordagens de checkpoint e de inserção de genes duas das mais fascinantes — especialmente com suas implicações sobre o funcionamento do sistema imunológico.

Na década de 1970, um estudante de pós-graduação chamado Jim Allison fez uma pergunta que foi direto ao ponto: deve haver um motivo pelo qual o sistema imunológico não ataca o câncer, e talvez isso aconteça pelo fato de que algumas células cancerosas enviam um sinal que basicamente desativa o sistema imunológico. Mas como elas fazem isso?

Allison estava cantando o "blues da imunoterapia" (bônus: faça uma pesquisa no Google para ver a capa da revista *Rolling Stone* de Jim em 2001), porque as taxas de eficácia de um ano de imunoterapia em muitos estudos eram zero — nada diferente da quimioterapia isolada. E ele se perguntou: por que isso está funcionando em animais e não em humanos?

Ele persistiu e insistiu em um estudo comparativo de três anos de imunoterapia com quimioterapia versus a quimioterapia isolada. Após três anos, a eficácia da imunoterapia com quimioterapia foi muito maior do que os efeitos da quimioterapia isolada, devido à forma como o sistema imunológico funcionou para combater o câncer.[7]

Allison, que ganhou o Prêmio Nobel de Fisiologia ou Medicina de 2018 (e se tornou diretor de imunoterapia no MD Anderson), é creditado por desenvolver uma maneira de combater o câncer sem tratar a doença, mas tratando o sistema imunológico. Seu principal insight foi bloquear a proteína nas células cancerosas que freia as células imunológicas denominadas células T. Isso permite que as células T ultrapassem o "ponto de controle" e ataquem o câncer. O trabalho de Allison levou ao desenvolvimento dos primeiros medicamentos inibidores de checkpoint (o primeiro deles foi usado para o melanoma maligno metastático). Sua banda agora é conhecida como Checkpoints.

Outros pesquisadores fizeram acréscimos substanciais a esse "trabalho de checkpoint", fazendo importantes contribuições para a sobrevivência livre do câncer, principalmente o grupo do Dana-Farber Cancer Institute, que descobriu o segundo tipo de inibidores de checkpoint, os inibidores de checkpoint PDL–1.[8] Embora os atuais inibidores de checkpoint sejam eficazes para ajudar a tratar tumores de tecido sólido que se dividem rapidamente (como o melanoma maligno metastático), o foco futuro está em outros tipos de tumores, como as leucemias linfocíticas crônicas de desenvolvimento lento transmitidas pelo sangue.

O ponto: a imunoterapia é como muitas coisas na área da saúde. Você precisa de algum tempo (três anos, nesse caso) para mostrar os benefícios, e nem sempre se deve desistir se os resultados iniciais (múltiplos testes de um ano, nesse caso) não forem promissores.

As técnicas de imunoterapia representam uma resposta muito melhor ao câncer do que alguns dos modelos anteriores, porque não matam as células saudáveis. Em vez disso, elas procuram melhorar a função dos sistemas de defesa, para que possam fazer o trabalho a que se destinam: destruir o que não pertence ao organismo sem prejudicar qualquer outra coisa no processo. Esperamos que muitos tipos de câncer tenham melhores taxas de cura até 2030, à medida que os pesquisadores desenvolvem maneiras de o sistema imunológico atacar com mais eficácia.

VÍRUS E VACINAS

Quando se trata de saúde e longevidade, existe uma boa chance de que o sistema imunológico esteja no topo das prioridades. Certamente, a pandemia de covid-19 de 2020 nos fez pensar em como podemos sobreviver e combater os ataques de invasores virais.[9]

Nosso organismo — inteligente como é — já nasce com uma excelente estratégia de defesa. Ele protege o que tem de mais valioso para prosperar no futuro: a si mesmo. Durante a pandemia de covid-19, mais de 80% das pessoas com menos de 70 anos nos Estados Unidos que precisaram de cuidados na UTI (e mais de 90% das pessoas que morreram) tinham uma das seis comorbidades amplamente evitáveis: obesidade, hipertensão ou doença cardiovascular com tratamento insuficiente, diabetes tipo 2, disfunção imunológica ou doença pulmonar induzida por tabagismo (ou *vaping*).[10]

Todas essas condições degradam suas defesas. Se você mora em um país desenvolvido, pode fazer escolhas simples (como dormir regularmente, fazer escolhas nutricionais específicas, controlar o estresse e praticar exercícios físicos) que melhoram suas defesas imunológicas contra o SARS-CoV-2 — e todos os outros invasores ou células malignas.[5] Dito isso, muito tem se discutido sobre as vacinas e os vírus — como retardar a disseminação de uma enorme ameaça à longevidade das pessoas e da sociedade. A seguir, algumas perguntas importantes sobre o assunto.

Como a covid-19 invade o organismo?

Com o SARS-CoV-2, o vírus ataca um tipo específico de célula nas vias nasais (células ciliares), bem como nos pulmões (pneumócitos-2).[11] Estes últimos produzem uma substância química que mantém o funcionamento adequado dos alvéolos em seus pulmões para que possam fornecer oxigênio para o corpo. No combate ao coronavírus, às vezes o sistema imunológico entra em modo hyperdrive [acelerador de captação], criando uma inflamação que rompe placas nas artérias e pode, inclusive, causar um novo problema, como a pneumonia, que destrói ainda mais a capacidade de oxigenação do organismo — um golpe duplo na ingestão de oxigênio. Se o seu sistema imunológico estiver forte e descansado (sono, meditação, exercícios e escolhas alimentares são importantes para a capacidade do seu sistema), você vence. Se tudo correr bem, o sistema imunológico faz uma pausa e se prepara para o próximo alarme. Já a covid-19 é mortal porque ataca pessoas com baixa imunidade (e, ao se duplicar nos cílios da parte externa do nariz, se espalha com mais facilidade do que o vírus anterior da SARS, que só se duplica nas células pulmonares, e não nas células ciliares nasais mais disponíveis). Ela também cria outro problema distinto — algumas pessoas (*long haulers*, como são chamadas) produzem anticorpos contra o vírus que destroem ou atacam os próprios tecidos. Isso significa que o vírus pode causar doenças muito tempo depois de ter desaparecido. Precisamos de uma vacina que não faça com que você produza uma resposta imunológica que cause um ataque a outras partes do organismo. Aparentemente, os cientistas identificaram diversas vacinas que fazem com que o organismo produza anticorpos para combater o coronavírus e que apresentam raríssimos efeitos colaterais de destruir tecidos saudáveis (menos de 1 em 100 mil, inclusive nos grupos mais vulneráveis).

Como as vacinas funcionam?

Ao contrário dos antibióticos, que atacam um invasor existente, as vacinas melhoram e estimulam o sistema imunológico.[12] Elas instruem o corpo sobre determinados antígenos, para que ele desenvolva anticorpos e outros processos de reforço imunológico — aqueles que também são capazes de identificar ameaças e invasores, bem como aqueles que os atacam. Basicamente, essas células imunológicas formam um sistema de identificação massivo para formar as tropas (outras células imunológicas e anticorpos) projetadas para combater ameaças específicas.

Especificamente, são as células B que produzem anticorpos para combater os invasores e convocam as células T para ajudar no combate, e são as células B que são estimuladas pelas vacinas. Se a vacina funcionar bem, essas células B se transformam em algumas células plasmáticas que ficam à espreita em sua medula óssea para combater o invasor viral ou bacteriano. Quando são acionadas, elas não permitem que o vírus ou a bactéria entre em uma célula para assumir o controle de seu mecanismo reprodutivo (celular).

O HIV e alguns outros vírus escaparam do desenvolvimento bem-sucedido de vacinas devido à sua capacidade de sofrer mutação ou de construir um revestimento protetor, o que diminui a capacidade de intervenção das células B.[13]

No SARS-CoV-2, os anticorpos contra as porções não aderentes do vírus não impedem que este entre nas células e se multiplique; é preciso ter anticorpos específicos (chamados de anticorpos neutralizantes) bloqueando a aderência à célula, para que o vírus não consiga entrar nela e se replicar.

E os medicamentos antivirais?

Esses medicamentos funcionam atacando os pontos de não aderência do vírus (no caso do vírus HIV, eles funcionam dentro das células, para atacar o vírus e impedir sua disseminação depois que as partículas do vírus se replicam). No entanto, a rota preferida é, antes de qualquer coisa, impedir que o vírus entre nas células.

Por que demora tanto para produzir uma vacina?

Normalmente, as vacinas têm levado de 10 a 20 anos para serem produzidas (pelo menos foi o que aconteceu antes da busca por uma vacina contra a covid-19).[14] Os objetivos do desenvolvimento de vacinas são, antes de tudo, a segurança e, em segundo lugar, induzir o tipo de resposta imunológica necessária para prevenir infecções e doenças devido ao patógeno específico; patógenos diferentes podem requerer mecanismos diferentes para proporcionar imunidade protetora. A produção rápida e em grande escala, principalmente em uma pandemia, é absolutamente essencial. Precisamos de bilhões de doses de qualquer vacina contra a covid-19. E precisamos ser capazes de fornecê-las economicamente em escala global.

Outro objetivo, principalmente no caso da covid-19, é uma vacina que bloqueia a infecção por onde o vírus entra no corpo e na célula. Como sabemos que o SARS-CoV-2 normalmente entra pelo trato respiratório — boca ou nariz —, queremos uma imunidade que funcione ali mesmo, na porta de entrada, e não apenas na corrente sanguínea. E queremos desenvolver uma vacina que gere, pelo menos, um ano de memória imunológica. O ideal é que as vacinas induzam respostas imunológicas que reconheçam alvos virais que não possam sofrer mutações para escapar; os vírus da gripe estão sempre alterando sua frequência e sofrem mutações, de modo que nossa imunidade não dura muito, e é por isso que temos que tomar uma nova vacina anualmente (embora, agora, esteja sendo testada uma vacina de longa duração contra a gripe, que induz anticorpos que atacam uma parte não mutante do vírus).[15] Por fim, as vacinas precisam ser estáveis o suficiente para serem distribuídas à população mundial — uma vacina que requer congelamento ou, até mesmo, refrigeração não chegará a todos os cantos do mundo. É por isso que foram desenvolvidas muitas vacinas diferentes para o vírus SARS-CoV-2.

Além disso, uma nova vacina precisa funcionar no mundo real (não apenas em testes laboratoriais), com populações grandes e diversas, incluindo (especialmente) as minorias, pessoas com comorbidades e idosos. Todos esses fatores e etapas podem ser apressados apenas até certo ponto.

Os estudos de eficácia seguem os estudos de segurança — geralmente levam de um a dois anos para serem concluídos e determinam se a vacina oferece proteção. Eles podem ser realizados em populações de risco muito grandes — algumas pessoas são vacinadas e outras recebem uma vacina com placebo; em seguida, as taxas de infecção nos dois grupos são comparadas. Isso custa caro e pode ser complicado devido a flutuações na frequência da doença em questão. Por exemplo, se um teste de vacina contra a gripe foi iniciado após o pico da temporada de gripe, a taxa de infecção em ambos os grupos pode ser muito baixa para encontrar uma diferença nas taxas de infecção.

Uma alternativa são os estudos de infecção humana controlada. No entanto, a exposição de pessoas a um vírus mortal pode não atrair muitos voluntários sãos.[16] No estudo, algumas pessoas são vacinadas, outras não, e todas são infectadas com o vírus SARS-CoV-2 real. Os estudos de infecção humana controlada geralmente são feitos com vírus para os quais existe uma terapia de cura prontamente disponível — um vírus que causa diarreia, por exemplo. Você procura evidências de que uma pessoa desenvolve diarreia e a trata imediatamente com terapias que previnem complicações e matam o vírus. Não tivemos essa vantagem no caso do novo coronavírus, pois não tínhamos um tratamento altamente eficaz contra ele.[17, 18]

Qual é o futuro das pandemias?

Os antivirais e as novas plataformas de vacinas desenvolvidas durante a covid-19 são o que nos dá esperança de que podemos evitar com que as pandemias matem de 1% a 10% da população, como acontecia no passado distante. Os testes de segurança para as vacinas contra o coronavírus são mais detalhados porque uma das candidatas iniciais na preparação de vacinas para a SARS original causou uma reação hiperimune que colocou alguns poucos (muito poucos mesmo) receptores da vacina em risco de complicações graves — portanto, os testes foram aprimorados. Esse processo aprimorado e mais seguro, bem como um maior desenvolvimento de medicamentos antivirais, reduzirá os perigos de uma nova pandemia, mas obviamente não a zero. O fato de as novas vacinas contra o SARS-CoV-2 poderem estar disponíveis para mais de 3 bilhões de pessoas (de 4 a 6 bilhões de doses) em menos de dois anos demonstra um progresso incrível na prevenção de uma pandemia que encurta a longevidade.[19]

CAPÍTULO 7

O FUTURO DA SUA ENERGIA

Como as Fontes de Energia do seu Corpo Podem Prolongar seu Tempo de Vida

Em um mundo onde existem botões de Liga e Desliga por toda parte, é fácil entender por que os interruptores são tão atraentes do ponto de vista biológico. Assim como vimos com os interruptores epigenéticos, ativar e desativar rotas pode ser benéfico para o corpo.

Ative o que você quer usar. Desative o que não usa.

Em agosto de 2020, uma equipe de pesquisa internacional relatou ter descoberto como ativar algo chamado de gordura marrom. Não, a gordura marrom não resulta do consumo excessivo de sorvete de chocolate. Na verdade, é um dos segredos do metabolismo, do controle da obesidade e do diabetes e, talvez, da longevidade. Os resultados de uma colaboração entre o Centre de recherche du Centre hospitalier universitaire de Sherbrooke (CRCHUS), no Québec, e o Novo Nordisk Foundation Center for Basic Metabolic Research (CBMR), na Universidade de Copenhague, foram publicados na revista *Cell Metabolism.*[1]

A gordura marrom queima energia e gera calor — um processo chamado termogênese — após ser ativada por temperaturas frias ou sinais químicos. Os seres humanos têm pequenos depósitos de gordura marrom, e os cientistas há muito levantaram a hipótese de que encontrar maneiras alternativas de ativar farmacologicamente essa gordura ou transformar a gordura branca em marrom pode ajudar a melhorar o metabolismo.

Neste capítulo, abordaremos não apenas o papel dessa gordura (uma forma de armazenamento de energia), como também a energia que alimenta seu corpo no nível celular (mitocôndrias). Esses sistemas de energia são uma peça importante do quebra-cabeça quando se trata de avanços médicos que prolongam a vida.

Reenquadrando a gordura

Estamos vivendo uma era de obesidade sem precedentes, principalmente nos Estados Unidos, e os impactos negativos do excesso de gordura são amplamente conhecidos. Em 1960, apenas 11% dos homens adultos eram obesos ou apresentavam obesidade mórbida. Atualmente, são 43%.[2] Entre as mulheres adultas, esse índice subiu de 17% para 54%. Hoje, nos Estados Unidos, mais de 50% dos negros adultos não hispânicos são obesos ou apresentam obesidade mórbida, assim como 45% dos negros hispânicos, 42% dos brancos não hispânicos e 18% dos asiáticos. Entre crianças de 2 a 19 anos, a taxa de obesidade é de 19%.

Quando você come demais, a glicose extra ou as calorias de quase todos os tipos se transformam em triglicerídeos, que se transformam em gordura. A gordura extra na barriga o torna mais resistente à insulina e aumenta o risco de desenvolver diabetes, além de aumentar a inflamação e a ruptura das placas ateroscleróticas.[3] Quando as placas ateroscleróticas se rompem, a placa calcificada pode se deslocar, causando a obstrução das artérias. Na superfície da placa recém-calcificada, as plaquetas se reúnem para suavizar a área rompida, atraindo uma rede de fatores de coagulação e glóbulos vermelhos — resultando em uma artéria parcial ou totalmente obstruída. Dessa forma, foi demonstrado que a gordura contribui para o mau funcionamento do sistema circulatório, aumentando a possibilidade de obstrução das artérias, derrames e muitas outras formas de problemas cardíacos e cerebrais. A inflamação causada pela gordura visceral, ou da barriga, também agrava a osteoartrite, a depressão e o estresse; causa fadiga devido a uma variedade de distúrbios, desde apneia do sono até demência; e é uma das principais causas de seis tipos de câncer, incluindo o de mama e o de cólon. Portanto, a menos que você seja um campeão de sumô ou um atacante que desempenha uma função ofensiva (e, mesmo assim, ela pode pegá-lo!), é seguro presumir que a gordura nas vísceras (barriga) é algo ruim. Lembre-se de que a gordura é uma forma de armazenar energia, para o caso de precisarmos dela. O problema é que os "tanques de armazenamento" atuais, em comparação aos que as pessoas tinham antes de 1950, estão transbordando.

Mas nem toda gordura é formada da mesma maneira. A gordura que a maioria das pessoas imagina quando se fala no assunto é conhecida como gordura branca, pois sua cor, quando você a vê sob a pele, é branca ou amarelo-esbranquiçada. No entanto, também nascemos com gordura marrom (que tem a cor marrom).[4]

A gordura marrom — encontrada no pescoço e nos ombros de recém-nascidos — é metabolicamente eficiente, pois queima muitas calorias, o que serve para manter nosso corpo aquecido (algo importante para recém-nascidos). À medida que envelhecemos, perdemos a gordura marrom. Aos 6 anos, temos menos de 5% da gordura marrom com a qual nascemos; a gordura que ganhamos ao longo do tempo é quase toda branca. A gordura branca é metabolicamente ineficiente, o que significa que é relativamente inativa — não utiliza muita energia e, além disso, é difícil de ser queimada, tende a se acumular e causa outros problemas de saúde (como inflamação) aos quais nos referimos anteriormente.

Então, o que isso tem a ver com a juventude?

Os pesquisadores de uma empresa próximo à UC Davis e, separadamente, da Universidade de Copenhague colocaram a gordura branca em tubos de ensaio, regrediram-na para uma gordura mais pluripotente, acionaram alguns interruptores epigenéticos e — *voilà!* — transformaram-na em gordura marrom. Em seguida, eles injetaram a gordura marrom em ovelhas gordas. O que aconteceu?

Conforme esperado, as ovelhas com mais gordura marrom ficaram magras e tiveram a síndrome metabólica e o diabetes diminuído.

Um obstáculo para o uso da gordura marrom é que todas as coisas boas que ela faz precisam ser programadas na gordura anteriormente branca, mas isso se mostrou viável. Um grupo de pesquisadores em Delaware realizou essa transformação de gordura branca em gordura marrom, ativando a gordura marrom adormecida em algumas mulheres, de maneira limitada, por meio de um medicamento já aprovado. Isso poderia levar a pesquisas para desenvolver um medicamento relacionado, porém mais recente; e também pode levar a um conjunto de transplantes de células-tronco e exossomos que poderiam transformar mais da gordura branca em gordura marrom, que é muito mais ativa metabolicamente, a fim de ajudar a eliminar a gordura indesejada e os quilos a mais de maneira confiável. A maioria das pessoas idosas não tem quantidades significativas de gordura marrom. Portanto, é preciso fazer mais do que apenas ativar a gordura marrom — é preciso obter mais dessa gordura.

Mas e se os cientistas, como fizeram nessa empresa próxima à UC Davis e na Universidade de Copenhague, pudessem fazer isso em uma pessoa em vez de usar um tubo de ensaio? Ou seja, e se a gordura branca de uma pessoa pudesse ser transformada em gordura marrom por meio do que é chamado de regeneração tecidual induzida — usando a reprogramação para transformar determinado tipo de célula em células pluripotentes (consulte o Capítulo 3) e, em seguida, genes específicos pudessem ser ativados para transformar essas células em células de gordura marrom? E se essas células de gordura marrom recém-criadas pudessem ser injetadas de volta na pessoa?

Esse processo requer duas descobertas distintas e muito importantes. Conforme observamos anteriormente, as células-tronco pluripotentes induzidas a partir de células adultas são uma grande promessa. O Dr. Shinya Yamanaka, no Japão, reverteu as células adultas a seu estado embrionário original (no ponto em que elas poderiam se transformar em muitas células diferentes, como gordura marrom, gordura branca, coração, cérebro, rim etc.). O Dr. Yamanaka fez essa reversão ativando quatro genes (agora chamados de fatores de Yamanaka), o que ele conseguiu ao ativar quatro interruptores embrionários.[5]

Então, após reverter as células de gordura branca adultas em células pluripotentes, o grupo de pesquisa acionou mais alguns interruptores epigenéticos para produzir células de gordura marrom. Em seguida, eles cultivaram as células de gordura marrom em cultura e as tornaram não imunogênicas, girando outro interruptor (o gene que controla o genoma HLA-G) que alterou a expressão de proteínas na superfície das células.[6] Isso possibilitou a introdução da gordura marrom de volta nas ovelhas gordas sem que estas a rejeitassem.

A previsão para essa capacidade revolucionária de transformar a gordura branca em gordura marrom é de menos de cinco anos após o início dos estudos em humanos. A gordura marrom provavelmente o deixará muito mais magro, reduzirá o risco de diabetes, doenças cardíacas, câncer, osteoartrite e demência; e talvez permita que comamos mais sorvete. Esse é um avanço que nos deixa sem palavras: as pessoas acima do peso poderiam voltar a ser magras apenas com essa transformação.

Por que isso é importante? Desde 1974, uma das principais causas da redução da expectativa de vida, da própria doença e do aumento de doenças crônicas como osteoartrite, diabetes tipo 2 e muitos tipos de câncer é o aumento do nível de gordura branca (nossos genes não mudaram desde 1974, mas nossas escolhas sim, e elas influenciam quais dos nossos genes são ativados, resultando em altos custos médicos). Muitos dos sintomas do envelhecimento, inclusive a fadiga e a falta de energia, são derivados da destruição biológica e da inflamação do corpo causada pelo excesso de gordura branca. O acúmulo de gordura branca nas populações resultou em uma expectativa de vida menor do que seria de se esperar. E, embora os tratamentos médicos tenham atenuado grande parte das doenças e da mudança na expectativa de vida causada pela gordura branca, continuamos, como sociedade (e, muitas vezes, individualmente), a acumular gordura branca em excesso. Grande parte desse aumento vem da ingestão dos cinco alimentos vigaristas, incluindo aqueles que contêm gorduras saturadas e alimentos que produzem um aumento muito rápido nos níveis de açúcar no sangue (como sorvete). Os cinco vigaristas são: açúcar adicionado, xaropes, grãos simples ou que não sejam 100% integrais, alimentos com gordura saturada (devido aos aminoácidos que possuem) e gorduras trans. Substitua a gordura branca por gordura marrom e você reduzirá consideravelmente os riscos de ter todas as doenças inflamatórias, como osteoartrite, diabetes, doenças cardíacas, derrame e disfunção cerebral, além de aumentar os níveis de energia. Ou seja, você se torna operacionalmente mais jovem. Essa mudança, por si só, faria com que, aos 75 anos, sua idade de reboot fosse 20 anos mais jovem do que sua idade biológica. Vamos lá!

A Energia das Suas Células: Mitocôndrias

Se a última vez em que você ouviu a palavra "mitocôndrias" foi na aula de biologia ou quando o tio Lenny errou o palpite enquanto assistia ao programa de televisão norte-americano *Jeopardy!*, talvez você precise de uma rápida atualização.

As mitocôndrias são pequenas unidades que ficam dentro das nossas células e que funcionam como as usinas de energia do nosso corpo.[7] Resumindo, as mitocôndrias são responsáveis por fornecer a energia para fazer o corpo funcionar. Como tudo o que acontece no corpo requer energia — batidas do coração, digestão no estômago, raciocínio cerebral, movimento dos músculos — você precisa de um suprimento constante de energia, que vem na forma da molécula ATP. As mitocôndrias presentes em cada célula fornecem esse suprimento ao processar a glicose e a gordura dos alimentos que você ingere. Essas mitocôndrias convertem a glicose e a gordura em ATP, que é o impulso enviado aos órgãos e aos sistemas para que tudo funcione.

E como quase tudo que acontece no corpo, ocorrem algumas compensações durante seu funcionamento diário. A produção de energia gera resíduos, como no escapamento de um carro. Esse é o subproduto do funcionamento do motor do carro.

As células funcionam da mesma maneira, mas o escape biológico vem na forma dos chamados radicais livres, que são substâncias químicas capazes de danificar as células. O DNA presente nas mitocôndrias produz as proteínas que ajudam a gerar energia. O que determina se a mitocôndria desse DNA está produzindo proteínas com eficiência é o dano causado pelos radicais livres ao longo dos anos. E o que determina se essa fábrica de proteínas está ativada ou desativada são os danos ou as alterações no DNA, que ativam ou desativam a fábrica de DNA. Esses são os interruptores epigenéticos do DNA, que também são danificados pelos radicais livres. Portanto, existem dois conjuntos de possíveis danos que reduzem a probabilidade de você ter mais energia para acompanhar o crescimento dos seus netos.

O corpo tenta remover os radicais livres por meio de antioxidantes, que tentam prendê-los (como se estivessem algemados) e arrastá-los para fora das células e, depois, para fora do corpo. Esse é um dos motivos pelos quais os mirtilos e os exercícios físicos são tão bons para a saúde — são duas maneiras muito poderosas de aumentar a quantidade de antioxidantes nas células. Beber café preto regularmente é outra.[8] Existem apenas três antioxidantes nas células, e a maioria dos antioxidantes presentes nos alimentos não ajuda a aumentá-los. Felizmente, foi comprovado que os mirtilos, o café preto comum, a N-acetilcisteína, alguns outros suplementos e a prática de exercícios físicos fazem isso — o que permite que você faça uma autoengenharia genética sem precisar da ajuda do MIT ou da Cal-Tech.

Portanto, o custo para ter um corpo funcional é um produto residual. Isso não é diferente de outros aspectos da vida; é o custo do funcionamento biológico. Se todas as coisas forem iguais, o sistema funciona muito bem. Energia ativada, energia para os órgãos, produtos residuais produzidos, produtos residuais ativados por meio dos antioxidantes presentes nas células e eliminados.

No entanto, assim como aeroportos em meio a uma tempestade e usinas elétricas ou linhas de transmissão em meio a uma grande paralisação, nem sempre tudo funciona sem nenhum problema.

Os problemas aparecem quando seu organismo está com um excesso de glicose ou de gordura (ou seja, quando você ingere muitas calorias (no Dia de Ação de Graças? Na final do Super Bowl? Todos os dias?). O excesso de glicose e de gordura sobrecarrega a capacidade do corpo de fazer com que os antioxidantes presentes nas células eliminem todos os radicais livres — de modo que estes ficam livres para causar danos ao DNA. Você provavelmente consegue prever o efeito disso: quando o gerador de energia ou os interruptores que controlam esse gerador são danificados, a sua capacidade de gerar energia é menor e os sistemas ficam mais lentos, não funcionam tão bem e deixam de funcionar. Da mesma forma, à medida que as mitocôndrias são "queimadas", o corpo fica sem energia. É nesse momento que ele se torna frágil e não consegue funcionar tão bem quanto antes.

Atualmente, cientistas em Lausanne, Ottawa, Zurique, Mumbai, Cambridge, Massachusetts, Baltimore e São Paulo estão estudando uma maneira de restaurar e reiniciar as mitocôndrias por meio do mesmo processo usado para transformar a gordura branca em gordura marrom: a regeneração tecidual induzida.[9, 10] A célula com as mitocôndrias danificadas é regredida para uma célula do tipo que tínhamos ao nascer. Dessa forma, essas células e mitocôndrias poderiam funcionar como se fossem usinas de energia novas e jovens, fornecendo uma fonte de energia poderosa e prolongando o tempo de vida antes de falharem ou morrerem. Imagine se isso pudesse ser feito com todas as células, exceto as do seu cérebro. Você poderia ter a mesma energia de quando era um adolescente, mas manteria intacto todo o conhecimento que já adquiriu. E você viveria mais jovem durante mais tempo. Essa é a promessa da regeneração tecidual induzida das mitocôndrias.

Algumas pesquisas determinaram que o mau funcionamento das mitocôndrias faz parte do envelhecimento e de doenças específicas frequentemente desencadeadas pela febre. Manter as mitocôndrias saudáveis (com menos açúcar, menos gordura saturada, refeições menores e menos gordura branca, componentes que promovem a inflamação) retarda o processo de envelhecimento como o conhecemos. E você consegue ter mais energia todos os dias. Se as células — por meio de sua fonte de energia — puderem se tornar ou permanecer muito mais jovens ativamente, então os órgãos e os sistemas funcionariam como se fossem muito mais jovens, diminuindo as chances de desenvolver doenças.

Avanços na restauração e na reinicialização das mitocôndrias mostram que é possível alterar nossa biologia para tornar nossas células jovens, mesmo que sejam velhas pelos padrões de idade do calendário — às vezes, substituindo nutrientes nas mitocôndrias que diminuíram com o envelhecimento, como NAD (consulte a página 213 para obter mais explicações sobre o papel do NAD e seu declínio com o envelhecimento).[11] A reinicialização faz com que os animais se comportem com a energia que tinham quando eram jovens. Em um experimento, cientistas na Suíça injetaram essa forma precursora de NAD, denominada NR, em camundongos com Alzheimer genético e reverteram sua disfunção mental.[12]

Embora não tenha sido publicado nenhum benefício desse tipo para a disfunção cognitiva humana (os estudos estão em andamento), sabemos que as pessoas com disfunção cognitiva têm níveis reduzidos de NAD e que um precursor do NAD é seguro para os humanos tomarem como suplemento em estudos de curto prazo (consulte a página 213). É por isso que tantos pesquisadores da área de envelhecimento agora tomam esse suplemento. Como a base celular de todas as nossas funções biológicas, a restauração da saúde mitocondrial em pessoas idosas é uma barreira que pode ter enormes implicações na qualidade do funcionamento do corpo.

CAPÍTULO 8

CORPOS BIÔNICOS

Como a Nova Tecnologia Pode Ser Capaz de Salvar ou Substituir Partes Danificadas do Corpo

Você já tem uma boa ideia do que acontece quando a pessoa tem um ataque cardíaco: a placa se acumula nas paredes das artérias (como resultado de escolhas de estilo de vida pouco saudáveis e/ou devido à genética). A placa atua como um bloqueio, estreitando as artérias e fazendo com que o sangue mude de direção e de rota. Em seu estágio final, ela estreita tanto as artérias que impede o fluxo de sangue de e para o coração. E, quando o sangue não consegue fluir, o oxigênio é cortado, causando o ataque cardíaco ou o derrame.

É claro que, agora, temos diversas maneiras de tratar ataques cardíacos — podemos desobstruir ou redirecionar as artérias por meio de uma variedade de intervenções cirúrgicas (stents, bypass cardíaco). Mas esses métodos têm um custo alto: cateterismo, cirurgia de peito aberto, longa reabilitação, comprometimentos do sistema circulatório.

Atualmente, os pesquisadores estão trabalhando em novas maneiras, mais eficazes e menos intrusivas, de destruir a placa antes que ela entupa as artérias e crie obstruções que possam causar danos permanentes.

Embora pareça um videogame, a ideia é que seria possível inserir nanorrobôs, guiados por meio de ressonância magnética, nos vasos sanguíneos, para agarrar a placa e quebrá-la em pequenos pedaços, a fim de que o corpo a elimine, além de reparar os vasos sanguíneos danificados. (*Quem você irá chamar? OS EXTERMINADORES DE PLACAS!*) O desafio que os pesquisadores estão enfrentando é quebrar a placa sem que ela se desloque, causando danos em outra área.[1]

Em um laboratório próximo a Palo Alto, na Califórnia, o uso de nanorrobôs já está sendo testado em pequenos animais. Ratos e coelhos criados para desenvolver aterosclerose são expostos a situações de estresse que promovem a formação de placa — fazer um rato andar por horas para permanecer vivo é como fazer você nadar por dias para sobreviver. É uma atividade estressante o suficiente para promover um rápido desenvolvimento de placas ateroscleróticas nas artérias.

Em seguida, os cientistas anestesiam os animais, colocam-nos em máquinas de ressonância magnética, localizam a placa, enviam um robô e dão a ele as ferramentas para destruí-la.

A placa é eliminada sem a necessidade de cirurgia.

Não sabemos se esses ratos se sentem melhor depois, mas, para os seres humanos, o potencial desse tipo de tratamento é evitar a UTI e as várias sessões de reabilitação após uma cirurgia de peito aberto para desviar uma artéria.

Mais alguns exemplos de novas tecnologias

Regeneração de órgãos ou tecidos: Um professor de Harvard está trabalhando em uma técnica que permitiria que o LCA (um ligamento no joelho) se recuperasse sozinho, em vez de ser substituído por um tendão de outra pessoa, de um animal ou de outra parte do corpo.

Essa técnica envolve a inserção de uma esponja em forma de ampulheta preenchida com o sangue do paciente, fatores de crescimento e células-tronco reativadas para atuar como uma ponte entre as duas partes rompidas.[2] As partes da ponte crescem e reconectam a ruptura, de modo que não é necessário passar por um reparo intrusivo usando outro tecido mole. As implicações vão além de simplesmente melhorar o desempenho esportivo; o procedimento também pode ajudar a reduzir a incidência de artrite posterior, algo que geralmente acompanha os reparos atuais do LCA em atletas (assim como em pessoas comuns, não atletas).

Órgãos artificiais: Podemos estar nos aproximando do que pode ser considerado o padrão ouro dos avanços em longevidade: um coração geneticamente regenerado ou um coração artificial. Pesquisadores da Cleveland Clinic acreditam que, se os investimentos na área fossem ilimitados, eles poderiam estar a menos de três anos de desenvolver um coração e inseri-lo em seres humanos.

Já estamos vendo isso acontecer com o trabalho de impressão 3D de órgãos — produzindo mecanismos e materiais que podem funcionar como tecidos (até mesmo tecidos semelhantes a pulmões, que desenvolvem covid-19 como pulmões reais e, portanto, podem ser usados para estudar possíveis tratamentos e antivirais).[3] Recentemente, uma empresa australiana desenvolveu um dispositivo robótico que imprime células da pele de uma pessoa, podendo ser usadas para reparar danos à pele causados por feridas ou queimaduras.[4]

Imagine poder ter um código de computador para todas as partes do corpo armazenadas na nuvem — e poder usar essa informação para projetar versões impressas em 3D que poderiam ser substituídas conforme necessário. Cortar a parte do osso tomada pelo câncer e substituí-la por uma nova versão de igual forma, tamanho e resistência e com as mesmas conexões de ligamentos, articulações e outros ossos. Dentro de dez anos, isso poderá ser possível.

Manipulação de proteínas: E se você pudesse projetar um órgão ou uma parte do corpo para se regenerar ou manipular a maneira como o corpo funciona normalmente? Na Coreia, por exemplo, os pesquisadores estão testando medicamentos antienvelhecimento capazes de alterar a atividade das proteínas nas células de lombrigas; eles funcionam enviando uma mensagem ao corpo, para que ele converta açúcar em energia quando a energia celular está acabando (por meio dessa tecnologia, os vermes tiveram um aumento na expectativa de vida).[5]

Ferramentas de reparo: Uma boa maneira de pensar sobre como os avanços tecnológicos podem funcionar no ecossistema da longevidade é considerar quanto avançamos na área de válvulas cardíacas, que se desgastam com o tempo. Cerca de 10% das pessoas com idade entre 85 e 95 anos de idade (e mais ainda para as pessoas mais velhas) precisarão reparar ou substituir suas válvulas, enquanto 25% das pessoas com mais de 65 anos já apresentam algum tipo de alteração na função dessas válvulas. O procedimento para substituí-las costumava envolver uma cirurgia de peito aberto, que, por exigir a parada do coração e o uso de uma bomba para fazer o sangue circular, trazia sérios riscos. Seis meses após a cirurgia de válvula cardíaca, 17% dos pacientes apresentaram um declínio na função mental.[6]

Atualmente, uma cirurgia minimamente invasiva é capaz de substituir uma válvula, introduzindo-a de volta no coração por meio de um vaso sanguíneo. É verdade que ainda é uma cirurgia *cardíaca*, portanto ainda é grave, mas esse procedimento comum permite um período de recuperação muito mais rápido.[7] Precisaremos substituir muito mais válvulas se as pessoas viverem 20 a 30 anos a mais, então é uma boa notícia que a ciência da substituição pareça estar se antecipando ao envelhecimento.

BÔNUS DE DESCOBERTA

Pesquisadores em Zurique desenvolveram o que é chamado de "microveículo", capaz de se movimentar pelos vasos sanguíneos para administrar medicamentos.[8] São robôs tão minúsculos (de 0,25 milímetros) que conseguem viajar pelo corpo por meio do sistema circulatório. Isso pode mudar a medicina de maneira significativa, pois esses microveículos poderiam ser usados para tratar aneurismas ou, até mesmo, ajudar a realizar determinados procedimentos cirúrgicos.

O próximo nível de avanço na manutenção de válvulas cardíacas gira em torno não do reparo ou da substituição, mas do atraso do desgaste que ocorre quando as válvulas se chocam umas contra as outras até 100 vezes por minuto. A tecnologia tem desempenhado um papel importante nas soluções de substituição ou reparo. Mas e se nos tornássemos melhores em retardar a ocorrência desse problema?

Brinquedos de alta tecnologia: Inteligência artificial, realidade virtual, tecnologia atualizada, coleta de dados aprimorada e coisas do gênero também mudarão a forma como pensamos sobre nossa saúde — e o que podemos fazer com relação a ela. Já temos aplicativos que nos permitem entrar em contato com médicos e realizar consultas imediatas — a telemedicina, essencial durante a paralisação em virtude da pandemia de covid-19. Esses aplicativos permitem o atendimento médico remoto, o que antes era impossível. Mas o que acontece quando a tecnologia de última geração se instala? Uma melhor coleta de dados pode levar a um melhor desenvolvimento de medicamentos. A tecnologia vestível poderia não apenas rastrear o que você faz, mas também prever seu futuro. A inteligência artificial poderia prever o desgaste da válvula do coração antes que isso lhe causasse algum problema. Diagnósticos mais acessíveis podem significar o adiamento de problemas no futuro.

Um pesquisador de genética de Yale desenvolveu um aparelho de ultrassom portátil.[9] Embora não tenha uma definição tão alta quanto a máquina de ultrassom de US$100 mil, o aparelho, que custa US$2 mil, pode tanto facilitar esse exame e torná-lo comum nas consultas de rotina quanto verificar as batidas do coração e a pulsação do paciente. Esse tipo de exame pode ajudar os médicos a definir quem deve insistir na prevenção e quem deve ser motivado a fazer escolhas mais saudáveis.

Veremos um crescimento explosivo em todos os cantos do setor de tecnologia. Recentemente, a CNBC divulgou um relatório em que afirmou que o mercado de "retardamento da morte" deve aumentar para US$600 bilhões, com ênfase em questões como Big Data, inteligência artificial, edição de genes, engenharia de alimentos e medicamentos para curar doenças (chamados de "medicamentos em dose única").[10] E, embora os custos iniciais dessas inovações de "retardamento da morte" sejam altos, como aconteceu com as inovações anteriores, com o tempo, seu custo real cairá rapidamente. O que antes era considerado ficção científica se tornará uma realidade cara e, por fim, uma prática ampla e facilmente acessível. (Na Parte 4, abordaremos o verdadeiro objetivo do Global Wellness Institute, que é "eliminar doenças evitáveis".)

Portanto, embora muitos dos avanços girem em torno dos processos celulares ou genéticos do envelhecimento, também veremos avanços físicos, mecânicos e tecnológicos contínuos e exponenciais — mudanças que prolongarão nosso tempo de vida saudável, melhorarão a qualidade de vida de todos a partir da meia-idade e, provavelmente, pelo menos dobrarão nossos anos dourados.

Talvez não tenhamos uma pílula mágica ou uma parada única para viver mais jovens durante mais tempo, mas todos esses avanços combinados contribuirão para uma abordagem de 360 graus da longevidade. Nunca se sabe qual nova tecnologia ou qual novo desenvolvimento salvará ou mudará sua vida — e o ajudará a ser mais jovem hoje e no futuro.

PARTE 3

OS EFEITOS NA RIQUEZA E NA SAÚDE

Como o Aumento da Longevidade Afetará a Sociedade, o seu Corpo e a sua Vida

O que tudo isso significa? Como essas mudanças na medicina e na tecnologia influenciarão o seu corpo, bem como todos os fatores que acompanham essas mudanças radicais na área da saúde, como a economia social e individual, as carreiras e muito mais?

Nos próximos capítulos, analisaremos as implicações da Grande Era do Reboot e como a sociedade provavelmente se ajustará para se tornar mais vibrante, produtiva e próspera.

Será que mudanças tão grandes assim trazem desafios? É claro que sim. E é difícil enxergar como tudo funcionará de maneira sincronizada — sua vida, regulamentações governamentais, toda uma comunidade médica e a economia global. Mas esse novo estilo de vida pode funcionar. E prevemos que, nas próximas décadas, a vida, a longevidade, nosso corpo e a sociedade parecerão muito diferentes por causa disso.

CAPÍTULO 9

A APOSENTADORIA NA GRANDE ERA DO REBOOT

Como Financiaremos Vidas Mais Longas e Jovens?

Além da saúde, qual é a segunda coisa que nos assusta tanto quanto a longevidade? Ficar sem dinheiro.[1] Essa circunstância envolve três aspectos:

- Será que, individualmente, teremos economizado o suficiente e investido com sabedoria para que o nosso dinheiro dure se vivermos algumas décadas a mais do que imaginávamos quando éramos jovens?
- Com a atual ênfase no financiamento da dívida federal, será que a taxa de inflação disparará e tornará nossas economias pequenas demais para sustentar nossa longevidade?
- E será que os governos terão dinheiro suficiente para continuar a pagar as aposentadorias (seguridade social) e a assistência médica dos idosos?

Existem bons motivos para essas preocupações. Os números, como estão atualmente, são bastante preocupantes. Embora as pessoas com mais de 50 anos estejam mais bem preparadas para a aposentadoria do que qualquer geração anterior, poucos economizaram o suficiente para arcar com as despesas médicas e com os custos de cuidados de longo prazo associados ao envelhecimento. A perspectiva de viver mais tempo sem dinheiro *suficiente* soa tão atraente quanto usar uma pasta de dente com sabor de casca de árvore. A pandemia de coronavírus mostrou o que pode acontecer se a sociedade ou os indivíduos não tiverem planejamento e dinheiro suficiente economizado quando necessário.

Então como podemos nos preparar para viver algumas décadas a mais? E como a sociedade pode se preparar para lidar com as mudanças de infraestrutura que ocorrerão à medida que milhares de pessoas passarem a viver mais tempo?

Acreditamos que as perspectivas financeiras são promissoras. Neste capítulo, vamos orientá-lo sobre a economia social e individual da Grande Era do Reboot. Vendo os números, você entenderá como tudo pode se encaixar — e o que é possível fazer para que essa mudança monumental funcione para você.

Atualmente, é comum ver pessoas trabalhando até os 65 anos de idade (inclusive, podemos dizer que a maioria delas é altamente funcional e eficiente!). No entanto, é difícil para nós imaginar pessoas de 80 ou 90 anos como parte significativa da força de trabalho, uma vez que a expectativa de vida atual é de 78 a 81 anos de idade. Mas e se esses 90 ou 100 anos se tornarem os novos 40 ou 55? No mínimo, você pode imaginar cada vez mais pessoas de 75 anos de idade fazendo parte da força de trabalho, porque isso já está acontecendo hoje.

Quando você faz o reboot no seu corpo, também é capaz de estender seu potencial econômico, sua melhor idade. Quando isso acontecer, você conseguirá sentir a mudança — do medo para a oportunidade: a oportunidade de viver mais, com mais saúde *e* segurança financeira. Tão importante quanto isso é o fato de que o prolongamento de sua melhor idade tem um grande efeito sobre a sociedade em geral. Portanto, cuidar de si não é apenas um ato de autopreservação; também pode ser considerado um ato altruísta. Se você for uma pessoa melhor, significa que nós seremos melhores. Vamos analisar como.

Economia Social

Como saberemos o que acontece com a quantidade de dinheiro disponível para o envelhecimento da população, a previdência social e a assistência médica sem antes entender o que acontece com o número de pessoas que estão contribuindo para a economia? Para entender as implicações econômicas do reboot, primeiro precisamos nos aprofundar nas projeções populacionais.

Embora a expectativa de vida média nos Estados Unidos tenha diminuído em três dos últimos quatro anos devido às crises de opioides e da pandemia, bem como ao aumento de doenças crônicas relacionadas à obesidade, a progressão da longevidade continua para os não usuários de opioides e pessoas não obesas.[2] Já podemos ver um aumento na longevidade, resultante de melhores tratamentos para doenças — como estatinas para prevenir doenças cardíacas e imunoterapia para o câncer —, bem como um aumento exponencial resultante da revolução biotecnológica e de avanços médicos antes inimagináveis. Isso é o que impulsionará o aumento da expectativa de vida no longo prazo, o que, por sua vez, causará um crescimento populacional mais rápido do que o esperado, mesmo que as taxas de natalidade diminuam.

Os atuários do Departamento de Censo dos Estados Unidos, o Census Bureau, projetam que, em 2050, a população dos EUA será cerca de 55,5 milhões a mais do que é hoje, atingindo um nível de cerca de 390 milhões.[3] Outros acreditam que esse número será menor, devido às alterações na fertilidade. Eles argumentam que, uma vez que a expectativa de vida está diminuindo em países desenvolvidos, os números despencarão. Embora isso tenha acontecido em pandemias anteriores (sendo três nos Estados Unidos — opioides, obesidade e SARS-CoV-2), conforme observamos no Capítulo 1, a expectativa de vida se recuperou rapidamente no passado. Quando ajustamos essas estimativas para refletir as expectativas de vida mais longas e reiniciadas, acreditamos que esse número não será de 55,5 milhões, conforme previsto pelos atuários do censo, porém algo mais próximo de 117,5 milhões, com potencial para chegar a 451 milhões de pessoas (mais uma vez, nos referiremos às nossas projeções como PGER, ou Projeções da Grande Era do Reboot). Esse crescimento se deve a uma redução no número de mortes, e não a um aumento no número de nascimentos.

Nossos números são baseados em taxas de natalidade e imigração semelhantes às estimativas do Census Bureau, mas com uma taxa de mortalidade consideravelmente menor para pessoas com mais de 50 a 90 anos de idade, devido ao progresso na área da medicina e às melhorias no tratamento de doenças crônicas.

Em outras palavras, mesmo que as taxas de natalidade diminuam (mas o total de nascimentos aumente ligeiramente devido ao aumento da população em idade reprodutiva) e a imigração se estabilize nos próximos trinta anos, acreditamos que uma maior longevidade acrescentará 62 milhões de pessoas à população em vez do previsto pelo Census Bureau, chegando a um valor total aproximado de 117,5 milhões de pessoas a mais. E esse grupo viverá, em sua maior parte, de maneira próspera e altamente produtiva até os últimos cinco a quinze anos (como acontece hoje). Ou seja, elas podem ter 70, 80, 90 ou 100 anos de idade cronológica, mas terão a energia e a capacidade física de uma pessoa 15 a 35 (ou mais) anos mais jovem. Se hoje os 60 são os novos 40, até 2050, os 95 ou 100 serão os novos 45.

O quadro a seguir mostra uma estimativa de como a população dos EUA se distribuirá por idade até 2050. (Para uma visão mais detalhada das projeções populacionais, consulte o quadro na página 7.)

MUDANÇA NA POPULAÇÃO DOS EUA POR IDADE			
Idade	**População em 2020 (milhões)**	**População em 2050, segundo as PGER (milhões)**	**População em 2050, segundo o Census Bureau**
0-9	40,7	43,3	43,3
10-19	42,4	43,9	43,9
20-29	45,4	47,3	47,3
30-39	44,7	49,7	48,7
40-49	40,7	50,5	49,0
50-59	42,7	50,8	48,4
60-69	39,4	46,1	43,1
70-79	25,0	37,6	33,3
80-89	10,3	35,0	23,6
90-99	2,3	29,1	7,9
100-109	0,0	13,0	0,4
110-119	0,0	4,1	0,0
120+	0,0	0,5	0,0
	333,6	**451,0**	**388,9**

Estimamos que até 2050, mais de 10% da população dos EUA terá 90 anos ou mais — cronologicamente — e 18% dessas pessoas terão mais de 80 anos. Para fins de comparação, em 1960, apenas 9,2% da população tinha mais de 64 anos. Esses *yolds* (jovens idosos), em vez de prejudicar a economia e a capacidade do governo de arcar com os custos da Previdência Social e da assistência à saúde, contribuirão para aumentar os recursos da sociedade para pagar por esses benefícios. Mais pessoas passarão mais tempo, efetivamente, em seus anos nobres, ganhando mais, pagando impostos e contribuindo para a Previdência Social, entre outros. O quadro anterior e o próximo mostram não apenas um aumento drástico nos números, mas principalmente no número de pessoas na extremidade mais velha do espectro. Em 2020, pessoas de 19 anos de idade ou menos representavam 25% da população dos EUA. Em 2050, esse grupo representará 19% da população — uma redução de 24%. Quando comparamos os custos do grupo de 19 anos ou menos com a produtividade das pessoas mais velhas que trabalham por mais tempo, observamos que as últimas representam um grande impulso para o produto interno bruto (PIB).

POPULAÇÃO DOS EUA Mudança por Geração				
Faixa Etária	**População em 2020 (milhões)**	**População em 2050 (milhões)**	**Diferença na População (milhões)**	**Porcentagem de Mudança**
0-39	173,2	182,4	9,2	5,3
40-79	147,8	185	37,2	25,7
80+	12,6	81,7	69,1	548

Nosso foco, no entanto, não está nas previsões mais baixas, nas suposições apresentadas no quadro sobre taxas de natalidade ou de imigração, mas, sim, no terceiro componente do crescimento populacional: as taxas de mortalidade. Resumindo, se as taxas de mortalidade estão caindo *sem* a ajuda de descobertas genéticas como as descritas neste livro (assim como muitas outras que ocorrerão à medida que outras pessoas investirem nessas descobertas nos próximos trinta anos), imaginamos que as taxas de mortalidade cairão ainda mais com o início da Grande Era do Reboot.

Por exemplo, transformar a gordura branca em gordura marrom promete tornar a obesidade um problema do passado. Isso eliminaria a maioria das mortes associadas a doenças relacionadas à obesidade, o que, por si só, faria com que, aos 75 anos, sua idade de reboot fosse 20 anos mais jovem do que sua idade biológica (sem mencionar o que isso faria com a indústria de dietas, que movimenta mais de US$1 trilhão). É impensável eliminar doenças relacionadas à obesidade? Lembre-se de que, antigamente, era impensável erradicar o sarampo, a caxumba, a catapora e a poliomielite. No entanto, atualmente a maioria das pessoas com menos de 40 anos não tem a menor ideia do que são essas doenças que já foram bastante comuns em nossa sociedade.

A perspectiva de uma expectativa de vida mais longa para crianças e jovens adultos é inevitavelmente recebida como uma grande vitória da sociedade (para todos, exceto para os mais devotos malthusianos, que nunca estiveram certos), pois as pessoas compreendem que uma maior produtividade está diretamente relacionada às gerações mais jovens. Elas reconhecerão que a oportunidade de criar grandes quantidades de *capital humano* produtivo é extremamente valiosa para a sociedade (embora alguns membros desse grupo sejam um fardo para ela por períodos mais longos). O mesmo vale para pessoas com idade mais avançada. Resumindo: uma força de trabalho maior, que trabalha por mais tempo, não beneficia apenas os indivíduos que fazem parte da força de trabalho, mas a sociedade como um todo — sendo um impulso maciço para a economia. Isso é verdade, sejam essas pessoas jovens ou jovens idosos.

À medida que a expectativa de vida aumenta, naturalmente a renda também aumenta, pois mais pessoas (e pessoas mais produtivas) trabalham e inovam. Isso, por sua vez, aumenta o patrimônio dos indivíduos e da sociedade. Para começar, uma saúde melhor (adquirida por meio de uma vida mais saudável, de melhorias médicas e farmacêuticas, ou da engenharia genética e epigenética direcionada) permite que os trabalhadores tenham mais dias de trabalho, aumentando, assim, o PIB. Por exemplo:

- Em virtude de uma saúde melhor, apenas um dia a mais de trabalho por ano por trabalhador nos EUA faz com que o PIB aumente em cerca de US$90 bilhões por ano e gere US$15 bilhões em receitas fiscais federais.
- O valor presente dessa economia anual de um dia a mais por pessoa, perpetuamente, revela um ganho de patrimônio social de cerca de US$3,6 trilhões e US$610 bilhões adicionais em receita tributária. E isso é apenas por um dia a mais. Imagine semanas, meses, anos e até décadas extras.[4] Além disso, os benefícios econômicos atribuídos a cada ano extra de longevi-

> dade são cautelosos, se comparados às estimativas de Andrew Scott, Martin Ellison e David Sinclair, que apontam para um valor de US$38 trilhões por ano extra.[5] Essa dupla projeção indica que a longevidade é vantajosa tanto para os indivíduos quanto para a sociedade em geral.

Essa renda incremental relacionada à longevidade pagará por muitas prioridades importantes, incluindo serviços de saúde e benefícios de aposentadoria. Além disso, uma saúde melhor reduz os gastos médicos, o que diminui o ônus dos custos do envelhecimento. Ou seja, uma saúde melhor aumenta o estoque de capital humano, o que, por sua vez, gera uma enorme renda e riqueza e reduz os gastos com saúde, sem mencionar o tempo de qualidade adicional com nossos entes queridos. À medida que o número de trabalhadores aumenta, aumentam, também, os benefícios de uma renda maior e a economia.

||||||

Embora muitas pessoas tenham escolhido estilos de vida que promovem mudanças epigenéticas, aumentando a incidência de doenças crônicas, a população como um todo teve um aumento na longevidade em 2,5 anos a cada 10 anos desde 1880 (consulte o Capítulo 1). E os dados da Cleveland Clinic indicam que grandes parcelas da população trabalhadora podem ser incentivadas a fazer escolhas mais saudáveis (consulte a página 159). Além disso, os tratamentos que descrevemos (e outros) provavelmente estarão disponíveis para todos, de modo que a maioria das pessoas poderá ser mais jovem — talvez não tão jovem quanto se tivesse feito algumas escolhas mais saudáveis mais cedo na vida, mas jovem o suficiente para ser produtiva por muitos anos e reduzir bastante seus custos com saúde. Se mais empregadores adotassem esses programas de incentivo — como os programas Medicaid e Medicare nos EUA —, a economia nos custos com médicos seria enorme.

Porém, os ganhos obtidos com um dia extra de saúde a cada ano são pequenos se comparados com os ganhos derivados do poder coletivo de 124 milhões de pessoas trabalhando de cinco a dez anos a mais. E, até 2050, o número de pessoas produtivas na sociedade, trabalhando durante mais tempo, será substancialmente superior a 124 milhões. Além disso, esse grupo será formado por pessoas mais velhas — uma vantagem para as despesas do governo federal, estadual e municipal, uma vez que os menores de 18 anos requerem formação e gastos com educação, enquanto os maiores de idade têm maior probabilidade de pagar a Previdência Social, um plano saúde e os impostos estaduais e federais.

As pessoas frequentemente apontam para o suposto "ônus fiscal" de uma população mais velha como se fosse um motivo para as pessoas morrerem quando alcançam os 65 anos. Mas esse é um pensamento absurdo por diversos motivos. Em primeiro lugar, essas pessoas conquistaram o direito a receber ajuda do governo durante a aposentadoria em virtude de seus muitos anos de contribuição financeira às gerações anteriores. Se elas perdessem os benefícios que ganharam e pelos quais pagaram honestamente durante sua longa vida, seria um roubo intergeracional.

Além disso, muitas delas continuam trabalhando muito depois dos 65 anos e, nesse caso, representam "superávits fiscais". E esses anos de superávit fiscal aumentarão drasticamente nos próximos 30 anos. Embora esses idosos reiniciados tenham mais anos de aposentadoria, eles terão conquistado seu sustento por terem ajudado as gerações anteriores durante mais tempo.

Outro fator importante é que existem enormes "déficits fiscais" associados à juventude e, ainda assim, ninguém sugere seriamente que esse seja um motivo para se livrar das crianças. Em seus primeiros anos de vida, as crianças são um fardo financeiro (atualmente, isso se estende até os 20 anos). No entanto, as pessoas entendem que elas eventualmente se tornam contribuintes fiscais produtivos. E, à medida que os jovens se tornam uma parcela menor da população, o "ônus fiscal" da juventude cairá como parcela do PIB. Quanto custam as crianças? Bastante. Um relatório do Departamento de Agricultura dos EUA estima custos de US$12 mil a US$14 mil por criança ao ano, para idades de 1 a 17 anos. Acrescente a esse valor cerca de US$35 mil por ano para cada ano de ensino universitário, residência e alimentação para aqueles que vão para a faculdade. E ainda mais: os seguros, os carros, as férias e os dispositivos eletrônicos (sem mencionar as contas aparentemente intermináveis de telefone, Netflix e Spotify) e os diversos programas sociais voltados para crianças. Ao todo, é provável que cada criança imponha um déficit fiscal de US$300 mil a US$500 mil. Com a menor prevalência de crianças, o dinheiro economizado com esses custos será direcionado para outros fins, inclusive para o sustento dos aposentados.

Para se ter uma ideia de como isso se desdobraria na prática, se cada trabalhador com 55 anos ou mais hoje trabalhasse apenas um ano a mais devido à melhoria na saúde nos próximos 10 anos, isso aumentaria o PIB em US$340 bilhões (cerca de 1,5%) por ano. São US$340 bilhões a mais do que o previsto — e isso é apenas durante um ano. Como resultado, as receitas do governo federal aumentariam em US$57,8 bilhões por ano, enquanto as receitas dos governos estaduais e municipais aumentariam em US$34 bilhões a cada ano. O valor atual desse ganho é um aumento de US$13,6 trilhões no PIB, um aumento de US$2,3 trilhões na receita federal e um aumento de US$1,4 trilhão na receita dos governos estaduais e municipais.

Isso significa que trabalhar apenas um ano a mais gera um lucro social inesperado equivalente a cerca de 65% do PIB atual. E é provável que a vida profissional seja estendida em cinco anos devido ao prolongamento de 10 a 20 anos da vida saudável. Um aumento de cinco anos na vida profissional para todos os trabalhadores gera um adicional de US$1,7 trilhão (8% do PIB) anualmente. (Lembre-se de que, até 2050, o número de pessoas produtivas trabalhando por mais tempo será substancialmente maior do que 125 milhões.) E se, em 2050, os trabalhadores que viverem até os 100 anos de idade ou mais decidirem trabalhar mais 10 a 20 anos (tornando os 75 a 85 anos a idade comum de aposentadoria), a produção e a riqueza adicional gerada serão realmente surpreendentes! Além disso, a redução na porcentagem da população que precisa ser sustentada até o fim de sua educação diminuiria em cerca de 24% (de 25% com menos de 19 anos para 19%).

Queremos enfatizar que acreditamos que as pessoas trabalharão de 15 a 20 anos a mais — e serão altamente produtivas — quando a Grande Era do Reboot começar. Esses anos extras, somados a uma redução dos custos da juventude, um aumento populacional de 117,5 milhões de pessoas e custos muito menores associados a doenças crônicas, além de uma produtividade cada vez maior nos próximos 30 anos, facilmente pagarão os anos adicionais.

É claro que a sociedade precisará aumentar a idade de qualificação para a Previdência Social e a assistência à saúde (ou seus equivalentes) de acordo; porque deixar de fazê-lo seria como ter elegibilidade para o benefício aos 40 anos de idade nos dias de hoje. Isso não acontecerá da noite para o dia, mas por meio da elegibilidade de direitos adquiridos. A sociedade se ajustará. Ela sempre se ajustou.

Afinal, a sociedade terá bastante renda e dinheiro extra para cobrir as obrigações futuras. O verdadeiro problema é a delicada questão política de que todos querem que outra pessoa pague a conta. Mas é disso que se trata a política. E, enquanto houver recursos amplos, os políticos decidirão a alocação desses ônus. Exemplos do passado incluem a alteração da idade de aposentadoria (longe de ser um dado definitivo), a alíquota de impostos, o nível de eliminação gradual dos impostos sobre a folha de pagamento sobre os contracheques dos funcionários, as políticas de beneficiários, a indexação de benefícios, entre outros. Essas áreas, e não a disponibilidade de recursos sociais, serão motivos de discussão.

Esses aumentos na vida profissional não são um mero luxo. Setenta anos atrás, as pessoas que não tinham poupança para a aposentadoria trabalhavam até os 70 anos, se vivessem todo esse tempo. Isso acontecia apesar de os empregos exigirem muito mais das pessoas fisicamente. Ou seja, a "aposentadoria" é um estado recente. Desde 1992, as taxas de participação na força de trabalho das pessoas com 65 a 69 anos têm aumentado — foi de 20,6% para 38,3%.[6] Esse fato contrasta fortemente com todas as categorias mais baixas de idade, que tiveram taxas de participação na força de trabalho estáveis ou em queda nesse período. Não é de surpreender que muitas pesquisas mostrem que os principais motivos para as pessoas continuarem trabalhando após os 64 anos são o contato social, a construção e a manutenção de relacionamentos e o poder de compra adicional.[7]

Da mesma forma, as taxas de participação na força de trabalho de pessoas com 70 a 74 anos de idade aumentaram de 11,1% para 24% nesse período, enquanto as de pessoas com mais de 75 anos aumentaram de 4,5% para 10,5%. Esses aumentos são registrados em todos os níveis de escolaridade, mas são mais acentuados entre os graduados universitários. Isso quer dizer que as pessoas de alta renda da sociedade são as mais propensas a prolongar sua vida profissional (e a maioria já aprendeu a trabalhar em casa). Elas não apenas produzem, como continuam a pagar a previdência social, planos de previdência privada e impostos. Elas estão prolongando seus anos mais nobres.

Esses números mostram que podemos absolutamente arcar com uma sociedade envelhecida. Na verdade, o aumento da longevidade é *essencial para a nossa sociedade*. Isso porque, se a longevidade aumentar sem uma saúde melhor, isso significará custos mais altos com medicamentos e assistência médica à medida que as pessoas vivem mais. E esse ônus financeiro pode sobrecarregar a capacidade de um país lidar com uma população envelhecida e doente. Não se trata apenas de longevidade, mas de uma longevidade *mais saudável*.

Conforme observado anteriormente neste livro, todos os países desenvolvidos enfrentarão o desafio de manter o padrão de vida atual e as despesas médicas se não aumentarem a longevidade saudável e produtiva.

Na verdade, acreditamos que a economia gerada para as sociedades pela reinicialização da longevidade pode ser muito maior do que afirmamos. Em vez de apenas manter o percentual do PIB gasto em custos médicos no nível atual, é provável que haja economias muito mais substanciais. Subestimamos intencionalmente a economia, pois não sabemos quais avanços se concretizarão — se apenas um ou mais.

O aumento da longevidade é essencial para a civilização. Em todas as sociedades do passado, a maior associação com o aumento do PIB social e pessoal foi a longevidade — muito mais do que a escolaridade. E se usarmos esses recursos extras com sabedoria, poderemos arcar com vidas mais longas e saudáveis. (Na verdade, se quisermos viver 25 ou mais anos saudáveis, faria sentido optarmos por trabalhar mais 5 a 15 anos.)

Esses números demonstram, ainda, que devemos adotar um estilo de vida revitalizado para viver em uma sociedade com saúde melhor e crescente longevidade — que é sinônimo de aumento do PIB a partir do aumento do capital humano: a verdadeira riqueza de uma nação. O aumento da longevidade contribuirá muito para compensar o declínio nas taxas de natalidade, com trabalhadores idosos em seus anos de maior produtividade, contribuindo durante mais tempo e com altos rendimentos, gerando renda que mais do que compensa a projeção de uma porcentagem menor da força de trabalho total de cidadãos mais jovens e de baixa renda, que contribuem para a previdência social e pagam impostos.

O Preço da Longevidade

Se o PIB real per capita aumentar somente 1,5% ao ano até 2050 (menos do que a norma histórica), isso gerará um poder de compra adicional de US$36 mil a mais por ano por pessoa no final desse período: US$100 mil contra um total de US$64 mil hoje (1,5% a mais do que a inflação composta anualmente). Ou seja, a cada ano, entre o momento atual e 2050, o PIB real per capita será, em média, consideravelmente maior do que é hoje (como foi o caso no passado), representando uma renda real discricionária muito acima e além das necessidades atuais.

Acredite ou não, o valor presente desse aumento de renda real é de US$1,9 milhão por pessoa. Esse enorme aumento discricionário financiará tanto os gastos do consumidor quanto as economias para a aposentadoria, bem como programas de apoio social, juntamente com a Previdência Social, os gastos para apoiar o deslocamento econômico, como as leis CARES e RECOVERY durante a pandemia de coronavírus, e a assistência à saúde.

Além disso, como uma saúde melhor ajuda a retardar o ônus do custo de uma saúde precária, ela proporciona mais tempo para o crescimento real amortecer o custo dos últimos (e dispendiosos) anos de envelhecimento. Por exemplo, estima-se que 8,5% do total de gastos médicos dos EUA (que equivalem a cerca de 18% do PIB) sejam destinados ao último ano de vida das pessoas. E 16,7% de todos os gastos com saúde ocorrem nos últimos três anos de vida. Isso significa que US$323 bilhões são gastos atualmente com pessoas em seu último ano de vida e US$635 bilhões com aquelas em seus últimos três anos de vida. A maior parte desse valor é destinada ao atendimento hospitalar, com quantias adicionais para atendimento de longo prazo e outros serviços relacionados.

Se adicionarmos 20 anos de uma saúde melhor quando esses gastos trienais "finais" ocorrerem, o dinheiro que, de outra forma, seria gasto com pessoas doentes, poderá ser usado de maneira mais produtiva e agradável (não há redução nos custos com saúde, apenas um achatamento da curva — ou seja, a economia voltada para a saúde permanece estável ou apenas aumenta de acordo com a taxa de crescimento da economia, em vez de aumentar três a quatro vezes o valor dessa taxa, como aconteceu nas últimas duas décadas). Se adiarmos por 5 anos o gasto médico de US$30 bilhões por ano, a sociedade terá um ganho atual de US$10 trilhões. Isso pode ser mais bem compreendido se você imaginar qual seria o retorno se as pessoas pegassem o dinheiro que teriam gasto com despesas médicas e o investissem em um portfólio diversificado de ações. Se você tiver cinco anos extras de custos de assistência médica mais baixos, isso significa mais dinheiro para guardar e mais dinheiro obtendo o resultado dos juros compostos. Gastar menos com a saúde, mesmo que por até cinco anos a mais, permite um crescimento exponencial do dinheiro economizado. Simplificando, é melhor gastar mais tarde do que no presente. O ponto a ser compreendido é que o benefício econômico de retardar os problemas de saúde é enorme. Retardar os custos médicos para uma pessoa significa que não apenas teremos o dinheiro que gastaríamos de outra forma, como também cinco anos de juros compostos sobre esse valor. Avaliando sob a perspectiva social, é melhor pensar nisso como se tivéssemos mais cinco anos produtivos de cada uma dessas pessoas, fazendo com que os idosos sejam não apenas acessíveis, mas também um enorme ativo social. Além disso, o prolongamento da vida alimentará a demanda por bens e serviços, impulsionando o crescimento econômico. E o mais importante, é claro, teremos mais tempo com nossos entes queridos.

E tem mais, como cerca de 75% a 80% de todas as despesas médicas são com doenças relacionadas ao estilo de vida, adotar medidas voluntárias para viver de maneira mais saudável reduz drasticamente os custos médicos.[8] Mesmo que apenas 40% da população adote hábitos mais saudáveis, haveria uma queda de aproximadamente 25% nos gastos médicos, ou US$950 bilhões por ano nos EUA. Isso representa uma economia impressionante de 4,5% do PIB a cada ano simplesmente por meio da adoção de estilos de vida mais saudáveis! Todos os anos!

Imagine o que seria possível se houvesse uma queda anual de US$1 trilhão em despesas médicas. Relatórios catastróficos apontam que, até 2027, haverá um aumento de US$3,7 trilhões para cerca de US$5,9 trilhões anuais de um PIB (nominal) de US$30,6 trilhões nas despesas médicas. As despesas médicas nos EUA (e lembre-se de que exportamos nossos hábitos e custos para todos os outros países desenvolvidos) geralmente são projetadas para um aumento de 19,4% do PIB (essas despesas podem já ter alcançado esse valor em 2021). Isso representa um aumento de despesas per capita de, aproximadamente, US$11 mil em 2019 para US$17 mil em 2027. No entanto, se apenas 40% da população dos EUA implementar redefinições genéticas e epigenéticas de autoengenharia por meio de uma alteração no seu estilo de vida, isso representará uma economia de cerca de 5% do PIB (US$ 1,5 trilhão por ano) até 2027 (veja p. 108–110) — ainda é um aumento na economia do setor de saúde, mas que é semelhante ou menor do que o crescimento do PIB.

E é possível realizar essa economia — lembre-se de que nossos genes não sofreram alterações desde que 6% a 8% do PIB foi gasto em assistência médica na década de 1970. Mas as escolhas de estilo de vida mudaram, o que aumentou a incidência e a presença de doenças crônicas.

||||||

Tudo isso resultará em uma Grande Era do Reboot radical — e você tem o controle sobre a maior parte do resultado. Além disso, à medida que menos dinheiro for absorvido pelas despesas médicas e mais pessoas começarem a trabalhar durante mais tempo e a viver de maneira mais saudável, a preocupação com os déficits nas aposentadorias privadas, municipais e estaduais, na assistência à saúde e na Previdência Social (ou seus equivalentes) deverá desaparecer.

É claro que existe um lado obscuro do aumento da longevidade. Enquanto os benefícios de decisões sábias aumentam, os custos de decisões imprudentes também crescem. Essa dicotomia criará maiores disparidades em termos de saúde, renda e patrimônio se não a enfrentarmos ao longo do tempo. Quanto mais vivemos, mais as decisões que tomamos em relação ao trabalho, à poupança e à saúde agravam as vantagens e as desvantagens que experimentamos na velhice.

Economia Individual: O Poder dos Juros Compostos

Como você será capaz de arcar com os custos de uma vida mais longa e mais jovem? Isso se resume a dois conceitos: estender seu poder de compra cada vez maior em virtude de ser fisicamente capaz de trabalhar durante mais tempo e aproveitar o incrível poder dos juros compostos. Já abordamos o primeiro ponto, portanto vamos dar uma olhada mais de perto no poder de economizar e capitalizar — e por que esse é o segredo para garantir que você esteja financeiramente preparado para a Grande Era do Reboot.

Se, aos 25 anos de idade, você começar a poupar 3% de sua renda todos os anos em um portfólio diversificado, gerando um retorno anual de 5%, no qual você não tocará até alcançar a aposentadoria, as previsões e os modelos econômicos indicam que você estará financeiramente bem no momento de sua aposentadoria.

Com esse retorno de investimento anual composto de 5%, uma década extra de vida resulta em um aumento de 1,6 vezes em seu patrimônio; 20 anos extras resultam em um aumento de 2,7 vezes. Mais 10 anos aumentam seu patrimônio líquido novamente para um múltiplo de 4,3 vezes.

As magnitudes dos diferenciais de patrimônio são surpreendentes. Isso significa que o aumento da expectativa de vida pode levar a uma maior desigualdade entre as pessoas que poupam e as que não poupam. Considere o seguinte estudo de caso, que ilustra muito bem o poder da composição:

Imagine que, aos 25 anos, você ganhe US$30 mil (modestos US$15 por hora) e economize US$900 (3% dos ganhos) anualmente. Com uma taxa de retorno presumida de 5%, esse pé-de-meia inicial de US$900 sem contribuições adicionais aumenta para US$27.384 quando você estiver com 95 anos. Se você chegar aos 115 anos de idade sem mexer nesse dinheiro, esse valor aumentará para US$72.657. Todo esse patrimônio é derivado de apenas US$900 (3% de uma renda bastante modesta) economizada antecipadamente e investida a uma taxa de retorno conservadora por toda a vida.

Se você economizar 3% ao ano com uma renda que aumenta 4% ao ano (1,5% de crescimento real mais 2,5% de inflação), a composição de suas economias significa que:

- Aos 35 anos, seu patrimônio acumulado será de US$15.380.
- Aos 45 anos, seu patrimônio acumulado será de US$45.648.
- Aos 65 anos, seu patrimônio acumulado será de US$215.903, aumentando para impressionantes US$1,4 milhão aos 95 anos.

Aos 70 anos de idade, seu investimento original gera uma média de US$1,60 para cada dólar economizado. Tudo isso pode ser alcançado com economias e retornos de investimento bastante modestos. É claro que economizar 6% ao ano é uma meta ainda melhor do que 3%, principalmente se o seu empregador igualar os 3%. Se você economizar o dobro a cada ano, terá o dobro do que cada US$1 economizado gera — um retorno de investimento adicional de US$1,60 até os 70 anos. Ou, para ser específico, você teria U$431.806 aos 65 anos e US$2,8 milhões aos 95 aos. O segredo é que a poupança e o investimento paciente não são apenas para pessoas "ricas" se você conseguir começar cedo o suficiente.

Esse exemplo ressalta a importância de economizar desde cedo e com frequência (e, até mesmo, optar por um empregador que tenha um programa de poupança compatível). Pode parecer básico, mas a opção por economizar é como optar por ter uma alimentação saudável e praticar exercícios: nunca é tarde demais para começar e, na dúvida, faça mais. Além disso, lembre-se de que não é necessário ser um gênio dos investimentos. Basta investir em um fundo mútuo ou em um fundo de índice de ações e títulos amplamente diversificados. Seja consistente e paciente, de preferência por meio de deduções automáticas a cada período de pagamento, e nunca seja um vendedor de pânico ou comprador de impulso que tenta superar o mercado. E se o seu empregador oferecer uma contribuição equivalente, definitivamente economize mais.

Investir suas economias com paciência e pragmatismo é como controlar o estresse e escolher uma dieta saudável. Da mesma forma, não economizar ou deixar o pânico influenciar sua tomada de decisões de investimento é tão fatal para sua saúde financeira a longo prazo quanto a obesidade ou o tabagismo são para sua saúde física. Assim como você não precisa ser um maratonista olímpico, também não precisa ser um brilhante gestor de fundos de hedge para estar realisticamente preparado financeiramente para sua vida mais longa e jovem. Uma questão política importante a ser considerada é se os EUA podem promover estratégias de investimento mais sábias, introduzindo programas de poupança para aposentadoria obrigatórios semelhantes aos de Cingapura, Austrália e Holanda. Esses programas são atraentes, porque o fato de os indivíduos não pouparem durante toda a vida impõe um ônus ao restante da sociedade. Um programa de poupança para aposentadoria forçada diminui as desigualdades de patrimônio e renda entre os aposentados e reduz o incentivo para que as pessoas gastem tudo o que têm e dependam dos poupadores. Na verdade, o programa de poupança para aposentadoria esboçado acima serve como um esboço geral de um programa de poupança para aposentadoria obrigatório para preparar melhor as pessoas para sua aposentadoria. Embora cada programa seja único, em essência, eles exigem que 3% a 15% de cada US$1 ganho seja depositado em uma conta de aposentadoria com impostos diferidos, gerenciada por profissionais de investimento sujeitos a supervisão e relatórios regulamentares. As economias acumuladas ao longo da vida profissional ficam disponíveis na idade de aposentadoria estabelecida pelo governo. Esses programas garantem que, se você tiver economizado dinheiro desde cedo e com frequência, será muito mais fácil desfrutar da sua aposentadoria.

O BOOM DAS HERANÇAS

Nos próximos 30 anos, haverá uma grande onda de heranças que proporcionará às gerações mais jovens recursos sem precedentes para sustentar a si mesmas e às gerações mais velhas. Estima-se que, ao longo desse período, as pessoas que morrerem transferirão de US$25 trilhões a US$40 trilhões (líquidos de impostos sobre heranças) para seus herdeiros[9] Isso significa que esses cidadãos idosos pagarão por seus custos sociais enquanto envelhecem, de maneira retroativa, e muito mais . Apostamos que esse número aumentará ainda mais, mas a transferência será adiada à medida que os Boomers permanecem mais jovens e saudáveis do que o esperado atualmente. Como ponto de referência, o total da dívida federal líquida pendente era de cerca de US$16 trilhões A.C.-19 (antes da covid-19) e agora é de cerca de US$24 trilhões, o que significa que as heranças ainda mais do que cobrem toda a dívida federal pendente do país.

CAPÍTULO 10

NOVOS PATAMARES PARA A SAÚDE

Construa um Corpo Melhor para Experimentar os Efeitos da Grande Era do Reboot

Uma coisa é pensar em como todos esses avanços médicos poderiam funcionar. Outra é quando você começa a pensar em como eles realmente funcionam na prática. Como eles afetarão o seu corpo? Como afetarão todas as partes do seu corpo? O que pode ser melhorado e o que pode dar errado?

Neste capítulo, analisaremos cada parte do corpo e o que a Grande Era do Reboot pode significar para você à medida que prepara alguns dos sistemas específicos do corpo para a reinicialização.

O Cérebro

Para que você tenha uma vida saudável e plena, todos os órgãos do corpo devem funcionar bem. O cérebro, no entanto, é o mais essencial — ele funciona como o computador do corpo humano.

A maior parte dos avanços na área de perda de memória e doenças relacionadas ao cérebro está relacionada ao diagnóstico — ou seja, saber que você corre o risco de ter problemas de memória até dez anos antes mesmo de apresentar sintomas. Em nossa experiência, a perda de memória é a condição mais temida associada ao envelhecimento. Muitas pessoas dizem que conseguem lidar com outras doenças "difíceis", como doenças cardíacas e deterioração das articulações. Mas elas se assustam ao pensar em como seria não se lembrar do que foi dito há um segundo — ou pior, do rosto de seus entes queridos. É por isso que muitos dizem que não querem viver até os 100 anos ou mais.

Mas a busca em prol da preservação da saúde do cérebro não se trata apenas de evitar algo que tememos; trata-se de preservar e prolongar a juventude, a curiosidade, o aprendizado, a diversão e a construção de relacionamentos.

O cérebro pesa 1,5 kg e contém cerca de 100 bilhões de neurônios — as células cerebrais que povoam sua vida com memórias, sentimentos, decisões e pensamentos (dos quais você tem cerca de 20 mil por dia). É difícil imaginar o número 100 bilhões, quanto mais 100 bilhões de qualquer coisa cabendo dentro de algo que tem o tamanho de um melão. Para se ter uma ideia, 100 bilhões de moedas de um centavo empilhadas umas sobre as outras teriam a altura de três Montes Everests e meio!).

Ironicamente, a medicina moderna ainda não sabe muito sobre o cérebro, embora ele seja o criador de todos os avanços conhecidos pela humanidade.

Embora a ciência tenha feito avanços astronômicos na compreensão das funções e das doenças neurológicas, o cérebro continua sendo um mistério quando se trata de questões do envelhecimento e de sua preservação. E isso sem contar o conceito de inteligência artificial. Será que o cérebro se tornará melhor devido ao fato de a IA conseguir dar conta de algumas tarefas, permitindo que ele se concentre em outras? Ou a potência do cérebro será diminuída à medida que dependermos de outros sistemas para fazer o trabalho por nós? Será que os novos avanços nos permitirão ter mais poder, criatividade e intelecto? No momento, é difícil dizer (principalmente porque a maioria das pesquisas atuais se concentra em interromper o declínio da função cerebral relacionado à idade).

Uma rápida introdução sobre a função cerebral: assim como uma fonte principal abastece sua casa com eletricidade por meio de fios de energia, as células cerebrais recebem mensagens que são transmitidas de um neurônio para outro. Quando o tempo está bom, as mensagens são transmitidas em alto e bom som e não há interrupção de energia. Mas o que acontece quando ocorrem tempestades?

No cérebro, as tempestades se manifestam na forma de sujeira, ou placa, que se acumula e interfere na conexão das células. Essa placa provém de resíduos cerebrais (sim, todos os órgãos têm resíduos). Parte dela é chamada de proteína tau; parte é chamada de beta-amiloide, ou, às vezes, de TDP-43 relacionada à idade predominante no sistema límbico.[1] Basicamente, esses resíduos celulares atraem a inflamação; o acúmulo interrompe as conexões cerebrais, emaranhando-as e reduzindo seu tamanho, assim como uma tempestade emaranha os galhos das árvores e faz com que os fios de energia parem de funcionar.

Esse é um golpe duplo para o nosso cérebro: acumulamos as placas que causam problemas devido às escolhas não saudáveis, e não conseguimos eliminá-las. Em vez disso, elas são engolidas devido à inflamação— o que leva à demência.

A boa notícia é que temos mecanismos para ajudar o cérebro. No corpo, o sistema linfático, com o qual você provavelmente está familiarizado, elimina resíduos e toxinas por meio dos pulmões e de outros órgãos cuja função é eliminar resíduos (com os quais temos certeza de que você está bastante familiarizado). No cérebro, existe um sistema semelhante chamado sistema glia-linfático (na verdade, glinfático, mas vamos usar glia-linfático porque achamos que descreve melhor o sistema).[2] Muitas vezes, porém, não temos a capacidade ideal de eliminar os resíduos dessa área do corpo. Não é de surpreender que essa circunstância esteja totalmente relacionada aos alimentos que ingerimos, à quantidade de exercícios que praticamos e a outras escolhas de estilo de vida que fazemos, especialmente com relação ao sono.

Enquanto você dorme e não ingere água, você fica levemente desidratado e seu cérebro encolhe um pouco. As células cerebrais encolhem mais à medida que você dorme mais, tornando os espaços entre elas (as vias glia-linfáticas) um pouco maiores, o que é fundamental para se livrar do resíduo cerebral. Isso significa que a sexta e a sétima horas de sono são fundamentais para se livrar dos resíduos e diminuir a inflamação do corpo, que, de outra forma, destruiria as conexões e o funcionamento do cérebro — inclusive a capacidade de criar novas memórias.[3]

Apesar de terem sido realizados mais de 140 testes nos últimos 15 anos, infelizmente, até o momento, nada foi comprovado como tratamento para a doença de Alzheimer e a maioria das doenças relacionadas à disfunção cognitiva.

Os pesquisadores têm procurado uma variedade de mecanismos para ajudar a retardar, interromper, reverter e prevenir os danos que ocorrem com os distúrbios de memória, e não esperamos que essa busca termine. Ela continua sendo uma das principais fronteiras da medicina. Por exemplo, considere os seguintes avanços e testes que já estão em andamento:

- Estão sendo desenvolvidos medicamentos para ajudar a direcionar ações específicas que ocorrem no cérebro. Por exemplo, alguns têm o objetivo de limpar o cérebro, retirando as placas, enquanto outros têm o objetivo de evitar que elas se formem. Alguns dos medicamentos são criados para trabalhar em conjunto com o sistema imunológico, a fim de auxiliar no processo de reconhecimento e remoção de substâncias tóxicas para o cérebro.
- Alguns pesquisadores estão estudando maneiras de substituir os neurônios danificados, o que acontece na doença de Parkinson. Como se pode imaginar, esse é um processo complicado; os pesquisadores estão investigando o uso de colágeno — a proteína estrutural encontrada em partes do corpo como a pele — para ajudar a sustentar os neurônios transplantados.[4]

- O estudo AMBAR demonstrou em seres humanos que um processo chamado troca de plasma poderia ajudar a retardar o declínio cognitivo (em 50%).[5] Isso representa uma enorme conquista se for repetido, pois o processo de troca de plasma já foi aprovado pela FDA. Esse é realmente o primeiro processo comprovadamente capaz de reverter ou retardar tal declínio de maneira tão substancial, que é aprovado pela FDA e validado em estudos controlados e randomizados. Entretanto, para poder ser amplamente empregado, o processo requer um diagnóstico precoce de demência.
- E estão sendo realizados muitos avanços na área do diagnóstico precoce da demência, pois os pesquisadores estão procurando marcadores para determinar o risco muito antes de os sintomas aparecerem.[6] A esperança é que a detecção precoce (antes da destruição dos neurônios) possa ajudar a retardar a progressão da doença por meio de outras intervenções e, se o tratamento começar cedo, talvez seja possível interrompê-la muito mais rapidamente. Ou seja, os pesquisadores estão trabalhando em exames de sangue que poderiam ajudar a identificar a demência antes dos sintomas aparecerem, talvez até cinco a sete anos antes.[7] Essa seria uma forma mais econômica de identificar a demência (em comparação com métodos caros, como exames de imagem do cérebro ou punções lombares). O mais importante é que daria às pessoas a chance de retardar o progresso ou até mesmo interromper a doença por meio de intervenções no estilo de vida. Outros estão avaliando testes sutis de funções cognitivas para o diagnóstico precoce. Por exemplo, uma empresa start-up da Cleveland Clinic descobriu um método capaz de prever o declínio da capacidade cognitiva até vinte anos antes de se tornar evidente do ponto de vista clínico.

Mas mesmo que essas questões estejam sendo exploradas, ainda estamos longe de uma interrupção sistemática, muito menos de uma reversão e eliminação do Alzheimer e de doenças relacionadas. Portanto, é vital que você use esse grande presente do livre-arbítrio para ajudar a preveni-las. As opções detalhadas nessas páginas permitirão que você implemente escolhas de estilo de vida que aumentem suas chances de retardar ou prevenir o aparecimento de disfunções cerebrais.

O Sistema Imunológico

Quando se trata de saúde e longevidade, existe uma boa chance de que o sistema imunológico seja colocado como prioridade. E ele certamente está na vanguarda da discussão quando pensamos em um dos inimigos mais poderosos da longevidade: o câncer, conforme relatado no Capítulo 6. Em muitos aspectos, isso é fundamental para os nossos futuros individuais e coletivos: fazer com que os sistemas de defesa sejam mais fortes, funcionem melhor e por mais tempo.

Você sabe tudo sobre sistemas de defesa. Eles estão por toda parte. Temos senhas em nossos celulares e computadores; temos fechaduras em nossas portas. Temos, também, cães de guarda, cofres, sistemas de alarme, vigilância remota e sistemas de monitoramento de portas e números PIN.

Na sociedade atual, os sistemas de defesa se tornaram uma prioridade. E não é só porque existem pessoas mal intencionadas por aí que ficariam mais do que felizes em encontrar um esquema de um clique para desviar dinheiro da sua conta bancária ou para fazer com que você pague um resgate para ter acesso a esse dinheiro. É porque simplesmente queremos poder aproveitar no presente e no futuro o que é mais valioso para nós — nossa família, nosso dinheiro, nossa propriedade ou nossos e-mails.

O mecanismo de defesa mais forte em nosso corpo — o sistema imunológico — é uma unidade extremamente organizada e móvel.

Vemos esse sistema de defesa em ação o tempo todo. Ele aparece quando nos coçamos. É ele que nos faz tossir, espirrar e expelir catarro quando pegamos um vírus desagradável. E é ele que faz nosso tornozelo inchar quando o torcemos. Ou seja, é o que nos cura.

No entanto, quando falamos de longevidade vibrante, não se trata apenas de como o seu corpo lida com o resfriado comum ou com uma articulação dolorida. Trata-se muito mais de como seu sistema imunológico lida com as principais ameaças que podem — se não forem derrotadas — literalmente matá-lo.

Isso se manifesta de maneira mais evidente nas doenças mortais.

Conforme discutimos no Capítulo 6, os cientistas estão trabalhando sem parar para descobrir como erradicar doenças complexas e em constante mudança como o câncer.

O sistema de defesa do seu corpo tem muitos níveis de proteção e papéis biológicos. E, infelizmente, existem bandidos que querem invadir e destruir suas células (ou melhor ainda, viver dentro delas e causar estragos à medida que se multiplicam — ou seja, SARS-CoV-2, o vírus causador da doença conhecida como covid–19.)

Suas defesas querem identificar esses arruaceiros, combatê-los, se necessário, e expulsá-los do seu corpo para restaurar a ordem em sua comunidade biológica.

Ainda não está claro por que o sistema imunológico declina lentamente após os 50 anos de idade; talvez ele se torne menos agressivo à medida que envelhecemos, para não atacar os próprios tecidos mutantes e causar uma doença autoimune. Mais tarde na vida, o sistema imunológico pode cometer erros e, como todas as suas células mudam devido a erros adquiridos durante a vida, ele fica mais propenso a atacar as próprias células.[8]

Os idosos tendem a pegar menos resfriados do que as crianças, mesmo tendo um sistema imunológico mais frágil. Isso acontece porque os sistemas desenvolvem defesas contra antígenos; adquirimos anticorpos contra os germes que derrotamos no passado (armazenados em células plasmáticas na medula óssea, conforme mencionado anteriormente, no Capítulo 6) e destruímos esses antígenos e vírus antes que eles possam se multiplicar e causar a doença.

Algumas das maneiras pelas quais o sistema imunológico envelhece

- ***Os órgãos encolhem.*** O timo começa a encolher quando somos jovens adultos. Na meia-idade, ele tem apenas cerca de 15% de seu tamanho máximo. A adição de hormônio do crescimento (recombinante) pode reavivar o timo e reduzir o envelhecimento do sistema imunológico. Porém, essa solução é complexa, porque o hormônio de crescimento recombinante tem outros efeitos além de apenas reduzir o envelhecimento do timo.[9]
- ***A eficiência diminui.*** Embora o número de células T não seja reduzido com o envelhecimento, a eficiência delas diminui. Isso faz com que partes do sistema imunológico enfraqueçam.
- ***Os lutadores perdem poder.*** Os macrófagos, os glóbulos brancos que ingerem antígenos, não funcionam tão rapidamente quando envelhecemos. Essa desaceleração pode ser um dos motivos pelos quais o câncer é mais comum entre os idosos.
- ***As defesas enfraquecem.*** Uma diminuição dos glóbulos brancos B capazes de responder a um novo antígeno significa que o corpo é menos capaz de se lembrar dele e se defender. Essas alterações explicam, em parte, por que a pneumonia e a maioria das infecções são mais comuns entre os idosos e causam morte com mais frequência — e, também, por que as vacinas são menos eficazes em idosos.

O Coração e o Sistema Arterial

Os problemas de envelhecimento arterial e cardíaco são a causa de 40% das mortes atualmente, e muito do que fazemos para prolongar a longevidade continuará girando em torno da preservação do coração.[10] Os novos desenvolvimentos se concentrarão no aprimoramento da tecnologia de tratamento e diagnóstico para detectar problemas.

Já experimentamos avanços incríveis nos tratamentos para problemas cardíacos — que, sem dúvida, ajudaram a prolongar a vida. Antes de seguirmos, é interessante ver o que foi feito no passado para estabelecer as bases para futuros tratamentos e avanços. Antes da década de 1960, era muito comum ter um ataque cardíaco (e metade das vítimas morria em poucas horas). Portanto, embora um ataque cardíaco na década de 1960 fosse, muito provavelmente, uma sentença de morte, muita coisa mudou desde então.

Um exemplo são os medicamentos para controle da pressão arterial. Na década de 1950, a mãe do coautor Albert foi submetida a uma dieta que incluía "apenas arroz branco" para controlar sua pressão alta. A pressão arterial dela de fato melhorou, mas foi uma dieta miserável.[11] No entanto, isso era tudo o que tínhamos até o final dos anos 1950 e início dos anos 1960, quando a medicina começou a experimentar algum progresso.

Atualmente, sabemos com certeza que uma dieta rica em açúcares simples e alimentos com gorduras saturadas, e os aminoácidos que as acompanham, é uma das principais causas do envelhecimento das artérias (é o que acompanha as gorduras saturadas que faz com que o consumo de gorduras saturadas seja tão envelhecido). E, agora, temos dietas com baixo teor de açúcar e à base de vegetais com gorduras saudáveis para ajudar a prevenir o envelhecimento arterial, além de dietas em grande parte sem gorduras para revertê-lo.[12]

No momento, temos mais de 150 medicamentos aprovados para o tratamento da hipertensão arterial e buscamos leituras abaixo de 125 na sistólica e abaixo de 85 na diastólica.[13] Embora os medicamentos para a pressão arterial tenham sido usados, inicialmente, para evitar que pessoas que sofreram ataques cardíacos ou derrames tivessem recorrências, eles rapidamente evoluíram para terapias preventivas.

E só tem notícia boa! Outras intervenções para ataques cardíacos e que salvam vidas incluem:

- Desfibriladores para dar um choque em um coração em ritmo elétrico letal, transformando-o em um que lhe permita viver.
- Marcapassos para iniciar um sistema elétrico com defeito.[III]
- Diagnósticos como eletrocardiogramas para detectar um ritmo cardíaco anormal e oxímetros de pulso para detectar a falta de fluxo sanguíneo antes que se torne fatal.
- Cirurgias para limpar qualquer bloqueio arterial (bypasses abertos, angioplastias e stents).[IV]
- Medicamentos. Atualmente, temos medicamentos que permitem um maior fluxo sanguíneo e menos inflamação.
- Reparo de válvula.

O fato de os inspiradores avanços médicos da atualidade serem capazes de reparar diversas doenças não significa que isso seja tudo o que precisamos fazer.

III. Essa técnica e a da desfibrilação foram descobertas pelo pioneiro da cardiologia Paul Zoll. Durante a Segunda Guerra Mundial, Zoll foi designado para uma unidade médica na Grã-Bretanha. Um dia, ele estava ajudando um colega a costurar um ferimento em uma vítima de estilhaços deitada em um tapete em um hospital improvisado. Quando o cirurgião pediu que ele colocasse o dedo no coração parado da pessoa ferida para que o cirurgião pudesse fechar o buraco, Zoll arrastou os pés no tapete. A eletricidade estática gerada pelos pés de Zoll sendo arrastados saltou de seu dedo para o coração da vítima no chão e reiniciou seu padrão elétrico, gerando uma contração no coração. Nascia a corporação médica Zoll, que ainda é uma grande inovadora no desenvolvimento de marcapassos e desfibriladores. (Zoll foi um dos médicos assistentes do Dr. Mike em 1971 e compartilhou a história.)

IV. Em 1960, o procedimento de Vineburg — abrir o tórax e colocar uma artéria no saco que envolve o coração — foi considerado inútil por um estudo randomizado que mostrou que serrar o esterno era tão eficaz quanto o procedimento de Vineburg no alívio da dor cardíaca. Isso levou o radiologista Mason Sones a inventar a arteriografia coronariana na Cleveland Clinic para definir a anatomia das artérias que fornecem sangue ao coração (dizem que ele fez o primeiro angiograma enquanto fumava um cigarro).[14] Isso levou ao desenvolvimento da cirurgia de bypass coronariano. E, em seguida, ao desenvolvimento de um balão na extremidade de um cateter para dilatar a área de estreitamento nas artérias coronárias; e agora à malha de arame para abrir artérias dilatadas com stent.

Em última análise, a principal tarefa do coração é fazer com que o sangue rico em nutrientes circule pelo corpo, bem como remover os resíduos. Quando o coração está funcionando bem, ele "bombeia". O sangue é transportado por todo o corpo por meio do sistema cardiovascular de vasos sanguíneos. Em seu auge, esse sistema é uma máquina que funciona bem, garantindo um fluxo regular de sangue por meio do coração e dos vasos, fazendo entregas para todos os órgãos do corpo humano.

Mas esse sistema de entrega nem sempre funciona sem apresentar algum problema. Às vezes, há obstruções, bloqueios e desvios que fazem com que o sistema funcione de forma menos eficiente — ou não funcione. Esses obstáculos vêm na forma de açúcar no sangue e colesterol LDL oxidado, apolipoproteína B, bem como o aumento da pressão arterial, placas e inflamação associadas a eles. Quando esses inimigos se tornam muito fortes, é acionado o sinal de *game over* do corpo.

Quando o fluxo sanguíneo é lento ou está obstruído, o oxigênio não consegue chegar aos órgãos vitais com a mesma eficiência (ou de forma alguma). Com o tempo, se a obstrução for grande o suficiente, o corte do fluxo sanguíneo pode causar ataques cardíacos, derrames e outros problemas vasculares. E, sem o fluxo adequado, os danos aos órgãos e sistemas podem levar à disfunção ou à falência dos órgãos. Isso inclui o coração; se o sangue não alimentar o coração nem mesmo por alguns minutos, as células do músculo que tentam trabalhar o tempo todo são danificadas e logo morrem.

É por isso que é tão importante chegar rapidamente a um hospital no caso de um ataque cardíaco. Os procedimentos em uso hoje abrem os vasos sanguíneos para salvar as células marginais e permitir que os sinais das células que estão morrendo chamem células-tronco e fatores de crescimento que se tornarão e desenvolverão células cardíacas nas seis semanas seguintes.[15] Essas novas células se transformam em células musculares cardíacas funcionais, aumentam a força contrátil e espremem mais sangue para fora do ventrículo esquerdo. A fração de ejeção — a fração de sangue no ventrículo esquerdo que é ejetada — aumenta de cerca de 15% a 25% no primeiro dia após um ataque cardíaco para 55% a 65% seis semanas depois. E você sente sua energia voltar ao corpo. No entanto, se as células-tronco não chegarem ao local da lesão a tempo ou não forem nutridas pela forma e quantidade corretas de estímulos e fatores de crescimento (de exossomos de algumas células-tronco ou, talvez, de células que estão morrendo), não serão formadas novas células cardíacas e o músculo cardíaco não conseguirá ejetar tanto sangue. Forma-se uma crosta fibrosa onde as células musculares deveriam estar se contraindo. Ou, se as células cardíacas não conseguirem relaxar tão bem quanto deveriam (é nesse momento que os músculos usam energia, relaxando para permitir uma contração mais vigorosa), você desenvolve o que é chamado de disfunção diastólica e, por fim, insuficiência cardíaca. Não é possível encher o coração com sangue suficiente para ejetar o necessário para suprir o restante do corpo.[16]

Reparar o coração humano é a promessa do tratamento com células-tronco e fator de crescimento (exossomos), conforme descrito no Capítulo 3 — cortar as cicatrizes e substituí-las por novas células musculares que se contraem em uníssono com as células musculares cardíacas existentes, para que o músculo cardíaco possa ejetar sangue para o restante do corpo com uma fração de ejeção normal (55% ou mais). E, embora os tratamentos com essas terapias sejam uma promessa desde 2000, mais ou menos, estamos apenas começando a ver os testes rigorosos necessários para garantir que, se esse tratamento funcionar, esteja amplamente disponível até 2030. Isso significa que é essencial fazer o que puder por si mesmo agora, para que você possa chegar ao momento em que seu coração poderá se beneficiar desses novos disruptores da longevidade.

As Articulações, os Músculos e os Ossos

Quando se trata da nossa infraestrutura física, nós *temos* peças de reposição. Podemos substituir quadris e joelhos, por exemplo. Podemos reparar tecidos moles rompidos, como ligamentos e tendões, e se contarmos com os últimos avanços em próteses, podemos até trocar ossos por membros de alta tecnologia.

Esses são alguns dos melhores avanços médicos realizados até hoje, normalizando a vida de pessoas que têm partes desgastadas ou sofrem com dores crônicas. Mas algumas trocas — incluindo aquelas envolvendo a coluna vertebral, bem como os músculos e os nervos interligados a ela — levarão muito tempo para serem realizadas.

Sem dúvida, a maioria de nós considera o movimento algo garantido. Você quer pegar a manteiga de amêndoas na prateleira de cima, e seu cérebro simplesmente diz ao corpo para fazer isso. Você precisa ir ao banheiro, então apenas se levanta e vai. Você passa por um zumbi em um beco escuro à meia-noite, e seus músculos começam a se movimentar para tirá-lo de lá.

E embora muito do que fazemos em termos de movimento seja feito sem muita reflexão (o corpo segue o que o cérebro quer que façamos), há muita coisa acontecendo nos bastidores para que seu corpo faça o que você quer que ele faça.

Por exemplo, você tem mais de 650 músculos em seu corpo, e todos eles lhe dão força para trabalhar. Os músculos também são a peça central de um de nossos desafios relacionados à saúde mais importantes: a dor nas costas. Responsável por cerca de 33 milhões de consultas médicas nos Estados Unidos todos os anos e por um número estimado de 150 a 240 milhões de dias de trabalho perdidos, a dor nas costas geralmente decorre de problemas com a musculatura e o tratamento geralmente inclui o autocontrole (a posição em que você dorme, a comida que ingere, alongamento e fortalecimento) em vez de um tratamento médico invasivo.

O que reforça nosso ponto principal: ainda não temos espinhas, discos e músculos paralelos que sejam excelentes substitutos para os originais — mas você pode se preparar, porque eles estão chegando. Um dos motivos pelos quais a coluna vertebral é tão complexa é o fato de conter a interseção da medula espinhal e dos nervos espinhais; a coluna vertebral e o cérebro são as partes mais complicadas de substituir ou reiniciar devido a essa interseção. Os dados sobre senolíticos apresentados no Capítulo 4 indicam que a ajuda para as grandes causas de dor nas costas pode estar a caminho.

Os ossos agem como alavancas no corpo. Como órgãos vivos, eles se remodelam. Os ossos não são uma estrutura sólida; eles são mais como uma matriz, como a Torre Eiffel (cuja maquete foi, de fato, montada com ossos, por serem muito resistentes). Os problemas acontecem quando os buracos dessa matriz começam a ficar grandes demais e os ossos se tornam quebradiços: isso se chama osteoporose.

Os ossos normalmente sofrem reabsorção (ficam mais finos) e produzem agregação (aumentam a espessura óssea) todos os dias. No passado, a terapia medicamentosa nos permitia diminuir a reabsorção óssea ou aumentar a produção de osso. Mas, até pouco tempo atrás, todos esses medicamentos que aumentam a espessura óssea também aumentavam a reabsorção, portanto estavam lutando contra si mesmos. Atualmente, em uma descoberta brilhante usando a genética de uma rara família da África que tinha ossos fortes, cientistas da Amgen isolaram e clonaram uma proteína desses membros da família para produzir um medicamento de ação dupla que diminui a reabsorção e aumenta a agregação (o Romosozumab).[17] Esse é mais um exemplo da nova ciência genética combinada com a brilhante biologia molecular das grandes empresas farmacêuticas que permitirá que você viva mais jovem por mais tempo.

O ponto de conexão entre os ossos, suas articulações, vêm em várias formas e tamanhos. A articulação do quadril, por exemplo, é uma bola e um encaixe, diferente da articulação do joelho, que funciona mais como uma dobradiça. Por quê? Porque elas são construídas de maneira diferente, dependendo do tipo de trabalho que precisam realizar. Os quadris não têm muita flexibilidade porque servem para dar estabilidade para o corpo ao se movimentar. Os ombros, no entanto, tendem a ter uma amplitude maior de movimento e flexibilidade, o que significa que os braços podem se mover em várias direções diferentes.

O maior desafio a respeito das articulações é a deterioração que acontece com os tecidos moles — como a cartilagem — encontrados dentro delas; essa condição é chamada de osteoartrite. Quando isso acontece, pode haver atrito entre os ossos, o que gera uma dor excruciante. É possível retardar a deterioração com movimentos que geram uma lubrificação, diminuindo a inflamação por meio do controle ativo do estresse e da escolha de alimentos que melhoram as articulações, como ômega-3 (óleos de algas e peixes) e ácidos graxos ômega-9 (azeite de oliva extra virgem) e evitando os alimentos mencionados no Capítulo 7. Felizmente, houve muitos avanços médicos nessa área, especialmente com as substituições de quadril e joelho. O mesmo vale para o reparo de ligamentos: LCAs e tendões de Aquiles rompidos agora podem ser reparados cirurgicamente (embora os procedimentos exijam longos períodos de recuperação). Novos desenvolvimentos, como os discutidos no Capítulo 8, incluindo fatores de crescimento e células-tronco em uma esponja que unem as extremidades rompidas do ligamento, podem melhorar radicalmente o tempo de recuperação.[18]

Assim como os carros, o corpo não é feito para durar para sempre. Com anos de uso, as coisas se desgastam e quebram. Esse é o custo da vida. Parte do objetivo da Grande Era do Reboot é ajudá-lo a desacelerar (ou interromper) o desgaste inevitável que vem com o envelhecimento.

Se você puder otimizar seu corpo agora por meio da autoengenharia com escolhas de estilo de vida, você durará mais tempo e estará preparado para lidar melhor com quaisquer avanços que se tornem disponíveis.

O movimento é uma das áreas em que observamos os avanços mais significativos. Em 1974, por exemplo, foram realizadas cerca de 67 mil substituições de articulações nos Estados Unidos; em 2019, foram 1,4 milhão. Até 2050, nesse ritmo atual, poderemos ver de 6 a 7 milhões por ano: um aumento de 360% (ou cerca de 5% ao ano). Embora não sejam isentas de limitações, as substituições das articulações são um excelente exemplo de como os avanços da medicina melhoraram massivamente a qualidade de vida. Ainda melhor e mais fácil para você é a promessa que virá em breve (veja o Capítulo 4).

Os Sentidos

Quando envelhecemos, damos algumas coisas como garantidas. Você sabe, as funções cotidianas que estão ali, meio que em segundo plano, mas que você não presta muita atenção a elas — até que desapareçam. Quando sentidos como a visão, a audição e o olfato apresentam um mau funcionamento, isso pode não ser um fator considerado fatal, mas certamente pode acelerar a disfunção cognitiva e mudar sua vida.

O que aconteceria se pudéssemos reverter a cegueira ou interromper a perda auditiva ao reprogramar as células para que elas não envelheçam?

Um de nossos autores, Albert, diz que os dois maiores milagres da saúde são o parto e a cirurgia de catarata. Um traz você ao mundo; o outro permite que você volte a ver o mundo claramente. É claro que talvez os receptores de bypass cardíaco de emergência ou de stents nas artérias cerebrais possam sugerir que a cirurgia de catarata ocupe o segundo lugar. Mas o ponto está claro: quando pensamos em qualidade de vida, temos que considerar as coisas que nos fazem experimentar o mundo ao nosso redor com mais facilidade e riqueza de detalhes — que nos mantêm e estimulam nossos cérebros a funcionar bem por mais tempo. A preservação e a restauração da visão à medida que envelhecemos certamente se qualificam. Vimos um enorme progresso nas áreas de cirurgia de catarata, reimplantes de retina e muito mais.

OS PROBLEMAS MAIS COMUNS ASSOCIADOS AOS OLHOS E AO ENVELHECIMENTO INCLUEM	
Catarata	Uma área opaca no cristalino que impede a passagem da luz para a retina. As cataratas grandes e espessas precisam ser removidas cirurgicamente (é um dos procedimentos cirúrgicos mais comuns nos Estados Unidos) e substituídas por lentes quase 20/20.
Presbiopia	Perder a capacidade de ler letras miúdas e textos pequenos. Bem-vindo ao mundo dos óculos de leitura.
Glaucoma	Acúmulo de pressão que pode levar à perda da visão. Pode ser tratada com tudo, desde medicamentos até cirurgia, dependendo da causa e da gravidade.
Degeneração Macular Relacionada à Idade	A mácula é a parte central da retina e é composta de células nervosas chamadas cones. A perda dessas células pode levar a problemas de visão.
Olhos Secos	Quando suas glândulas lacrimais não conseguem produzir lágrimas suficientes, o que pode causar coceira, queimação e perda de visão.
Descolamento de Retina	Quando as camadas internas e externas da retina se separam, causando perda de visão, que pode ser restaurada com cirurgia ou tratamento a laser.

Agora, os pesquisadores estão trabalhando em novos avanços, como a reprogramação epigenética para ativar os fatores Yamanaka (consulte a página 87) apenas nas células do olho e da retina, e em células específicas das glândulas oculares que diminuem a secreção ou aumentam a reabsorção de fluido. Em modelos animais, essa reprogramação epigenética reverteu a causa e, até mesmo, o estado de glaucoma grave.[19] Ainda mais importante à medida que envelhecemos é a prevenção e a reversão da degeneração macular relacionada à idade.

Cerca de 30 milhões de injeções anuais em todo o mundo apenas para retardar a doença mostram sua prevalência e importância. É a maior causa de perda de visão em idosos e aumenta com a idade, passando de 0% aos 30 anos para 10% para aqueles com mais de 80 anos. Mas os pesquisadores podem ter encontrado uma maneira de manter as células da retina jovens e com sua capacidade de visão enquanto vivermos. Eles estão induzindo a autofagia (o processo de autorreparo celular que elimina as células velhas e as substitui por células mais jovens) para interromper a perda de visão na degeneração macular precoce relacionada à idade.[20] Conforme mencionado no Capítulo 4, descobriu-se que uma combinação de senolíticos restaurou a visão em animais com degeneração macular úmida induzida.[21] Os senolíticos também podem ser um grande avanço para reverter a cegueira decorrente da forma grave de degeneração macular.

Imagine interromper a perda de visão com um senolítico aos 85 anos de idade e, em seguida, reprogramar os olhos e os músculos oculares para que sua visão volte a ser tão boa quanto era aos 20 anos. Camundongos com o equivalente a 100 anos de idade recuperaram a visão de 20 anos (em termos humanos). Essas terapias estão em estágio final de testes em animais ou em estágio inicial de testes em humanos desde o final de 2020.

A perda auditiva também é uma das condições mais comuns em adultos mais velhos. Como as células ciliadas do ouvido diminuem com a idade, o mesmo acontece com a capacidade de ouvir (isso é chamado de presbiacusia e também pode ser o resultado da exposição a ruídos altos).

Veja como a audição funciona: as ondas sonoras atingem o tímpano semelhante à pele, que, como qualquer tipo de tambor, vibra quando atingido. Essa oscilação faz vibrar os menores ossos do corpo, que encostam no tímpano e fazem com que a cóclea em forma de caracol (a cavidade no ouvido interno) próxima a eles também trema.

Essas vibrações, que viajam pelo fluido nos tubos da cóclea, estimulam o crescimento de células ciliadas na parte interna dessas cisternas. Como as células ciliadas estão ligadas aos nervos, quando elas se movem, os nervos auditivos ficam excitados e disparam mensagens para o cérebro que permitem que ele ouça os sons e saiba o que você está ouvindo. Ruídos altos — tanto repentinos quanto cumulativos ao longo de um período de exposição — fazem com que o fluido seja empurrado através da cóclea de maneira muito agressiva, arrancando as células ciliadas. As células ciliadas de alta frequência são mais vulneráveis, o que faz com que a perda da capacidade de ouvir tons mais altos, inclusive muitas vozes femininas, seja um dos sinais claros da perda auditiva relacionada à idade.

Os aparelhos auditivos e os implantes cocleares são duas tecnologias fundamentais que conseguiram preservar significativamente a audição. E os novos desenvolvimentos em aparelhos auditivos — atualmente, eles são mais direcionais, podem ser controlados por telefones celulares e tiveram seu preço radicalmente reduzido, graças ao Walmart e outros — os tornaram ainda mais eficazes. E, acredite ou não, o crescimento das células ciliadas dentro do ouvido está em fase final de testes em animais (por acaso, os soros que funcionam para restaurar os cílios também podem funcionar nas células ciliadas do ouvido).

A principal lição para você manter seu sentido de audição jovem: a perda auditiva não é apenas perder o doce som das ondas quebrando ou o canto de corais. Também existem implicações importantes para a saúde a longo prazo. Novas pesquisas mostram que a diminuição da audição está associada à morte precoce e ao desenvolvimento mais rápido da demência.[22]

Em um estudo com 16 mil pessoas, cientistas descobriram que um diagnóstico de perda auditiva entre 45 e 65 anos dobrava as chances de um diagnóstico de demência na década seguinte. Além disso, um estudo da Universidade Johns Hopkins revelou que idosos com perda auditiva apresentavam um declínio cognitivo até 40% mais rápido do que pessoas que não tinham perda auditiva.[23]

Qual é a conexão entre essas duas coisas? Ainda é cedo para dizer se é biológica, mas a principal hipótese é que a perda auditiva leva ao isolamento social, o que tem se mostrado um fator contribuinte para o desenvolvimento da demência e do envelhecimento. No entanto, você pode reverter esse cenário ao usar aparelhos auditivos. Essa oportunidade resume a nova realidade: que você pode fazer escolhas saudáveis de estilo de vida, manter grande parte de seu corpo e cérebro funcionando mais jovens durante mais tempo e estar preparado para a Grande Era do Reboot — a regeneração para uma idade muito mais jovem.

PARTE 4

A CIÊNCIA DA AUTOENGENHARIA

Passos Que Você Deve Dar Hoje Para se Preparar Para as Mudanças de Amanhã

Embora a ciência mostre avanços incríveis quando se trata de prolongar e melhorar a vida, a realidade é que não podemos depender de todos os outros para fazer o trabalho.

Quanto mais fortes e saudáveis formos, mais preparados estaremos para aceitar e nos beneficiar desses avanços. É disso que se trata a autoengenharia — reprogramar os genes para otimizar a saúde e fortalecer o corpo.

Ao longo das próximas décadas, você pode ter dezenas de novas decisões a tomar sobre os cuidados com o corpo, mas essa tomada de decisão deve começar agora. Comece hoje a fazer escolhas de estilo de vida que o deixarão mais bem preparado para a Grande Era do Reboot. Os capítulos a seguir lhe mostrarão como fazer isso.

CAPÍTULO 11

DECIDA E CONQUISTE

Uma Boa Tomada de Decisão Fará ou Interromperá seu Reboot

Você já está acostumado a tomar decisões. Algumas são habituais (tomar banho), outras são fáceis (sim, você aceita uma xícara de café preto do tamanho de um balde, por favor) e algumas são monumentais (mudar-se para uma casa nova). Mas, seja a escolha grande ou pequena, não há dúvida de que o seu cérebro gasta uma boa quantidade de energia avaliando todos os tipos de escolhas.

Uma das maiores dádivas da humanidade é o livre-arbítrio: a noção de que o cérebro é livre para divagar e explorar, para tomar decisões que podem se revelar boas ou ruins. O livre-arbítrio é o que nos torna humanos e o que torna a vida tão incrível. Mas também é o motivo pelo qual a heroína ou uma rosquinha recheada de geleia podem se infiltrar em seu organismo. Portanto, não deixe que o livre-arbítrio de tomar uma decisão ruim destrua sua capacidade de tomar decisões melhores no futuro.

Pelo que sabemos, a Grande Era do Reboot não será um evento único. Talvez em 2187, mas não nos próximos 10 ou 20 anos. Pense em uma injeção senolítica para combater a artrite no joelho. Pode ser que isso o ajude a dançar sem sentir dor, mas esse é um processo em que você precisará dar um passo de cada vez durante um bom tempo. Talvez você deva esperar até que a dor limite mais seus movimentos, ou talvez o benefício valha o risco agora. Nós o acompanharemos no processo de compreensão dos benefícios e dos riscos, conforme eles são conhecidos atualmente. Mas a decisão é sua. Portanto, suas decisões — seu livre-arbítrio — servirão como seu piloto para conquistar um cérebro e um corpo mais saudáveis e fortes, com muitos anos excelentes para viver e recursos para pagar por isso.

Neste capítulo, descrevemos nossos principais princípios para tomar decisões vantajosas que se aplicam à longevidade e a uma vida mais jovem e saudável.

Decisão A Tomar #1: Assuma o Controle de Sua Saúde e Patrimônio

Contaremos uma história bastante conhecida. Alguém que você conhece recebe a notícia de um diagnóstico médico ruim. Os médicos dizem que há um caminho difícil pela frente. Todos ao redor dessa pessoa se sentem péssimos; todos se reúnem, tentam ajudar, mas se sentem impotentes.

Então algo acontece. A pessoa cujo futuro parecia sombrio se recupera. Embora possa haver uma série de motivos pelos quais um tratamento funcionou, um dos profissionais de saúde afirmará que o paciente conseguiu porque estava em boa forma, era saudável e seu corpo e seu sistema imunológico eram fortes. E, no fundo, você sabe que isso é verdade. Embora um corpo forte não consiga resistir a todas as intempéries relacionadas à saúde, há pouca dúvida de que um corpo mais forte certamente é capaz de resistir melhor às intempéries do que um corpo mais fraco.

É esse o princípio que nos orienta quando pensamos na Grande Era do Reboot.

Você estará mais bem preparado, fortalecido e terá um escudo biológico mais forte se assumir o controle sobre o destino de sua saúde, em vez de esperar que todas as soluções surjam em seu caminho. O mesmo vale para o destino de suas finanças. Quanto mais forte você estiver agora, mais bem preparado estará para o futuro.

Por quê?

Há muitas incógnitas quanto ao nosso cronograma e à disponibilidade desses avanços antienvelhecimento. Esses novos avanços (transformações de gordura branca em gordura marrom, regeneração de células-tronco, edição de genes, reinicialização epigenética, senolíticos, autofagia, eliminação de placas, alongamento de telômeros, impressão 3D e reforço artificial de órgãos e sistemas) estarão disponíveis e serão seguros quando administrados uma ou diversas vezes? Como eles serão aperfeiçoados ao longo do tempo? Como seu estado de saúde atual influenciará sua capacidade de aproveitar esses tratamentos? Como as indústrias se modificarão e o que essas mudanças significarão para a renda pessoal e a aposentadoria? O que já sabemos é que você pode optar por tornar muito mais provável que se beneficie das mudanças que estão por vir.

No que diz respeito à sua saúde, as partes originais do seu corpo são o design mais magistral da natureza. E se conseguirmos mantê-las assim, há uma boa chance de que os resultados relacionados à saúde sejam ainda melhores quando você usar métodos de reinicialização.

A reinicialização não deve ser sobre salvar a sua vida; deve ser sobre aprimorá-la.

Seu futuro depende de suas decisões no presente. São elas que farão com que seu corpo e suas finanças sejam mais fortes e estejam preparados para aproveitar ao máximo a Grande Era do Reboot.

Decisão A Tomar #2: Selecione Sua Equipe

Sabemos que a vida, a medicina e as finanças podem ser complicadas, setores cheios de nuances e mais nebulosos do que um mágico de rua. É você quem deve tomar as decisões sobre o que é melhor para você.

A coisa mais importante que você pode fazer é garantir que construa uma equipe amorosa, informada e leal ao seu redor. Isso inclui a família. Isso inclui amigos. E, certamente, inclui uma comunidade de especialistas confiáveis — de médicos a consultores financeiros. Por quê? Porque a melhor tomada de decisão não se trata apenas do que você sente em seu instinto ou mesmo do que leu neste livro. Trata-se de avaliar diversas opiniões e insights de pessoas que amam você — e que podem saber mais do que você.

Você pode já ter uma equipe forte ao seu redor. Nesse caso, você tem uma vantagem de 16 km. Mas, se estiver na fase em que ainda está tentando encontrar ou desenvolver a própria comunidade de especialistas, então precisa levar alguns aspectos em consideração, como:

Confiança: É construída ao longo do tempo, certamente. Com tais decisões sobre o próprio corpo e dinheiro em jogo, você precisa saber se sua equipe tem os melhores interesses em mente.

Conhecimento: Sua equipe está por dentro das pesquisas mais recentes, entende como avaliar informações e sabe tomar decisões inteligentes? Nem sempre é fácil descobrir isso logo de cara, mas você terá uma boa noção se fizer perguntas pontuais.

Honestidade: Sua equipe não deve simplesmente concordar com todas as suas opiniões atuais. Eles precisam se importar o suficiente com você para contestá-lo, desafiá-lo e dizer coisas que você talvez não queira ouvir.

Você precisa ter membros de equipe que sejam curiosos e honestos, que valorizem as informações e tenham em mente seus melhores interesses. Seu pai, sua mãe, seus irmãos e seu cônjuge podem amá-lo e se preocupar com você, mas também devem ser curiosos e valorizar as informações para ajudar na tomada de decisões. E mais uma coisa em que acreditamos sobre sua tomada de decisões e sua saúde: se você tiver que fazer uma escolha que envolva fazer algo por mais de três dias ou que tenha um efeito que dure mais de três dias, procure uma segunda opinião. Lembre-se de que, mesmo na prestigiada

Universidade Johns Hopkins, quando as amostras de biópsia foram analisadas por patologistas acadêmicos especializados, o câncer foi diagnosticado erroneamente frequentemente.[1, 2] Você precisa classificar sua equipe de acordo com suas decisões, e ela precisará evoluir com o tempo, à medida que as pessoas morrem ou se mudam, que as amizades se desgastam e que surgem novos desafios na vida. No planejamento do próximo capítulo, essa equipe começará a selecionar as decisões para você — mas você precisará de uma equipe permanente de longevidade para ajudá-lo a decidir quais e quando as escolhas específicas são adequadas para você como indivíduo.

Doutrina a Fazer #3: Vença a Batalha Entre o Cérebro e o Coração

O corpo foi projetado para trabalhar em harmonia. Quando você come salmão (X), ele envia sinais para iniciar a digestão (Y) e decide como usar essas calorias para obter energia (Z). Quando você vê a poltrona que precisa ser carregada para o outro lado da sala (X), o cérebro diz aos músculos para se contraírem (Y), e suas pernas, núcleo e ombros trabalham juntos para levantar aquele aquecedor de bumbum com estampa de flores roxas (Z).

É assim que deveria funcionar.

No entanto, de vez em quando, alguns elementos de seu corpo agem mais como inimigos do que como aliados, competindo uns *contra* os outros em vez de trabalharem uns *com* os outros.

Vemos exatamente isso acontecer quando se trata de tomar decisões. Lógica versus amor. Necessidade versus desejo. Razão versus emoção.

E há um bom motivo para isso acontecer. Evolutivamente, precisávamos ser capazes de reagir com emoção. Controlada por uma parte do cérebro denominada amígdala, a emoção é muito reativa — e, por reagirmos rapidamente à emoção, ela nos permite tomar decisões sem sequer pensar que estamos tomando uma decisão. Faz sentido quando se trata de sobrevivência. (Você vê algo escuro, rastejando na grama e pula para o lado. UMA COBRA! É melhor, primeiro, sair do caminho usando nossa emoção de medo e depois perceber que era uma mangueira de jardim do que levar alguns minutos para pensar logicamente sobre isso e acabar sendo picado por uma cobra.)

As reações emocionais são como essa reação reptiliana: por acontecerem rapidamente, elas nos ajudam a sobreviver.

É claro que também precisamos da ajuda do cérebro; nem tudo pode ser decidido por meio de uma reação. Em nosso passado distante, precisávamos de lógica e funções executivas para descobrir como construir um abrigo e lembrar onde ficava o acampamento após um longo dia de caça. Essa tomada de decisão era mais demorada porque, do ponto de vista neurológico, o processamento — que ocorre no lobo frontal do cérebro — leva mais tempo para acontecer.

O raciocínio lógico nos ajudou a sobreviver.

Avançando para a nossa era moderna, quando se trata de fazer escolhas, ainda temos duas forças em ação: as rápidas, reptilianas; e as mais demoradas, executivas.[3]

Será que às vezes faz sentido respeitar a reptiliana? Claro que sim. Devemos deixar que nossas emoções ajudem a nos orientar. Você ama o que ama por causa da maneira como se sente.

Mas será que o processo emocional e reativo é a melhor maneira de tomar todas as decisões? Claro que não. E, francamente, isso é o que nos meteu em uma série de problemas. Muitas vezes, compramos coisas com os olhos, e não com o nosso orçamento (por isso que temos tantas dívidas). Comemos com os olhos, em vez de seguir as orientações de uma dieta inteligente (por isso acumulamos tanta gordura). E tomamos decisões que podem nos fazer sentir melhor no curto prazo, mas que têm consequências graves no longo prazo.

De certa forma, a culpa não é nossa. O corpo está programado para reagir primeiro; é por isso que somos vítimas de anúncios da Amazon e das guloseimas no supermercado, mesmo sabendo que não são as melhores escolhas para nós a longo prazo. Dessa forma, o cérebro e o coração (na verdade, a parte executiva do cérebro e o cérebro reptiliano) competem ao tomar decisões.

Existe uma solução simples para isso? Não exatamente, mas há uma estratégia: praticar um pouco de paciência. Ou seja, se você puder adiar sua decisão emocional — mesmo que por apenas alguns minutos em alguns casos —, isso lhe dará tempo para permitir que a função executiva do cérebro processe as informações, pondere as opções e tome a melhor decisão para você.

Essa função entra em jogo todos os dias (e em todas as refeições quando se trata de comida). Também entra em jogo quando você toma decisões sobre gastos (o que você quer agora versus o que pode economizar para o futuro).

Digamos que você tenha assumido o compromisso de comer melhor, perder um pouco de peso e ter mais controle sobre sua dieta. Essa é a decisão principal e mais abrangente. Mas amanhã é o clube do livro, e você sabe o que isso significa: uma noite regada a muito vinho, com fondue e guloseimas de chocolate ao leite ao alcance de um dedo a noite toda. A reação emocional: isso parece bom. Eu gosto disso. Coma isso. Que delícia!

Nesse caso — e em muitos casos em que sua saúde está em jogo —, você só precisa de tempo para vetar seus instintos reptilianos. Nem sempre é fácil; assim como aprender a tocar piano ou resolver problemas difíceis de matemática, é preciso um pouco de prática e comprometimento. Mas vale a pena trabalhar nisso — fazer uma pausa antes de tomar uma decisão rápida e pensar nos benefícios e nos riscos.

Doutrina a Fazer #4: Pense Com Cuidado

Algumas pessoas tomam decisões muito rapidamente (isso envolve o cérebro reptiliano e, geralmente, não é a melhor maneira), enquanto outras demoram tanto que acabam paralisadas pelo medo de seguir em frente. Algumas pessoas elaboram listas de prós e contras, enquanto outras simplesmente dizem "que se dane"e decidem ir em frente.

Mas quais são as melhores estratégias de acordo com especialistas em tomada de decisões? Aqui estão algumas das nossas favoritas:

Lista de prós e contras do Ben: Benjamin Franklin tinha uma abordagem interessante desse conceito. Em vez de apenas listar os prós e os contras e analisar qual coluna era mais longa, ele fazia as listas e atribuía um "peso" a cada item.[4] Em seguida, ele riscava os itens de igual peso — e, assim, conseguia enxergar facilmente quem venceu, os prós ou os contras.

Faça um lembrete a si mesmo sobre os objetivos: Às vezes, ao tomar uma decisão no calor do momento, o panorama geral se perde. Quando estiver fazendo escolhas importantes, anote não só a escolha, com também qual é seu objetivo final. Veja como esse objetivo será afetado pela sua decisão não apenas no momento, mas também daqui a um ano. A *Harvard Business Review* recomenda, ainda, anotar alternativas para suas decisões — e o efeito que elas terão sobre a escolha que você está fazendo. A *Harvard Business Review* descobriu que os gerentes que seguem um processo que inclui essas etapas tomam decisões mais rápidas e economizam tempo ao fazer isso.[5]

Esvazie sua mente: Algumas pesquisas mostram que é importante procurar as coisas que você deixou passar inicialmente (talvez por causa de um viés subconsciente em relação a determinada decisão). Portanto, ao refletir sobre uma decisão, tente identificar as informações que podem estar faltando — os buracos em sua versão. Isso remete ao ponto de que, em muitos casos, você precisa permitir que sua função executiva se sobreponha à resposta reptiliana do seu cérebro.

Doutrina a Fazer #5: Customize

O que é bom para você não é necessariamente bom para outras pessoas — e vice-versa. Considere esta história: em 1985, uma descoberta de uma grande empresa farmacêutica dos Estados Unidos levou a um sucesso significativo no tratamento do câncer de mama em duas espécies animais. Os testes da fase I em humanos não mostraram grandes preocupações com a segurança, mas o estudo fracassou na fase II. O problema foi com o grupo estudado. Metade dos pacientes tinha um gene que não metabolizava o medicamento e desenvolveu toxicidade; a outra metade tinha um gene que metabolizava o medicamento tão rapidamente que ele não tinha efeito. Quando esse problema foi finalmente descoberto, em 2010, depois que o sequenciamento de genes de humanos e de seus tumores se tornou mais comum, os pesquisadores perceberam que esse medicamento benéfico não havia ajudado as centenas de milhares de pessoas que poderia ter ajudado desde 1985. O ponto era que o Projeto Genoma Humano levou a uma melhor compreensão de por que algo pode ser ruim para algumas pessoas, mas bom para outras. Isso levou a um progresso científico que está nos permitindo viver mais jovens por mais tempo.

Na medicina, a personalização pode acabar sendo o tema predominante quando se trata de diagnóstico e tratamento.[6] Mas também vale a pena aplicar a mesma teoria a você e aos seus cuidados pessoais.

Em sua busca por viver de maneira saudável e economizar dinheiro para os anos extras, existem algumas práticas recomendadas. Mas você também precisa estar ciente de que seu corpo, os ambientes que você frequenta e suas circunstâncias podem ser diferentes. E não há problema em ajustar, adaptar e personalizar suas decisões de acordo com as *suas* necessidades. Um dos processos de decisão é saber quais são os riscos e os benefícios — e considerar essa relação entre risco e benefício antes de tomar a decisão. Por exemplo, você deve conversar com seu médico sobre as decisões relativas a novas tecnologias, porque os benefícios de algumas podem causar outros riscos, dependendo do funcionamento do seu corpo.

CAPÍTULO 12

A AUTOENGENHARIA DO SEU FUTURO

A Melhor Maneira de se Preparar para um Futuro Mais Saudável é Ser Mais Saudável Agora

Reserve um momento para visualizar o seu lugar favorito no mundo que requer que você suba uma ladeira. Talvez seja a Escadaria Espanhola, em Roma, ou o Palácio de Potala, no Tibete. Ou talvez seja uma colina serena no parque da sua cidade; ou a fileira superior do estádio do seu time do coração.

Agora, imagine que você chegou ao topo. Dê uma olhada nas outras pessoas caminhando na sua direção. Você verá dois tipos de pessoas.

O primeiro grupo é formado por pessoas ativas e ágeis. São seres saltitantes que vêm dando pulinhos lá de baixo até o topo. Eles estão alegres, dando risada, mal suando e aproveitando ao máximo a jornada. Estão ansiosos para alcançar o destino e, apesar de algum esforço ter sido necessário, mal podem esperar para vivenciar o que os espera quando chegarem. *Foi rapidinho e divertido.*

O segundo grupo é formado pelas pessoas que estão com dificuldades. Elas precisaram parar e recuperar o fôlego cerca de dez vezes durante a subida. Cada. Passo. Exige. Muito. Deles. [Uma bufada. Mais uma.] Já. Chegamos. Ao topo?

E há aquelas pessoas que se recusam a sequer tentar.

Você provavelmente se encaixa mais em um desses grupos do que no outro. Qual é a diferença entre eles, além da velocidade e da facilidade com que sobem? Pode ser o tamanho ou a idade das pessoas, sim. E certamente é a saúde geral delas. Mas você sabe o que é menos provável? Que seus genes tenham sido dotados dessa capacidade desde o nascimento.

Na verdade, são as escolhas de estilo de vida dessas pessoas. Para se preparar para a Grande Era do Reboot, você precisa estar disposto a mudar — não apenas para obter e manter a saúde, mas para ter saúde suficiente para se reparar quando os reparos forem necessários. Certamente há um futuro fantástico pela frente. Mas, para aproveitar e desfrutar da sua longevidade, você precisará ser um engenheiro genético hoje. A vantagem disso? Você literalmente poderá mudar o destino médico de sua família — se quiser. Isso é importante, uma vez que 40% das mortes nos EUA atualmente estão relacionadas a escolhas de estilo de vida. O estilo de vida e a genética estão interligados, pois suas escolhas de estilo de vida influenciam o funcionamento desses genes e, portanto, o funcionamento do seu corpo. Ou seja, suas escolhas determinam cerca de 1.200 dos 1.500 genes que estão "ativados" e como seu corpo escolhe os outros 21 mil que estão "desativados".

Se você é aquele tipo de pessoa que sobe a ladeira rapidamente ou se luta para chegar ao topo, você mesmo projetou seu corpo para chegar a esse ponto. Você influencia o funcionamento do seu corpo — através do efeito que suas ações têm sobre órgãos, tecidos, fluidos, sistemas, processos e *tudo* o que seu corpo faz.

Estudos de expressão gênica mostram que é possível ativar ou desativar genes com mudanças no estilo de vida. Após a implementação de intervenções no estilo de vida, como dieta, controle do estresse e atividade física, os homens conseguiram desativar os genes que promoviam o crescimento do câncer de próstata e ativar um gene que produzia uma proteína que faz com que as células cancerígenas se autodestruam. O mesmo processo se aplica ao câncer de cólon e de mama. As mudanças no estilo de vida ativaram os genes que combatem o câncer e desativaram os genes que o promovem.[1]

Você tem a capacidade de mudar a forma como seu corpo funciona e reage — e, por fim, sua saúde e seu tempo de vida.

Isso é autoengenharia genética.

Você talvez nunca tenha tido aulas de química, biologia, física ou engenharia. E talvez você tenha apenas um conceito vago do que é o DNA e do que são células. No entanto, você é um engenheiro genético supremo que tem o poder de ajudar a determinar, diariamente, quais de seus milhares de genes estão ativados ou desativados. Cada ato saudável ativa os genes que promovem a juventude e desativa os genes que fazem você envelhecer. Esse processo é o resultado de milhões de anos de evolução. As boas escolhas (e as proteínas que são desenvolvidas por causa delas) geram mais proteínas boas, e a ativação de genes ruins gera a ativação de mais genes ruins e destrutivos.

Essa engenharia genética acontece ao longo de uma vida inteira de decisões diárias. Ela ocorre em virtude do que você come hoje — e do que comeu nos outros milhares de dias antes de hoje. Essas escolhas podem fazer com que seu corpo fique saudável, o que por si só permitirá que você se recupere quando chegar a hora. Portanto, uma vida inteira de decisões — fazer atividades físicas regulares ou não, fumar ou não, controlar o estresse ou não — pode fazer a diferença entre subir a ladeira, andar por ela ou evitá-la completamente.

A metáfora do topo da ladeira é apenas uma maneira de comparar as pessoas que se enquadram na extremidade saudável do espectro com aquelas que se enquadram na outra extremidade. Mas a questão mais importante — quer você esteja comparando a capacidade de subir a ladeira, tamanhos de roupas, energia e vitalidade ou as idas ao consultório médico — é que toda essa luta pela longevidade e "juventude" tem muito menos a ver com um destino genético predeterminado do que você pensa. Na verdade, a ciência nos diz que, quando você tem menos de 6 anos de idade, seus genes determinam o que acontece, mas, aos 55 anos, 80% dos resultados relacionados a sua saúde são determinados por suas escolhas, que definem quais genes estão ativados e quais estão desativados.[2] Portanto, embora seu componente genético no nascimento certamente tenha alguma influência sobre sua saúde e longevidade em seus últimos anos, os resultados da vida dependem muito mais da engenharia que envolve seu comportamento, escolhas e decisões do que os genes.

Por fim, acreditamos que existem três motivos principais pelos quais a busca por saúde e juventude na medida ideal por meio de escolhas de estilo de vida é um imperativo.

Você Deve Construir uma Base Sólida Agora

Você provavelmente conhece alguém que sobreviveu a uma doença, acidente ou cirurgia horrível. Um dos principais temas que muitas vezes emerge dessas histórias é que a força física e mental preexistente da pessoa fortaleceu seu corpo para a batalha e a tornou mais bem equipada para lidar com o estresse que sofreu.[V] Isso é verdade com a recente pandemia — mais de 85% das pessoas que precisaram de cuidados na UTI e uma porcentagem ainda maior das que morreram tinham uma ou mais de seis condições preexistentes (obesidade, hipertensão, diabetes tipo 2, doença cardíaca, doença pulmonar crônica ou disfunção imunológica) ou tinham mais de 70 anos.[4] Postulamos que essa mesma linha de pensamento entrará em ação quando estivermos falando sobre longevidade — ou seja, um pouco de autoengenharia genética por meio de escolhas saudáveis o ajudará a prevenir doenças crônicas e o preparará para a longevidade. Quanto melhor for sua forma física, maiores as chances de novos procedimentos antienvelhecimento "pegarem" em um nível alto, com menos

V. Foi assim que o RealAge começou.[3] Para cada dez anos mais jovem, você diminui suas taxas de complicações e riscos de morte e incapacidade após a cirurgia em três vezes. Portanto, o Dr. Mike desenvolveu o RealAge — a idade real do seu corpo com base no valor presente líquido de suas escolhas de saúde, estilo de vida e genética — para motivar os pacientes pré-cirúrgicos a fazerem escolhas que os tornaram equivalentes a dez ou mais anos mais jovens nas duas semanas que cercam sua cirurgia importante. Os resultados cirúrgicos em instituições que empregaram essa estratégia, como a Universidade da Califórnia, em São Francisco, a Universidade de Chicago e a Cleveland Clinic, tornaram-se dramaticamente melhores do que em instituições similares nesse período. Algumas dessas melhorias nos resultados podem ter sido devido a essa otimização pré-operatória.

complicações. Estar mais forte na largada dessa jornada significa que você estará mais forte durante toda a jornada, até a chegada.

Não Está Claro Quantos Reboots Você Fará

Talvez em um mundo utópico do século XXV, exista alguma câmara semelhante a um vestiário que permitirá que você entre em uma cabine, aperte alguns botões e anule todos os cigarros que fumou, todos as horas em que ficou deitado no sofá e todas as batatas fritas que comeu. Mas, em um futuro próximo, é muito mais provável que suas chances de reinicialização sejam limitadas e que sua capacidade de maximizar a eficácia delas dependa do seu compromisso de melhorar sua biologia por meios comprovados: nutrição, atividade física, sono, não fumar e controle do estresse. Esses métodos proporcionam maneiras naturais de modificar seu DNA — talvez não com a precisão de um laser, mas com um efeito maior.

Não Importa O Que Aconteça, Seu Cérebro Precisa de Você

Conforme discutimos, o cérebro continua sendo a última fronteira biológica. Portanto, mesmo que a ciência eventualmente nos permita corrigir nossas células, genes e outros mecanismos que fazem nosso corpo funcionar, quando o seu cérebro morrer, você também morrerá. Para maximizar a promessa de uma juventude mais duradoura, é imperativo que você faça a autoengenharia de seu DNA para proteger seu cérebro.

A melhor notícia é que as medidas que você pode tomar para fazer isso são as mesmas que você pode tomar para proteger o restante do seu corpo. Portanto, quando você se comprometer a deixar sua mente como nova, estará fazendo o reboot do seu DNA. E você pode fazer isso todos os dias.

Mudanças Que Funcionam

Voltemos à metáfora do carro. Mesmo que você não saiba nada sobre motores, velas de ignição ou transmissores, você sabe disto: seu carro é uma máquina complexa que tem diversas partes móveis. E ele é capaz de levá-lo de um lugar a outro.

Esse carro pode ser o melhor da categoria — bonito, de ponta e elegante —, mas nada disso importará se o motorista for imprudente. O carro com a melhor engenharia do mundo (sua configuração genética original, concedida desde o nascimento) sofrerá um acidente se o motorista estiver embriagado ou dirigindo com os olhos vendados, enquanto um carro comum nas mãos de um motorista altamente qualificado fará a viagem sem esforço.

Foi comprovado que as cinco principais ações descritas a seguir têm uma maior influência sobre sua função biológica; elas serão discutidas mais detalhadamente no Capítulo 13.

A ciência está prestes a nos oferecer o Jardim do Éden — uma chance não só de prolongar a vida, mas também de prolongar a *juventude*, ou, melhor ainda, *prolongar os anos mais jovens*. Mas caberá a você aproveitar essa oportunidade.

<table>
<tr><th>COMO VOCÊ RELAXA, COMO VOCÊ FAZ AMIZADES & SEU PROPÓSITO NA VIDA</th><th>O QUE & QUANDO VOCÊ COME</th></tr>
<tr><td>Um nível alto de estresse pode desencadear uma cascata de efeitos hormonais que o tornam o principal fator de envelhecimento. É impossível eliminar o estresse, mas a forma como você reage a ele ditará o efeito que ele terá sobre sua saúde.

Ter amigos e objetivos é fundamental para o controle do estresse.[5,6] E é possível combater o estresse e vencer a batalha hormonal.</td><td>A alimentação desencadeia processos biológicos que influenciam o armazenamento de gordura, a produção de insulina, a saúde arterial, os genes que colhem células antigas e os genes que promovem a formação de novas células, hormônios de crescimento (incluindo hormônios de crescimento específicos para o cérebro e a medula espinhal), células-tronco e muito mais. Dia após dia, é a segunda influência[7] em sua saúde (o estresse é a primeira), pois é a alimentação consistente para suas células e seus sistemas.</td></tr>
<tr><th>COMO VOCÊ DORME</th><th>COMO VOCÊ SE MOVIMENTA</th></tr>
<tr><td>O sono é o botão de reinicialização do corpo, pois a qualidade e a quantidade de sono são fundamentais para a saúde ideal do cérebro, sem mencionar os níveis ideais de energia e a fadiga mínima (que está ligada à obesidade e a outros problemas de saúde).</td><td>Ser ativo é um importante indicador de longevidade e tem grande influência sobre o metabolismo, a saúde óssea, a força cardiovascular, a saúde das articulações, e até mesmo o cérebro e outros fatores de crescimento e reparo. Por outro lado, a inatividade facilita a morte e a incapacidade.</td></tr>
<tr><th colspan="2">HÁBITO DE NÃO FUMAR</th></tr>
<tr><td colspan="2">A eliminação de toxinas como a fumaça do cigarro e a redução da exposição a outras toxinas ambientais reduzirão drasticamente os riscos diretos à saúde (como demência, câncer e doenças cardíacas). Isso também ajudará muito a reduzir a inflamação – um processo que envelhece o corpo e o cérebro de forma profunda e implacável – assim como evitar outros erros não forçados (como não lavar as mãos antes de comer e enviar mensagens de texto enquanto dirige ou caminha, que estão entre as ações que reduzem a expectativa de vida).</td></tr>
</table>

Quando se trata de autoengenharia, você não será — nem seu corpo espera que você seja — perfeito o tempo todo. Sua longevidade depende mais do conjunto de coisas que você faz na maior parte do tempo. É possível pensar nisso como qualquer outra habilidade que você desenvolve ao longo da vida, como fazer arremessos livres, tocar piano ou aprender um novo idioma. Você errará algumas cestas, tocará a nota errada e trocará as palavras. Mas, se praticar — e executar a habilidade de maneira consistente —, você acertará com mais frequência do que errará.

Nosso objetivo não é dizer para você "fazer isso ou aquilo"; é para convencê-lo de que você controla muito mais do que pensa. Como podemos inspirar mudanças? Como podemos fazer a mudança acontecer? Como podemos chegar a melhores decisões coletivamente?

Estamos em um período de pico de acesso à informação e temos o setor de saúde mais avançado de todos os tempos. Ainda assim, dois terços dos norte-americanos estão acima do peso ou obesos, e milhões morrerão ou ficarão doentes devido a problemas de saúde relacionados a escolhas de estilo de vida, incluindo doenças cardíacas, câncer de pulmão, derrames, diabetes e demência (sim, os dados mostram que é possível reduzir 80% desse risco).[8]

Encontrar a maneira correta de nos motivarmos a fazer melhores escolhas de estilo de vida não é fácil (e temos exportado com muita eficácia nossos maus hábitos para quase todos os outros países desenvolvidos). Se fosse fácil, o setor de emagrecimento não geraria bilhões de dólares por ano e ninguém fumaria ou usaria vapers.

No entanto, temos algumas pistas sobre o que pode funcionar — e o que já *funcionou*.

As perguntas são: Você quer tentar? Você consegue fazer isso funcionar para você?

A Maneira Comprovada de Tomar Decisões Inteligentes de Saúde com Sucesso – e de Maneira Consistente

Eis um cenário que se repete: Pat está bem de saúde. A vida entra nos eixos. Pat ganha peso. Depois, ganha um pouco mais de peso. Pat precisa de roupas novas. Os médicos dizem que a pressão arterial dela está alta. Ou o colesterol LDL. Caramba! Pat precisa fazer algo o mais rápido possível ou morrerá. Pat começa a aprender a cozinhar couve de forma que fique saborosa e, agora, ela adora couve. E salmão. E feijão. Pat perde peso e se sente bem. Então, a vida volta a atrapalhar sua rotina e, dane-se, Pat se sente no direito de comer uma bandeja cheia de nachos por causa de todo o estresse. Pat está se perdendo. Outra vez. Ela está motivada. Outra vez. E se perde. Outra vez. Pat é uma péssima engenheira genética.

O tempo todo, Pat — e os milhões de norte-americanos que fazem uma dieta ioiô, se esforçam, tentam e choram — está travada. Isso porque, mesmo que não conheçamos todas as nuances sobre nutrição e exercícios, entendemos o que precisamos fazer. Mas é difícil mudar. Mudar dói. E a mudança nem sempre é confortável. Então, colocamos nossas vendas — nós não estamos vendo você, MUDANÇA! — e seguimos em frente da melhor maneira possível.

No entanto, se as escolhas que você está fazendo estão prejudicando mais do que ajudando, a mudança é imperativa — assim como os hábitos subsequentes que derivam da mudança. Existem diversos fatores que são comuns entre as pessoas que conseguem fazer mudanças positivas no estilo de vida:[VI]

VI. Em 2008, a Cleveland Clinic, que autossegura seus 101 mil funcionários e dependentes, embarcou em uma jornada para ajudá-los a ficar mais saudáveis e a reduzir os custos médicos deles e da clínica. (O Dr. Mike atuou como diretor de bem-estar fundador da Cleveland Clinic por doze anos e agora é CWO emérito.) Os funcionários e seus dependentes adultos receberam incentivos financeiros progressivamente maiores para atingir "6 Normais" e cumprir dois outros requisitos (consultar um médico de cuidados primários e atualizar suas imunizações) — consulte a página 163. Em 2018, o incentivo foi uma dedução de US$1.440 em bonificações médicas. Se os níveis deles continuassem a se manter normais (conforme comprovado pelo médico de cuidados primários), eles recebiam outra redução nas bonificações a cada ano. O be-

Elas se esforçam para obter esses marcadores. Os corpos mais saudáveis são aqueles que apresentam níveis "normais" ou níveis saudáveis de seis indicadores importantes. Em geral, você quer chegar a "6 + 2 normais"™, que é um barômetro para marcadores de saúde que indicam sucesso nessa área da vida, usando as estratégias que descrevemos nesta seção. Eles incluem:

- Pressão arterial inferior a 125mmHg sistólica e inferior a 85mmHg diastólica
- IMC (uma medida da relação entre o peso e a altura) inferior a 27, ou melhor, a relação entre a cintura e a altura de 0,40 a 0,55
- Nível de açúcar no sangue em jejum (associado a diabetes) inferior a 106mg/dL
- Nível de colesterol LDL (um fator de risco para doenças cardíacas) inferior a 70mg/dL

---

nefício corporativo, é claro, era evitar gastar milhões em custos diretos de cuidados com doenças e benefícios. (Nos primeiros dez anos, a clínica economizou US$855 milhões em comparação com a tendência e outras instituições semelhantes, e a redução de gastos está agora em mais de US$180 milhões por ano). Além disso, houve uma melhora na produtividade, menos dias de ausência e os trabalhadores e suas famílias economizaram mais de US$250 milhões em custos de bonificações e tiveram uma melhora notável em sua vida. Uma observação importante é que, embora o número de funcionários da clínica fosse grande, sendo eles zeladores, secretários, administradores, bem como enfermeiros e médicos etc., e os custos médicos fossem iguais à média nacional, era um grupo de pessoas já aparentemente interessado em saúde. Isso é o que chamaríamos de limitação de estudo nos círculos científicos. Mas talvez você se surpreenda ao saber que, quando começamos em 2008, apenas 6% dos participantes tinham o que chamamos de "6+2 Normais™", mas 10 anos depois, 43,6% dos participantes os tinham. Essa é realmente uma mudança notável nas pessoas e, também, no sistema. Atualmente, na Cleveland Clinic, o custo dos benefícios de saúde para cada funcionário sofreu apenas um aumento modesto desde 2008 e tem se mantido estável desde 2013, enquanto, nos Estados Unidos como um todo, o custo médio do empregador por funcionário subiu US$7 mil por ano de 2008 a 2018. Se o sistema da clínica tivesse sido replicado para todos os trabalhadores dos EUA e para os inscritos no Medicare, poderia ter economizado mais de US$1 trilhão por ano ao país, dependendo do nível de participação. Isso claramente subestima o poder da autoengenharia de seu DNA até que os recursos externos de engenharia genética — reinicialização da idade, órgãos novos, transformação de gordura branca em gordura marrom — estejam disponíveis. E essa economia na clínica foi alcançada com apenas 43,6% dos funcionários e inscritos atingindo seus valores normais. Se todos os trabalhadores dos EUA atingissem seus valores normais, o país economizaria cerca de US$2 trilhões por ano.

- Ausência de cotinina na urina (um indicador do uso de tabaco)
- Conclusão de um programa de controle de estresse

Atingir esses objetivos (bem como consultar um médico clínico geral e ter suas imunizações em dia — esse é o "+ 2") é um indicador importante de escolhas de estilo de vida que favorecem a longevidade e os marcadores de saúde geral.

Elas fazem as pequenas coisas que importam. Considere este estudo de caso pessoal. Ao se submeter a uma substituição do quadril aos 59 anos de idade e novamente aos 64 anos, o coautor Peter estava em forma, fez pré-terapia e aderiu ativamente à fisioterapia pós-cirúrgica; como resultado, ele conseguiu se recuperar rápida e totalmente. O fisioterapeuta de Peter observou que o cenário comum para a maioria dos pacientes é ir fraco para a cirurgia e ignorar a terapia pós-operatória. Eles a ignoram, por qualquer motivo que seja — talvez achando que não é tão importante ou que pode doer. Essa decisão é a maneira como muitos de nós pensamos sobre a saúde: por que se preocupar com as pequenas coisas para fazer algumas mudanças na saúde? Será que elas *realmente* importam tanto assim? Importam!

Cada pequena decisão aumenta, ainda mais quando você vive por mais tempo. É isso que os bons engenheiros genéticos fazem! As escolhas de estilo de vida alteram seu DNA com a mesma certeza (e de uma maneira muito mais barata e fácil) do que o CRISPR.

Pense desta forma: você constrói um castelo de areia com milhões de grãos de areia. Cada grãozinho se acumula em uma majestosa montanha de arte. O mesmo vale para o seu corpo. Cada pequena escolha que você faz contribui para o funcionamento geral do corpo — para o bem ou para o mal.

Elas usam a tecnologia. A maior era de tecnologia também pode servir como um excelente sistema de suporte para melhorar a saúde. O mercado está repleto de todos os tipos de rastreadores, fáceis de usar e que fornecem feedback em tempo real sobre nossas escolhas relacionadas à saúde. Você pode monitorar passos, minutos, frequência cardíaca, calorias, qualidade do sono e muito mais. Embora nem todos precisem de ajuda da tecnologia ou adorem estar vinculados à provocação dessa tecnologia ("Dê mais passos, Frank!"), ela pode proporcionar uma excelente forma de motivação para muitas pessoas, estabelecendo referências e metas. E também pode ajudá-lo a tentar atingir essas metas, especialmente quando combinada com o toque humano de um treinador. O toque humano é a chave para tornar a tecnologia atrativa e sustentar as mudanças.

Pense no poder psicológico dessas medições. Em vez de ficarmos presos ao julgamento de nossas ladeiras, podemos definir metas diárias realistas em nossos dispositivos — e tomar decisões todos os dias que nos darão uma "vitória". Ao contrário de uma ladeira — que nem sempre é uma medida verdadeira ou representativa da saúde —, uma métrica sobre a qual temos mais controle pode servir como uma excelente peça do quebra-cabeça da mudança.

Elas alavancam incentivos financeiros. Uma lição fundamental da economia é que as pessoas geralmente respondem a incentivos; é uma reação humana básica. Incentivos financeiros consideráveis sempre foram um fator de mudança de comportamento. Grande parte do ônus de estabelecer esses incentivos se resume a como o nosso governo e os setores da indústria podem fornecer recompensas em dinheiro para os funcionários que estão motivados a permanecer ou a se manter saudáveis. Porém, mesmo se analisarmos os incentivos em nível individual, você e sua família podem melhorar sua situação financeira com uma saúde melhor, começando com aspectos positivos, como custos médicos mais baixos, maior produtividade no trabalho, uma carreira mais longa e menos preocupação com os impactos de doenças pandêmicas.

Elas têm um ou vários amigos. Você precisa de um ecossistema integrado com a própria turma — uma comunidade de pessoas que trabalham juntas e se apoiam mutuamente na busca por seus objetivos. Ela pode se apresentar de várias formas — uma pessoa, um pequeno grupo ou uma turma grande, com muitas pessoas buscando os mesmos objetivos.[9] E muitas pessoas tendem a experimentar uma combinação desse tipo de amizade durante a evolução de uma jornada de bem-estar.

A teoria da motivação mostra que o relacionamento é um dos principais componentes da motivação intrínseca e de longo prazo. Dados da Exos (empresa que treina atletas de elite) mostram que o fator que supera todos os outros em termos de sucesso para combatentes de forças especiais não tem nada a ver com um programa de exercícios ou com shakes de proteína. Tem a ver com uma mentalidade específica, bem como com um sistema de amigos. Ter um parceiro (ou parceiros) em sua busca pela mudança de comportamento é a variável que provavelmente prediz o sucesso.[10]

Então, enquanto vamos nos aprofundar nos detalhes de quais são as mudanças específicas que melhor o prepararão para a reconstrução, há uma ação que você pode realizar agora mesmo:

Encontre sua turma buscando por pessoas que compartilham seus gostos e interesses.

Aquele tipo de pessoa que o entende.

Aquele tipo de pessoa que desejará compartilhar sua jornada, que tem algo a lhe oferecer e também precisa do que você tem a oferecer.

O tipo de pessoa que é capaz de edificá-lo, apoiá-lo e animá-lo.

Quando isso acontecer, você estará pronto.

CAPÍTULO 13

A AUTOENGENHARIA DO SEU CORPO

Faça Mudanças que Possam Ter Efeitos Exponenciais em sua Saúde e em sua Longevidade

Certa vez, um psicólogo disse a Albert que, apesar de nem sempre conseguir escolher o que acontece com você, é possível escolher como você lida com isso. Esta é uma mensagem importante: controle aquilo que você pode controlar. Neste capítulo, apresentamos as melhores práticas para fazer a autoengenharia do seu corpo e se preparar para a Grande Era do Reboot.

A Autoengenharia do Cérebro e do Coração

As estratégias de saúde para ajudar a melhorar a saúde do cérebro e do coração são extremamente similares às que você usa para melhorar a saúde do corpo. Isso porque grande parte desse sucesso depende de ter um sistema circulatório forte e de um bom fluxo sanguíneo. É fácil imaginar que isso seja necessário para o coração, uma vez que você está familiarizado com a ideia de que praticar atividades físicas e ter uma alimentação saudável ajudam a manter o sistema vascular limpo.

E pode ser mais difícil imaginar como se exercita o cérebro. Não é o mesmo que fazer flexões de bíceps para desenvolver músculos ou praticar natação a fim de fortalecer o músculo cardíaco. No entanto, mesmo que você não esteja se propondo a fazer três séries de elevações do cerebelo por dia, ainda assim precisa dar prioridade à autoengenharia do cérebro quando se trata da duração e da qualidade de sua vida.

Nosso coautor, Albert, tem 90 anos de idade e ainda está ativo profissionalmente. Embora seja inteligente, esperto e leia muito, ele acredita que um dos segredos para a saúde e a longevidade do cérebro tem a ver com outra coisa: o controle do estresse e a definição de prioridades. "O que é importante é importante, o resto é bobagem", ele explica.

Essas estratégias foram documentadas para mudar a forma como seus genes são expressos e melhorar os sistemas que influenciam as funções cerebral e cardíaca.

Controle do estresse: Uma pesquisa da Cleveland Clinic mostrou que as pessoas que se engajam regularmente em atividades para reduzir o estresse diminuem drasticamente seus níveis de estresse percebidos.[1,VII] Essa é uma das melhores maneiras de avaliar sua capacidade de controle do estresse, uma vez que existem poucos exames médicos que monitoram os níveis de estresse.[2] A redução do estresse ajuda a melhorar os marcadores de doenças cardíacas e problemas relacionados ao cérebro.

VII. Uma opção é o aplicativo StressFreeNow da Cleveland Clinic (que pode ser acessado pela internet ou pelo celular). Nele, é possível escolher entre 12 tipos diferentes de práticas de redução de estresse, como meditação, imagens guiadas, técnicas de respiração profunda e de relaxamento muscular progressivo. (Mas, para que fique registrado, o Dr. Mike adora as técnicas de respiração profunda, colocando o dedo indicador direito no umbigo e aprimorando os padrões de respiração dessa maneira. Ele costuma usar essas técnicas com frequência, principalmente quando algum idiota corta seu caminho no trânsito. Elas lhe proporcionam uma maneira mais adequada de expressar sua necessidade de respirar profundamente do que as que ele costumava utilizar).

Imagens de ressonância magnética mostram que o estresse faz com que o hipocampo encolha, e essa atrofia é um marco da demência.[3] Lembre-se de que o verdadeiro dano não vem do estresse em si, mas de sua resposta biológica: uma cascata de hormônios e substâncias químicas durante esses episódios que causam estragos no cérebro e no corpo. Portanto, o objetivo não é eliminar completamente o estresse, mas, sim, melhorar a forma como você reage a ele.

O objetivo de todas as técnicas é forçá-lo a se envolver em atividades relaxantes com frequência, de modo que seu foco mude e seus sistemas biológicos se acalmem. Isso permite que o corpo se recupere dos processos ativados pelo estresse. Essa é a verdadeira engenharia genética.

Mexa-se: O exercício tem todos os tipos de benefícios biológicos, incluindo a redução do estresse, a melhora da função cardíaca, a aceleração do metabolismo e a prevenção do armazenamento de gordura. Mas talvez o benefício mais subestimado seja o que a atividade física faz pelo cérebro:

- Diversos estudos mostram que a atividade física tem uma influência positiva sobre a função cerebral e aumenta o tamanho do hipocampo, acionando os interruptores do DNA.[4, 5, 6]
- Uma atividade física extenuante ativa os genes que produzem proteínas liberadas pelos músculos que são pequenas o suficiente para atravessar a barreira hematoencefálica (uma espécie de parede biológica repleta de vasos sanguíneos apertados que impede que as toxinas cheguem até o cérebro). Isso é importante porque essa proteína libera outra proteína que o cérebro produz, denominada Fator Neurotrófico Derivado do Cérebro (BDNF), que aumenta o hipocampo. Esse crescimento tem um efeito positivo sobre a função cerebral. Níveis mais altos de BDNF estão associados a um menor risco de Alzheimer e da maioria das formas de demência. Entraremos em detalhes sobre o que exatamente você deve fazer para se exercitar na seção "Autoengenharia de seu Programa de

Condicionamento Físico", mais adiante neste capítulo — não é bom saber que você pode melhorar o corpo e o cérebro de uma só vez?

Coma peixe: Em diversos estudos, fica claro que uma das fontes mais poderosas de alimentos benéficos para o cérebro é o peixe — especificamente o DHA e os ácidos graxos ômega-3 (e, possivelmente, o ômega-7).[7, 8] Eles estão mais acessíveis em alimentos como o salmão e a truta do oceano. Essas gorduras benéficas contribuem muito para promover a boa saúde do cérebro e do coração, inclusive reduzindo a inflamação, que é prejudicial para o corpo. Alguns estudos também demonstraram que as pessoas que consomem peixe regularmente perdem menos células cerebrais do que aquelas que consomem menos peixe; além disso, os estudos demonstraram que o consumo de peixe ajuda as artérias a se manterem limpas. (Entretanto, evite peixes fritos, bem como os peixes cavala, peixe-espada, peixe-batata e atum, que geralmente são muito ricos em mercúrio). Se você não gosta muito de peixe, as nozes e os suplementos de DHA de algas (consulte a página 209) são bons substitutos para o DHA e o ômega-3 de peixes e suplementos para gorduras saudáveis também. Você precisa de mais de 900mg por dia para o cérebro (com base em dados de um estudo randomizado)[8] e mais de 1.100mg por dia para o coração, com base em meta-análises [9, 10] — o que significa que precisa ingerir cerca de 170g de salmão selvagem ou 280g de truta marinha em dias alternados ou seu equivalente em suplementos, ou, ainda, alguma combinação de suplementos e salmão ou truta marinha.

Equilibre sua dieta: Algumas pesquisas mostram que a dieta de estilo mediterrâneo — ou uma dieta pesco-vegetariana, que inclui salmão, truta do oceano e alguns suplementos personalizados — pode reduzir a morte por doença cardiovascular em até 30%. Comer esses alimentos também ajuda a impedir o desenvolvimento de demência em até 60%.[11, 12]

Em uma dieta de estilo mediterrâneo, a maior parte das calorias deve vir de plantas ou gorduras de origem vegetal, como azeite de oliva, abacate e nozes. E, conforme evidenciado anteriormente, em estudos epidemiológicos, uma dieta pesco-vegetariana, que inclui salmão e truta do oceano, também é melhor para o cérebro e o coração.[13] É uma dieta muito pobre em açúcar, xaropes adicionados, carboidratos simples e gordura saturada. A gordura saturada (encontrada em carnes vermelhas, laticínios e gemas de ovos) está relacionada a alterações nas bactérias do intestino, o que resulta no desenvolvimento de inflamação em mais de 80% dos norte-americanos. A inflamação pode levar a doenças cardíacas e arteriais, derrame, aumento do envelhecimento devido à artrite e à prevenção da dor pela redução dos movimentos, aumento da demência e risco de câncer. Você também deve ingerir bastante fibra — na forma de vegetais e feijões, principalmente — pois as dietas ricas em fibras estão associadas a menores riscos de doenças e condições de envelhecimento associadas às artérias (desde ataques cardíacos e derrames até diabetes e inflamação).

Evite ingredientes que prejudicam o corpo: Assistir a quinze horas seguidas de reality show não é a única coisa que pode transformar seu cérebro em marshmallow. Os marshmallows podem transformar seu cérebro em marshmallow — assim como alguns outros alimentos:

- Evite açúcares adicionados e xaropes (encontrados em alimentos processados, produtos de panificação e outros; as frutas são boas porque os açúcares que elas contêm são aqueles encontrados em alimentos integrais e levam mais tempo para serem processados — portanto, tendem a não elevar o nível de açúcar no sangue tão rapidamente). Aumentar o nível de açúcar no sangue rapidamente e fora da faixa normal promove processos bioquímicos que adicionam placas às artérias, degradam os sistemas de produção de energia, aumentam o acúmulo de gordura na região abdominal e promovem infecções e inflamações em todo o corpo, levando a doenças crônicas, como insuficiência hepática e renal, disfunção imunológica, a maioria dos cânceres e demência.
- Evite alimentos com gorduras saturadas: é provável que não seja a gordura, mas, sim, as proteínas que a acompanham que alteram as bactérias em seu intestino, causando inflamação no

cérebro e no coração. Essas gorduras são encontradas em carnes vermelhas, gemas de ovos, queijos e na maioria dos laticínios; elas têm sido associadas a diversos problemas de saúde.

- Evite carboidratos simples: encontrados no pão branco e no macarrão, eles funcionam como os açúcares, aumentando rapidamente o nível de açúcar no sangue e, também, desencadeando respostas inflamatórias. Grãos integrais e fibras, como feijão, aveia, frutas e vegetais, são formas de carboidratos que diminuem a inflamação e são alimentos bons para a saúde do cérebro e do coração.
- Beber álcool moderadamente faz bem para o coração — não mais do que um drinque e meio por dia para homens e um para mulheres. Entretanto, é considerado prejudicial para o cérebro. Portanto, você deve tomar decisões sobre o álcool com base em suas predisposições individuais e fatores de risco.

Treine seu cérebro para ser veloz: O lema aqui é "use-o ou perca-o". Quando você trabalha o cérebro de maneira consistente, principalmente em locais em que precisa tomar decisões rápidas, está promovendo o aumento do número de neurônios, das conexões entre eles e do hipocampo. Dois estudos descobriram que pessoas com 70 a 75 anos de idade que jogavam regularmente jogos de velocidade de processamento (jogos que treinam suas habilidades de processamento de informação e visualização) por apenas 18 horas em um período de 10 anos tiveram uma redução de 25% no risco de demência nesses 10 anos e um aumento na acetilcolina (um neurotransmissor importante que é fundamental para a recuperação da memória) em regiões importantes do cérebro.[14, 15] (Esperamos que seja igualmente benéfico jogar jogos de velocidade no celular, pingue-pongue ou qualquer coisa que exija rapidez do cérebro). Não estamos sugerindo que você passe o fim de semana inteiro jogando Fortnite. Mas vale a pena participar de alguns jogos nos quais você precisa processar informações e tomar decisões rapidamente. Gostamos do Double Decision e do Freeze Frame, do site BrainHQ, em virtude de terem dados que sustentam essas afirmações.

Passe fio dental diariamente: Previna a doença periodontal ao consultar um dentista duas vezes por ano. As bactérias presentes na boca, que se desenvolvem por meio dos resíduos de alimentos presos entre os dentes, podem migrar para a corrente sanguínea. Lá, elas podem alimentar a inflamação, danificando o revestimento das artérias e tornando-as suscetíveis ao acúmulo de placa bacteriana, que enrijece e estreita as artérias. O resultado é *bombástico!* Ataque cardíaco, derrame e demência.[16]

E tente isto: Dados mostram claramente que, ao fazer a autoengenharia de seus genes por meio dessas ações, você consegue diminuir o risco de desenvolver demência, doenças cardíacas e distúrbios relacionados à memória. Mas, se estiver procurando um incentivo extra, é possível adicionar mais potência ao cérebro, fortalecendo seus neurônios e suas conexões. Estas ações também se mostraram benéficas:

- Beba café (filtrado e sem creme ou adoçantes) e se delicie comendo mirtilos. O café tem sido associado à prevenção da demência (não há dados suficientes sobre o chá ou o café descafeinado) e o filtro elimina um componente ácido do café que aumenta o risco de doenças cardiovasculares e demência.[17] Os mirtilos têm propriedades que reduzem o risco de doenças.[18]
- Coma mais alimentos no início do dia e menos no final do dia. Tente comer somente em um intervalo de sete ou oito horas. Coma quando o sol estiver alto e consuma 75% das calorias sete ou mais horas antes do horário de dormir.[19]
- Ajude a regenerar seus telômeros por meio da Fasting Mimicking Diet (FMD) original (uma forma de jejum intermitente[VIII]) cinco dias por mês:[20, 21] faça uma dieta com

VIII. O jejum intermitente — um termo genérico para descrever diversos métodos de restrição alimentar — parece, de fato, ser benéfico para a perda de peso, a saúde e a longevidade. A maioria dos dados vem de estudos realizados em organismos simples e em animais, nos quais o jejum demonstrou aumentar o tempo de vida de bactérias, leveduras, vermes e camundongos. Estudos em animais sugeriram, ainda, que o jejum pode retardar o desenvolvimento de alguns tipos de câncer e a degeneração das células cerebrais. O jejum também pode reduzir a inflamação e a pressão arterial, além de aumentar a sensibilidade à insulina. É claro que é muito difícil fazer jejum, por isso os cientistas têm estudado como imitar seus benefícios potenciais com dietas menos baixo teor de proteínas e carboidratos simples, com cerca de 1.000 calorias no primeiro dia e 750 calorias nos quatro dias seguintes (praticamente a quantidade de calorias contidas em uma sopa de tomate, milho e cebola — 900g de tomates cortados em cubos, 1L de água, 350g de grãos de milho, 350ml de água, cebola e temperos a gosto; serve até 17 porções de 230ml nesses quatro dias) e, depois, no sexto dia, retorne à dieta de estilo mediterrâneo.

- Algumas vezes por semana, frequente uma sauna infravermelha — que usa radiação eletromagnética para aquecer o corpo, em vez de aquecer o ar ao seu redor, como acontece com uma sauna tradicional a lenha. Estudos demonstraram a redução da demência em mais de 15% das pessoas que fizeram sauna quatro vezes por semana durante 20 minutos ou mais; ainda não se sabe se esse benefício é resultado da redução do estresse ou de alguma outra propriedade. Mas o efeito foi documentado, usando como referência saunas infravermelhas de temperatura mais baixa, portanto não se deve apenas à eliminação de toxinas por meio da transpiração. (Outros levantaram a hipótese de que esse resultado pode ser devido aos efeitos das proteínas de choque térmico, que são liberadas no corpo ao sofrer mudança de temperatura).[22]
- Durma de seis horas e meia a oito horas de sono de ótima qualidade todas as noites (consulte a seção "Autoengenharia de seu sistema imunológico" a seguir).
- Acrescente alguns suplementos à sua dieta: multivitamínicos e multiminerais com magnésio e cálcio; vitamina D3; CoQ10; uma variedade de probióticos saudáveis; aspirina para bebês

---

extremas. Se você estiver disposto a tentar, a ciência sugere que, ao jejuar por 14 a 18 horas, você já consegue obter alguns dos benefícios. Não ingerir alimentos durante a maior parte do dia faz com que o corpo queime toda a glicose circulante, bem como o glicogênio que está armazenado; o resultado são níveis de insulina mais baixos. Em vez de queimar o açúcar como combustível, o corpo começa a depender da gordura armazenada, que pode ser mobilizada mais facilmente, em decorrência dos baixos níveis de insulina. Basicamente, o jejum é parte daquilo que permite que o corpo entre em um estado denominado cetose — no qual o corpo usa a gordura como energia (em oposição às fontes usuais, carboidratos e a forma armazenada de glicogênio).

(uma pela manhã e uma à noite com meio copo de água morna antes e depois) — consulte a seção "A autoengenharia do seu armário de remédios", na página206.

A Autoengenharia do Seu Sistema Imunológico

Não temos como saber ao certo com que rapidez ocorrerão os novos avanços na medicina, quais serão os custos ou quão acessíveis serão os tratamentos e/ou os diagnósticos. (Você provavelmente não conseguirá ir até uma clínica e receber um adesivo capaz de matar o câncer em um futuro próximo). É por isso que defendemos que você faça a autoengenharia. Porque uma coisa *é* certa: um sistema de defesa funcionando muito bem será a melhor proteção contra o câncer e outras formas de doenças agressivas que alguém pode ter.

Isso não quer dizer que você possa prevenir ou tratar todas as doenças graves apenas mudando seu comportamento — mas certamente, se fizer isso, suas chances de cura aumentarão. Eis o que recomendamos:

Entregue-se à seção de produtos hortifrutigranjeiros. A ausência de vários micronutrientes em sua dieta pode diminuir sua função imunológica, portanto diversifique a ingestão de verduras, legumes crucíferos, frutas vermelhas e frutas cítricas — procure ingerir uma grande variedade desses alimentos. Isso ajudará a aumentar as chances de estar ingerindo todos os micronutrientes necessários para o corpo — vitaminas A, B, C e D e, também, minerais como zinco e selênio. Embora não entendamos totalmente por que os vírus sazonais são sazonais (e atacam com muito mais sucesso no inverno), pode ser porque, no verão, o corpo está mais protegido pelo aumento da vitamina D2 ou D3 produzida pela maior exposição ao sol, pela maior umidade no ar mais quente ou pelo consumo mais frequente de frutas e vegetais com vitamina C e alguns micronutrientes. Também é uma boa ideia reforçar sua dieta com metade de um suplemento multivitamínico/multimineral duas vezes ao dia (de manhã e à noite), para garantir que todos os principais micronutrientes estão sendo ingeridos e evitar a deficiência de zinco, magnésio, cobre e selênio, bastante comuns em dietas de países desenvolvidos (consulte a seção "A autoengenharia do seu armário de remédios", na página 206).

Coma proteína (a certa). A proteína é fundamental para o corpo, porque é o bloco de construção dos anticorpos que são essenciais para sua função imunológica. As gorduras saudáveis do salmão são boas para o cérebro e para todo o corpo. Você também pode obter proteína ao ingerir feijões ou legumes cozidos, além de carnes brancas magras, como frango e peru. Esteja ciente de que algumas fontes de proteína podem conter grandes quantidades de gordura saturada e aminoácidos associados a alimentos com as gorduras saturadas, os quais podem promover o desenvolvimento de câncer. Portanto, evite ingerir carne vermelha e carnes processadas. Para se recuperar da inflamação e limpar os resíduos formados após a batalha entre o sistema imunológico e o câncer, ou qualquer outro invasor, é necessário ingerir vitamina D2 ou D3, além de proteína e ômega-3 e ômega-7 provenientes do salmão (ou ômega-3 provenientes das nozes ou do abacate), porque esses são os diferenciais das pesquisas atuais sobre a prevenção de doenças.

Elimine. Para melhorar a função imunológica e ajudar a prevenir o câncer, é melhor limitar o consumo de açúcar adicionado, xaropes adicionados e carboidratos simples, conforme dito anteriormente. Melhor ainda seria eliminar os alimentos processados e substituí-los por alimentos integrais — essa será uma mudança fundamental para melhorar seu reboot.

Mexa-se o máximo que puder. Acelere seu motor. Embora tenhamos falado sobre isso anteriormente, a lógica que envolve a atividade física também é importante para seu sistema imunológico. Um estudo analisou o comportamento de adultos mais velhos e descobriu que a atividade física estava associada a uma produção intensa de células T protetoras. Uma observação importante: não pratique exercícios em excesso. Exercitar-se em excesso (correr, andar de bicicleta ou treinar continuamente por mais de duas horas) causa inflamação e deprime o sistema imunológico.[23] Consulte a página 180 para obter detalhes e ver nossa recomendação sobre a quantidade de exercícios que se deve praticar.

Não exagere na medicação. A medicação é um dos avanços sociais mais importantes na área da medicina; a expectativa de vida humana foi aumentada consideravelmente por meio da capacidade de tratar, curar e prevenir doenças. No entanto, o excesso de medicação pode ser contraproducente, porque pode interferir na função imunológica (anulando-a, na verdade). Embora não possamos fornecer diretrizes para isso em virtude de cada caso ser único, recomendamos que as pessoas discutam com seus médicos sobre as medicação e a suplementação que elas devem ingerir — isso também se aplica a qualquer medicamento de venda livre e suplementos que você toma regularmente.

Se você não permitir que seu sistema imunológico faça o trabalho dele, estará basicamente tirando dele a capacidade de "praticar". E, quando ele não está colocando seu trabalho em prática, não consegue atuar quando você realmente precisar. Portanto, embora não estejamos dizendo que você não deva ir ao médico e deixar uma infecção sinusal sem tratamento, você deve pensar duas vezes antes de tomar algum medicamento para o alívio da dor como se fosse uma bala. O mesmo vale para os antiácidos para azia: o próprio ácido estomacal oferece uma ótima defesa para matar invasores; tomar um antiácido anula essa parte de seu sistema de defesa.

Tome as vacinas. Mantenha as vacinas em dia e tome a vacina anual contra a gripe. A gripe aumenta a inflamação do corpo, e pesquisas apontam que tomar a vacina anual contra a gripe durante 10 anos, dos 50 aos 60 anos de idade, tem a capacidade de reduzir as ocorrências de ataques cardíacos e derrames em 50% e as mortes nessa faixa etária em 25%, provavelmente por diminuir a inflamação que acompanha a gripe e a quebra de placas que a inflamação causa.[24, 25] É preciso adicionar a vacina contra a covid-19, a fim de evitar ataques cardíacos, derrames, perda de memória e doença renal, que podem resultar da inflamação pelo coronavírus. Tomar um multivitamínico por várias semanas e dormir bem por vários dias antes da vacina contra a gripe aumenta o sucesso desta na proteção contra os vírus da gripe.[26, 27]

Reserve um tempo para VOCÊ. Uma das principais ameaças ao seu sistema imunológico é o estresse crônico; a cascata de respostas hormonais que ele causa enfraquece sua função imunológica ao longo do tempo. O estresse crônico pode levar a um acúmulo de citocinas que, embora combatam infecções, também podem prejudicar suas próprias células no processo. No entanto, em alguns círculos de amizade, "autocuidado" é uma palavra malvista. As pessoas rejeitam a ideia do autocuidado porque, segundo elas: a) não têm tempo; b) são duronas (*"Não preciso dessa baboseira de autocuidado"*). E nós entendemos; é da natureza humana colocar as necessidades de outras pessoas antes das nossas. Mas, como diz a excelente ginecologista da Cleveland Clinic, Linda Bradley: "Você não pode servir um copo vazio!!!"

Pense da seguinte forma: se você não reservar um tempo para cuidar de si mesmo, não estará por perto por tempo suficiente para estar com as pessoas que realmente quer ajudar. Embora não exista um alívio total do estresse (afinal de contas, o estresse é um subproduto de uma vida plena e desafiadora), há maneiras de fazer uma autoengenharia dos efeitos que o estresse negativo e crônico tem sobre o corpo.

Eis algumas das principais coisas que você pode fazer para ajudar a combater o estresse (por falar nisso, o Dr. Mike foi um dos melhores jogadores de squash no passado e acredita que as amizades formadas por meio dos esportes e dos jogos são fundamentais para a construção de relacionamentos, o que, por sua vez, promove o alívio do estresse!):

Meditação. Pesquisas demonstraram que a meditação pode ajudar a melhorar o comprimento dos telômeros (os telômeros estão localizados no final do DNA, e os telômeros mais curtos estão associados ao envelhecimento) e, assim, melhora a saúde em geral e diminui a resposta ao estresse. Mesmo apenas alguns minutos de meditação por dia podem ser úteis, e existem diversos aplicativos e vídeos online que podem ajudá-lo a iniciar essa prática.

Respiração profunda. A respiração profunda ativa a resposta de relaxamento. Procure fazer essas respirações por meio do estômago e do diafragma.

Melhores conexões emocionais. Ter uma rede de apoio é fundamental para ajudar a reduzir os efeitos negativos do estresse — na verdade, ter seis conexões sociais com pelo menos seis pessoas diferentes por mês tem sido associado a diversos resultados positivos. Estudos demonstram que os marcadores sanguíneos da resposta imunológica de pessoas solitárias são diferentes dos de pessoas que são mais sociáveis. E a bondade praticada em favor de outras pessoas também gera um melhor funcionamento do sistema imunológico. Independentemente da idade ou da fase da vida em que se encontra, é importante encontrar uma turma (se não tiver uma) ou se encontrar regularmente com a sua (se já tiver).[28]

Qualidade e quantidade de sono. Provavelmente, esse é um dos maiores problemas de autoengenharia da população. A falta de sono está associada à diminuição da função imunológica e ao envelhecimento precoce, decorrente de processos infecciosos. Isso significa que você precisa não só dormir o suficiente (pelo menos seis horas e meia por noite), como também garantir que tenha um sono de qualidade. Uma boa higiene do sono (sem telas no quarto, sem ingerir nada pelo menos três horas antes de dormir, usar luz vermelha somente nos banheiros etc.) é fundamental para garantir seu descanso. Tente se deitar de costas com um travesseiro sob os joelhos como forma de melhorar o sono e diminuir a inflamação à noite (porém, se você ronca ou tem apneia do sono, não deve se deitar de costas ao dormir, a menos que use um CPAP). O cuidado de dormir mais de seis horas e meia por noite e tomar um multivitamínico por pelo menos três semanas antes de tomar qualquer vacina demonstrou ter associação com o aumento significativo da taxa de sucesso de todas as vacinas testadas.

A Autoengenharia do Seu Programa de Condicionamento Físico

Para nós, é fácil dizer: "Você deveria se levantar do sofá e se exercitar." Porém, quando você entende um pouco mais sobre o que há por trás da atividade física e por que ela funciona, aprende que ela pode servir como uma ferramenta psicológica bastante útil quando se tenta obter a motivação para começar. A atividade física é uma das melhores coisas que você pode fazer pelo coração, pelo cérebro e pelo sistema musculoesquelético. (Uma observação: qualquer pessoa com histórico individual ou familiar de doença cardíaca deve consultar um profissional da área médica antes de iniciar um programa de exercícios físicos mais pesados do que o habitual.)

Alguns dos benefícios:

- Um estudo realizado por pesquisadores de Londres descobriu que, durante as atividades físicas, a cartilagem das articulações é esmagada. Isso, na verdade, evita a degradação da cartilagem (o movimento suprime a ação de moléculas inflamatórias associadas à osteoartrite).[29]
- Estudos mostram que o sedentarismo está associado a um risco maior de diversos problemas, inclusive de doenças cardiovasculares.[30]
- O exercício é capaz de reverter os danos ao coração de pessoas sedentárias. Pesquisas demonstraram que isso acontece porque a atividade física ajuda a melhorar a elasticidade e a função do coração.[31]
- Manter e adicionar um pouco de massa muscular ao corpo ajuda a impulsionar o metabolismo, porque os músculos geram um esforço maior, eles são metabolicamente caros. A queima de calorias é maior pelo simples fato de o corpo ter músculos em vez de gordura. É um ciclo virtuoso.

- Pesquisas apontaram que o treinamento de força pode reduzir significativamente os sintomas associados à depressão, incluindo ansiedade, apatia, mau humor e tristeza.[32]
- O exercício ajuda a manter a massa corporal sem ganhar gordura. Um estudo publicado na revista *Clinical Interventions in Aging* descobriu que a perda de massa muscular com a idade (e sua substituição por gordura) pode estar associada a problemas de memória, como a demência).[33]

Por onde começar? Bem, em primeiro lugar, qualquer atividade física é melhor do que não fazer nenhuma, mas comece fazendo 60 minutos por dia de movimento intencional (alguns minutos a cada meia hora em que estiver acordado); é uma excelente referência para começar a se comprometer. Pense, também, em fazer o trabalho completo, por isso recomendamos variar a rotina, para que os efeitos sejam mais eficazes.

Nossas recomendações incluem:

- Dar 10 mil passos por dia (ou o equivalente a isso — aproximadamente um minuto de atividade equivale a 100 passos). Você pode fazer bicicleta ou uma máquina elíptica, nadar, carregar compras, fazer jardinagem — tudo isso conta. Todos os dias, sem desculpas.
- Fazer algum tipo de treino de resistência dois ou três dias por semana (fazer isso contando as repetições de um exercício pode ser uma forma de meditação, porque ajuda a esvaziar a mente). Consulte as páginas a seguir para saber mais sobre os detalhes específicos e certifique-se de, também, fortalecer o core, o que evita dores nas costas nesse meio tempo.
- Praticar exercícios cardiovasculares (como corrida, caminhada rápida, natação, ciclismo) três vezes por semana durante 20 minutos, com intensidade suficiente para aumentar a frequência cardíaca para, pelo menos, 80% de sua frequência

cardíaca máxima, ajustada à sua idade (aproximadamente 220 menos sua idade, tanto para homens quanto para mulheres). Um estudo aponta que ir além da frequência cardíaca máxima recomendada com um treino intervalado de alta intensidade — se esforçar ao máximo durante 20 segundos a cada dois minutos, mais de três vezes por semana, atingindo mais de 80% de sua frequência cardíaca máxima ajustada à idade — reduz o risco de incapacidade, demência e morte. Um estudo publicado na revista britânica *Sports Medicine* descobriu que é possível reduzir o risco de morte por todas as causas em 24% ao aumentar o ritmo de caminhada para um ritmo rápido (o estudo analisou praticantes de caminhada que atingiram 7km/h). Ou você pode realizar um treino intervalado — fazer um minuto de caminhada intensa e, depois, dois minutos em um ritmo moderado (alternando durante cerca de 20 minutos). Esse treino pode ser adaptado para corrida, ciclismo, natação e, até mesmo, caminhada. (Embora existam muitos dados que comprovem a eficácia desse tipo de treino intervalado de alta intensidade [HIIT] — melhora o condicionamento físico —, até agora, apenas um estudo demonstrou que ele é capaz de prolongar a vida.)[34]

- Fazer cerca de 40 polichinelos por dia. Essa é uma atividade importante para aumentar o fluxo linfático, a densidade óssea e a saúde dos discos da coluna vertebral. Assim como levantar peso aumenta a força muscular ao causar pequenas lesões nos músculos para que eles se tornem mais fortes, os polichinelos causam pequenas lesões nos ossos e nos discos — e o que não o destrói apenas o torna mais jovem.[35, 36]

Precisa de ajuda para começar a se exercitar? Fazer uma caminhada rápida é um ótimo ponto de partida, mas também é importante trabalhar os músculos de maneiras diferentes. O seguinte exercício simples, de 30 minutos, o ajudará a começar. Você pode adaptá-lo para torná-lo mais difícil ou mais fácil, dependendo de seu nível de condicionamento físico e de seu progresso.

Ajuste um cronômetro digital para 30 minutos. Toda vez que um minuto for atingido (em :00), faça um exercício pela quantidade de tempo ou de acordo com as repetições prescritas para você. Em seguida, faça o próximo exercício na marca do minuto seguinte. Se precisar descansar, faça menos repetições ou menos tempo, ou, ainda, aumente as repetições ou o tempo se quiser se desafiar. Repita isso três vezes por semana.

10 exercícios: Faça um após o outro e, em seguida, repita todos mais duas vezes até completar 30 minutos.

1. Marche no lugar (elevando os joelhos) a uma velocidade de "caminhada" durante 20 segundos.
2. Faça 10 agachamentos (mantendo as coxas paralelas ao chão ao se abaixar).
3. Faça 5 flexões com os joelhos apoiados no chão ou não. Se ficar muito difícil, comece fazendo-as em pé, com os braços apoiados contra uma parede.
4. Faça polichinelos durante 20 segundos.
5. Faça uma prancha durante 15 segundos. Fique na posição de flexão no chão, sem apoiar os joelhos no chão, e se mantenha nessa posição durante os 15 segundos. Mantenha as costas retas e o bumbum para baixo, na mesma linha da coluna.
6. Marche no lugar durante 20 segundos em uma velocidade um pouco mais rápida do que na primeira vez.
7. Faça agachamentos, mas desta vez lentamente — contando 3 segundos na descida e outros 3 segundos na subida. Faça esses agachamentos durante 30 segundos.
8. Faça o "andar do urso." Com as mãos e os pés apoiados no chão, imite o modo de andar do urso pela sala durante 20 segundos.

9. Faça o "boxe do ar" durante 45 segundos. Com os joelhos levemente flexionados, dê socos no ar fazendo o mesmo movimento do boxe, alternando os socos entre os braços direito e esquerdo.
10. Toque os dedos dos pés e se mantenha nessa posição de alongamento durante um minuto.

Autoengenharia Contra Acidentes e Erros ("Erros não forçados")

Você pode ter o melhor corpo do mundo, mas, se costuma andar de skate em penhascos, o risco de sofrer um acidente fatal aumenta. Esses tipos de variáveis são o que chamamos de erros não forçados. No tênis, são as jogadas que você deveria acertar, mas erra, sem que o adversário tenha feito nada para dificultar a jogada. Milhões de pessoas se esforçam e, mesmo assim, cometem erros evitáveis. Estes são os mais comuns:

#1 Não Realizar Cuidados Preventivos: A detecção precoce de qualquer problema de saúde é um dos principais fatores para ajudar a tratá-lo antes que ele o prejudique e provoque o envelhecimento antecipado de seu corpo. Lembre-se de que as células ruins se proliferam pelo corpo. Nosso corpo tem uma habilidade de se adaptar aos desafios que nos impomos, porém quanto mais adiarmos o tratamento de uma situação debilitante, mais difícil será voltar ao ponto em que precisamos estar. Infelizmente, muitas pessoas ignoram os exames físicos anuais e outros diagnósticos. Consulte seu médico regularmente para realizar:

- Exames físicos: anualmente, incluindo exames de sangue e outros para ajudar a evitar doenças cardíacas, derrames e riscos ortopédicos, metabólicos e de demência.
- Colonoscopia: a cada três a dez anos após os 50 anos de idade, dependendo do que foi encontrado em colonoscopias ante-

riores e de seus fatores de risco (algumas pessoas com fatores de risco podem precisar fazer esse exame mais cedo).

- Exames ginecológicos e urológicos: anualmente.
- Mamografias em mulheres e em homens com ginecomastia: a cada um ou dois anos a partir dos 30 anos de idade, até que sua idade biológica seja superior a 84 anos.
- Outros: exames de olhos, ouvidos, olfato e densidade óssea a cada dois anos após os 50 anos de idade.

Bônus de longevidade: alguns especialistas em longevidade defendem a realização de uma ressonância magnética de corpo inteiro de cortes finos para detectar câncer precoce aos 60 anos de idade e a cada cinco anos a partir de então; no entanto, converse com seu médico sobre os "incidentomas", ou achados incidentais, que são descobertos com frequência. São tumores descobertos incidentalmente e que, segundo você, precisam ser "investigados com uma biópsia ou uma cirurgia". Muitos deles podem permanecer intactos pelo resto da vida sem causar danos. O risco de descobri-los é devido à ansiedade que eles causam se nada for feito a respeito, bem como nos riscos da cirurgia, se você fizer algo a respeito. Você precisa discutir com o médico sobre o que fará em relação a isso *antes* de se submeter a essa ressonância magnética. Sem dúvida, esse procedimento salvou algumas vidas, mas também causou muita ansiedade e a remoção cirúrgica desnecessária de tumores.

A RELAÇÃO ENTRE MAMOGRAFIAS E DOENÇAS CARDÍACAS

As mamografias digitais revelam mais do que o risco de câncer de mama. Elas podem detectar depósitos de cálcio nos vasos sanguíneos dos seios. As pesquisas estimam que cerca de 10% das mulheres na faixa dos 40 anos têm o que é chamado de calcificação arterial da mama (CAA) e, quando chegam aos 80 anos, cerca de 50% delas apresentam esse problema. Estudos preliminares indicam que a calcificação arterial da mama é um sinal de que há um risco maior de ataque cardíaco, derrame e insuficiência cardíaca.[37] Portanto, ao fazer a mamografia, pergunte especificamente se você tem CAA. Se tiver, marque uma consulta com um cardiologista para avaliar os riscos. Mudar a dieta, tomar uma estatina, reduzir a pressão arterial, praticar mais atividade física são mudanças que você pode fazer para reduzir em 50% ou mais o risco de ataque cardíaco e derrame.

#2 Ignorar as Orientações do Médico: Pesquisas mostram que menos de um quarto das pessoas que recebem prescrição de reabilitação cardíaca após um incidente ou procedimento cardiovascular segue as orientações do médico.[38] E quanto aos exercícios de fisioterapia após um acidente ou uma lesão em um membro ou órgão? Tomar a medicação durante o tempo necessário? Há um motivo para os médicos e os fisioterapeutas prescreverem atividades, medicamentos e outras intervenções. Portanto, o fato de você estar "se sentindo bem agora" não significa que deva ignorar os RX feitos pelos profissionais médicos. Não estamos dizendo que o fato de não fazer isso é sempre intencional. Uma pesquisa de 2018 publicada no *Journal of the American Medical Association* constatou que mais de um terço dos pacientes não falam para os médicos que não concordam ou que não entenderam as recomendações de tratamento.[39] Talvez as pessoas escolhem não se manifestar por constrangimento ou medo de parecer estúpido. Mas, se você não fizer perguntas, não é seu ego que acaba sendo prejudicado; é seu corpo.

#3 Não Obter uma Segunda Opinião: Cada médico e profissional de saúde adota uma prática diferente. Alguns estão atualizados nas pesquisas, outros não. A saúde e a medicina são áreas complicadas — principalmente quando se trata de assuntos sérios —, portanto é necessário buscar mais de uma opinião. Um estudo descobriu que mais de 30% das pessoas com mais de 30 anos de idade diagnosticadas com diabetes tipo 2 tinham, na verdade, o tipo 1.[40] E 30% das biópsias diagnosticadas por patologistas como câncer de mama não eram de fato malignas. As segundas opiniões (que, em nossa opinião, devem ser solicitadas para qualquer decisão ou tratamento médico que dure mais de três dias) não são para criar conflitos, mas para ter abordagens alternativas — e reforçar a primeira opinião ou o diagnóstico.[41] Na era da telemedicina, está cada vez mais fácil fazer isso — e os médicos não se opõem em fazer. O ideal seria que os dois médicos (ou três, se preferir) pudessem discutir os prós e os contras de suas abordagens e chegar a um consenso. Portanto, nem sempre é um cenário do tipo "um está certo e o outro está errado", mas uma oportunidade de ter uma equipe discutindo as melhores abordagens para o seu caso.

#4 Ignorar O Que Seu Corpo Está Lhe Dizendo: O corpo é o maior mecanismo de feedback já criado. Ele quer lhe dar feedback o tempo todo. Quando você sente dor, por exemplo, é ele lhe dizendo para tirar a mão da boca do crocodilo. Ficar com a respiração mais pesada após subir alguns lances de escadas lhe diz que seu coração e/ou seus pulmões não estão funcionando com a mesma eficiência de antes. A dificuldade para afivelar o cinto na calça lhe diz que talvez você tenha ingerido #muitosorvete. Mas de que serve o feedback se você o ignora? Nada. Portanto, você precisa estar aberto às mensagens que seu corpo lhe envia, não apenas em momentos difíceis, mas todos os dias. Considere estes exemplos:

- ***A pressão alta*** é um indicador e a causa de tudo, desde problemas cardíacos até problemas cognitivos — é um dos maiores sinais de alerta do corpo (e fundamental, porque a pressão alta não apresenta sintomas externos, que podem ser sentidos). Isso também ressalta a importância de medir a pressão arterial regularmente (isso é fácil, há diversos medidores domésticos e em farmácias). Tente mantê-la abaixo de 125 sistólica e 85 diastólica.

- ***O ronco*** faz mais do que apenas irritar o cônjuge a ponto de ele bater com o travesseiro em você no meio da noite. Ele está associado a problemas cardíacos, hipertensão, depressão, diabetes tipo 2, apneia do sono e muito mais. Ignorá-lo — sem saber o que pode estar causando o ronco — é permitir que um problema de saúde se agrave e o coloque em risco de ocorrer complicações.

#5 Cair em uma Fraude: Obviamente, você quer evitar fraudes financeiras, ou seja, que alguém roube seu suado dinheiro. Lembre-se: se é bom demais para ser verdade, certamente é. Em seguida, vem o desafio da fraude médica. Essa é uma questão complicada — e se tornará ainda mais complicada à medida que mais avanços forem desenvolvidos e mais impostores aparecerem. Como saber o que é bom para a saúde e o que é uma substância sem valor medicinal real vendida como cura para todas as doenças? Como saber quais métodos são respaldados pela ciência ou estão à frente dela? Como saber em quem confiar? Isso ressalta a necessidade de ter uma boa equipe para poder discutir as diferentes opiniões e abordagens, além de fazer a própria pesquisa. Suspeitamos que os desenvolvimentos a seguir serão algumas das zonas de alerta que terão diversos tipos de informações, serviços e/ou produtos perigosos ou enganosos.

- ***Células-tronco:*** É provável que as células-tronco e os fatores de crescimento de exossomos específicos sejam um de nossos maiores avanços — e a capacidade de utilizar seu potencial de cura e rejuvenescimento celular provavelmente será uma parte fundamental da Grande Era do Reboot. No entanto, muitas empresas estão afirmando fazer mais nessa área do que realmente são capazes (atualmente, é um setor de US$3 bilhões nos Estados Unidos e, em grande parte, fraudulento). Nos Estados Unidos, é ilegal realizar terapias com células-tronco, exceto em ensaios clínicos específicos aprovados pela FDA (apenas dois foram aprovados em meados de 2020). Isso levou essa prática para o exterior, onde não é tão bem regulamentada.

- ***Suplementos:*** Embora muitos suplementos tenham respaldo científico, outros não passam de desperdício de tempo e dinheiro. Um ótimo exemplo: muitos suplementos de proteína são anunciados como benéficos para a pele, porém não têm nenhuma comprovação científica de qualidade sobre seu uso como suplementos orais. O mesmo acontece com alguns suplementos para o cérebro que vemos em anúncios da TV que prometem ajudar a melhorar a memória — eles se saíram exatamente tão bem quanto os placebos em testes repetidos. Faça o mesmo exame duas vezes e você verá que eles mostram que é provável que você melhore tanto com quanto sem o uso desse suplemento. No próximo capítulo, discutiremos quais suplementos têm base científica suficiente para serem analisados por seu médico.
- ***Contaminação genérica:*** Conforme relatado no maravilhoso livro *Bottle of Lies*, de Katherine Eban, os medicamentos podem estar contaminados em virtude da produção em massa, ou ser produzidos de maneira fraudulenta para fornecer 10% ou 30% do que está no rótulo.[42] Nossa solução: compre somente de uma farmácia que verifique se o que está no rótulo está no frasco. A Valisure, por exemplo, é uma farmácia nova nos Estados Unidos que cresceu a uma velocidade incrível; ela oferece um exame específico para confirmar que a quantidade certa de cada ingrediente está presente em cada lote de pílulas que recebe dos fabricantes ou atacadistas de medicamentos (não temos nenhuma ligação com essa empresa). Se a contaminação de medicamentos e as doses fraudulentas continua-

rem a existir (e isso vem acontecendo há mais de dez anos), esperamos que o Walmart e outras farmácias de grande porte, bem como centros acadêmicos como a Cleveland Clinic, nos EUA, comecem a usar métodos de verificação semelhantes aos da Valisure para seus medicamentos.

CAPÍTULO 14

A AUTOENGENHARIA DA SUA VIDA

Novas Maneiras de Pensar Sobre Tudo, Desde sua Aposentadoria até seus Relacionamentos

A construção de um corpo melhor e mais forte é mais do que apenas garantir que a mecânica de seu físico esteja em boas condições de funcionamento. Há um forte argumento de que as áreas financeira, social e relacional de sua vida são igualmente importantes para seu bem-estar geral.

A Autoengenharia do Seu Patrimônio

Administrar seu dinheiro pode parecer algo como tentar atravessar o Pacífico em uma prancha de paddle, principalmente em épocas de mercados turbulentos. Dá muito trabalho, às vezes dói, e você pode sentir que não está indo a lugar algum ou que está, inclusive, retrocedendo. Por isso, ter uma equipe ao seu lado é fundamental, já que ela pode ajudá-lo a evitar os erros financeiros que muitas pessoas cometem. Os principais incluem:

Não economizar o suficiente: Economizar cedo e o suficiente para garantir a estabilidade financeira para a Grande Era do Reboot é sua prioridade financeira número um. Em vez de se forçar a pegar uma parte do seu salário e depositar esse dinheiro em uma conta-poupança ou de aposentadoria, configure o débito automático para que o dinheiro seja transferido diretamente para sua conta *antes* mesmo de você vê-lo.

Onde você deve investir seu dinheiro? A melhor opção é um fundo de índice de mercado diversificado em uma conta de aposentadoria. Automatize esse investimento, esqueça esse dinheiro e siga sua vida. Uma observação: a maioria das pessoas que pode se beneficiar das vantagens fiscais da poupança para a aposentadoria geralmente não poupa o suficiente. Portanto, esforce-se — e, se puder, coloque a maior parte de cada aumento que receber nessa conta — e você colherá os benefícios no futuro. Se a empresa em que você trabalha dá prêmios aos funcionários em forma de seguro saúde quando atingem biomarcadores saudáveis, deposite esse dinheiro em uma conta-poupança para pagar suas despesas com saúde e, após os 65 anos de idade, converta-a em uma conta de aposentadoria.

Esperar muito tempo: Assim como nas atividades físicas, você não pode continuar adiando isso. Comece — ou volte a fazer isso — agora. Dizer que começará amanhã resulta em muitos "amanhãs" ao longo de um ou mais anos.

Reações emocionais: Evite reações automáticas (ao mercado, a situações familiares etc.). As melhores decisões financeiras não são tomadas no calor do momento; elas são tomadas quando as coisas se acalmam. Quando se trata de dinheiro, a parte executiva do seu cérebro precisa se sobrepor à parte reptiliana. Reserve suas emoções para o planejamento das férias, presentes de aniversário e para torcer pelo seu time — não para decisões financeiras.

Pensar que sua casa é um investimento que não pode ser perdido: Embora os imóveis (como a maioria dos ativos reais) tendam a se valorizar, nem sempre é esse o caso. Há muitas variáveis (valores na vizinhança, situação econômica em geral, entre outras); portanto, não se pode confiar no fato de que sua casa sempre se valorizará.

Confiar nos credores: As dívidas quase sempre criam mais problemas do que resolvem. Viver dentro de suas possibilidades o ajudará a garantir a segurança financeira, embora seja tentador não fazer isso.

Ser muito ativo: Comprar, vender, negociar — você acha que pode ser mais esperto do que o mercado em muitas transações. A melhor jogada é aquela feita com paciência — e, sim, sem empolgação. Os riscos e taxas associados a muitas movimentações no mercado significam que estabelecer um portfólio com uma boa alocação de ativos e, em seguida, aguardar pacientemente em longo prazo provavelmente renderá excelentes dividendos.

Não fazer check-ups regulares: Assim como você faz um exame físico anual, também é preciso analisar regularmente seu portfólio. É inteligente verificar o que você tem, como está a tendência do mercado e conversar com consultores financeiros sobre a necessidade ou não de realizar alguns ajustes. Você não precisa tomar decisões precipitadas, mas deve avaliar o portfólio regularmente e tomar decisões bem informadas. E nunca compre "porque está em alta" ou venda "porque está em baixa". A essa altura, já será tarde demais.

A Autoengenharia da Sua Aposentadoria

Se você tem idade suficiente para se lembrar de uma ou duas gerações atrás, provavelmente tem uma noção de como era a aposentadoria. Você teria tido um ou dois empregadores e era mais do que provável que tivesse feito basicamente a mesma coisa durante toda a sua carreira — talvez tivesse sido promovido ou realizado a mesma função dia após dia. Por volta dos 65 anos de idade, você pendurava o uniforme e passava o restante de seus anos vivendo uma vida simples com o que havia economizado para a aposentadoria e/ou com a quantia que seu empregador oferecia.

Atualmente, os trabalhadores são mais dinâmicos. Eles mudam de emprego com mais frequência e talvez até se reinventem, dependendo do conjunto de habilidades que apresentam. Na verdade, talvez nunca tenham um emprego fixo, preferindo conciliar uma variedade de fontes de renda combinadas, a fim de ter uma vida mais flexível. Mas eles ainda têm uma idade ideal — 62 a 70 anos — em que planejam se aposentar e viver a "vida boa" que suas economias lhes permitem.

Então o que acontecerá na Grande Era Reboot? O que acontecerá quando cerca de 47 milhões de pessoas tiverem mais de 90 anos de idade — e, talvez, com cerca de 25% a 40% delas ainda fazendo parte da força de trabalho, porque serão mais parecidas com as pessoas de 55 a 60 anos de idade atuais e com aquelas que tinham 40 anos nos anos 1960–1980 — ainda saudáveis, vitais e capazes de contribuir para a sociedade de maneira significativa?

Sua carreira pode deixar de ser algo simples ou em uma área tradicional. Você pode ter *muitas* carreiras. Prevemos que haverá uma grande noção de reinvenção no que diz respeito ao trabalho. Nossa vida profissional não se estenderá somente até os 40 ou mais anos atuais; ela pode se estender até os 60 ou 70 anos de idade, porque pode ser que as pessoas queiram ter diversas carreiras interessantes.

Em 2050, em um mundo reiniciado, prevemos que a idade normal de aposentadoria estará muito mais próxima dos 80 anos de idade do que dos atuais 65 anos, e acreditamos que os benefícios da aposentadoria não serão concedidos antes dos 75 anos de idade. Os aposentados terão mais saúde e "serão" mais jovens do que qualquer grupo de aposentados anterior a eles. Embora talvez não tenham economizado o suficiente para viver sua aposentadoria dos sonhos, estarão mais bem preparados para isso do que qualquer outro grupo na história. Eles terão se beneficiado de heranças generosas e de muito mais anos de plano de contribuição definida, o que os deixará com um patrimônio substancial e uma renda de aposentadoria que, no passado, eram inimagináveis.

Uma excelente pergunta sem resposta é o que as pessoas farão com seus recursos monetários e seus anos adicionais. À medida que elas começarem a se sentir mais jovens e a se comportar como tal, suspeitamos que haverá um aumento explosivo da demanda por uma aparência proporcionalmente mais jovem. (Afinal de contas, se estou me sentindo maravilhoso, vou querer parecer maravilhoso também!) A expectativa é que as cirurgias e os tratamentos estéticos cada vez mais eficazes se tornem a regra e, quem sabe, até mesmo com uma pele geneticamente renovada — e sem rugas! (Consulte a seção "A Autoengenharia da Sua Aparência", na página 219 para saber mais sobre como manter a pele com aparência mais jovem).

Um dos efeitos do aumento da longevidade é que você ganhará mais dinheiro do que qualquer geração anterior, portanto terá ainda mais para gastar de maneira discricionária. O efeito coletivo disso sobre a economia do país será substancial.

A aposentadoria também traz à tona algumas questões mais profundas, que têm efeito sobre você e sua saúde.

Em primeiro lugar, o que você quer fazer da vida? O que o deixa feliz? De que forma você contribui para a sociedade? O que lhe dá a noção de um propósito maior?

Essas perguntas são ainda mais importantes quando se trata de sua carreira (e mudanças de carreira) antes do fim de seu principal período de trabalho. Em 2050, existirão os mais variados tipos de empregos, alguns com os quais nunca sonhamos. *Sim, Frank, estamos interessados em agentes de viagem especializados em Netuno!* À medida que a tecnologia e a sociedade mudam, o mesmo acontece com as estruturas de apoio — o que dá mais ênfase à capacidade de adaptação e de trabalho de uma pessoa que se encaixa nessas novas estruturas.

Quando falamos de reiniciar a aposentadoria, o principal ponto é que não se trata apenas de um novo "período de serviço". Também é uma mudança de mentalidade, na qual o que você faz o define apenas parcialmente. Outros critérios incluem quanto você se adapta a uma variedade de carreiras — aquelas que, esperamos, lhe darão um senso de propósito, satisfação e otimismo. Algumas coisas a considerar quando se trata de uma nova abordagem para a aposentadoria:

- Concentre-se nos aspectos do seu trabalho que você ama e que pode realizar fisicamente.
- Analise as oportunidades educacionais para desenvolver habilidades em novas áreas, permitindo que você continue a perseguir suas paixões.
- Supondo que você esteja financeiramente estável, considere uma segunda (terceira, quarta) carreira em novas áreas que o motivem pela paixão, não pelo dinheiro.

A Autoengenharia dos Seus Relacionamentos

Quando você dá conselhos ou faz previsões para o futuro, é fácil se prender à ciência e às estatísticas: transplantes de órgãos, juros compostos etc. Embora haja muito o que discutir sobre o progresso, o processo e as regras para enviar beijos e abraços, não podemos descrever a Grande Era do Reboot sem mencionar os beijos e abraços. Os Beatles estavam certos quando disseram "All you need is love" [Amor é tudo de que você precisa, em tradução livre]. Isso porque o corpo e a mente, a ciência e a alma, o coração anatômico e o coração metafórico andam de mãos dadas.

À medida que o mundo se reinicia, se você não considerar mais amplamente as coisas que são significativas para você — quem você é e o que faz de sua vida —, pouco disso tudo importa. (Como o colunista e autor David Brooks observou certa vez: "Você está vivendo para você ou para o trabalho?")[1]

Uma coisa é certa: A Grande Era do Reboot mudará a dinâmica de sua estrutura familiar (incluindo a família não consanguínea) e a natureza do mundo do trabalho de uma forma nunca vista. E, embora isso exija uma atitude de seguir o fluxo à medida que você envelhece, pensar no que está por vir é bastante útil.

Atualmente, quando montamos uma árvore genealógica, tendemos a pensar em três gerações de parentes vivos: filhos, pais e avós. É claro que essa fórmula pode variar; algumas pessoa podem não ter mais os avós, em virtude de estes terem morrido prematuramente, enquanto outras podem ter bisavós. Tendemos a nos esquecer de que, nas gerações anteriores, conhecer os avós era algo raro.

Ao longo do tempo, nossa árvore genealógica se tornou mais complicada, à medida que as taxas de divórcio aumentam e as taxas de natalidade diminuem. Muitas vezes, não se trata de apenas uma unidade familiar, mas de muitas camadas de famílias grandes e mistas que se ramificam em diferentes direções. Se você não tem filhos, talvez tenha uma família amorosa e não consanguínea.

Agora, pense em nossa estrutura familiar atual e acrescente cerca de 40 anos à expectativa de vida útil. O que acontece? Talvez a unidade típica de gerações na árvore genealógica mude para cinco em vez de três: filhos, pais, avós, bisavós, tataravós e família não consanguínea. Acrescente o fato de que as pessoas continuarão a passar por obstáculos e mudanças na vida, os divórcios continuarão acontecendo e as famílias mistas aumentarão.

As famílias serão formadas por turmas em vez de pequenas unidades.

O aumento da longevidade ressalta, acima de tudo, a importância de ter relacionamentos sólidos — românticos, familiares e platônicos —, pois eles são a principal fonte de saúde ótima. Manter conexões à medida que envelhecemos é fundamental, principalmente para os mais velhos (os relacionamentos nos mantêm ativos no presente, em vez de presos ao passado). Quando somos jovens, os relacionamentos nos ajudam a personalizar a empatia.

Renovar a sua lista de amigos e conexões amorosas é essencial ao longo da vida, seja quando você entra em uma escola nova aos 7 anos de idade ou quando se aposenta. Amigos e familiares morrem, se mudam para longe ou, até mesmo, mudam suas prioridades. Você precisa substituí-los ou ficará isolado em virtude do desgaste das relações — e isso dá trabalho. (Uma das piores coisas sobre a pandemia de covid-19 foi que ela nos tirou esse importante fator de saúde devido ao isolamento que exigiu, o que aumentou o estresse e pode ter contribuído para as preocupações financeiras).

Os netos são um bom ponto de partida, mas geralmente moram longe ou não têm interesse em pessoas mais velhas. Portanto, isso significa que se trata de formar uma "família" com suas pessoas preferidas, que podem ou não ser sua família de sangue — lembrando que seu cônjuge não faz parte de sua família de sangue. Uma "família de coração" também pode incluir parentes de sangue, mas por que ser tão limitada? A "família de coração" pode ir além do sangue, mas é preciso abertura, amor e esforço.

Não é preciso dizer que a qualidade (e a existência) de seus relacionamentos tem um efeito importante sobre a saúde. Considere esta pesquisa:

- O isolamento social — a ausência da família, algo muito comum na população idosa — aumenta os efeitos do estresse, bem como o risco de morte e de doenças graves. É especialmente importante reconhecer isso porque quase 43% das pessoas dizem que se sentem sozinhas em determinado momento.
- As pessoas casadas que classificaram seus casamentos como "muito felizes" ou "bastante felizes" tiveram 20% menos chances de morrer em um período de dez anos do que aquelas que disseram não ser felizes no casamento. (Os homens parecem se beneficiar mais do fato de serem casados: um casamento heterossexual feliz torna um homem cerca de três anos mais jovem e uma mulher cerca de dois anos mais jovem aos 55 anos de idade. Um casamento infeliz não faz um homem envelhecer, mas faz uma mulher parecer três anos mais velha).
- Os adultos mais velhos que têm redes sociais mais amplas são mais capazes de se manterem ativos quando se trata da autoengenharia e de fazer escolhas de estilo de vida para atingir um nível de saúde ideal para a idade. Aqueles que não estavam tão engajados socialmente tinham 33% mais probabilidade de faltar a acompanhamentos preventivos ou a exames de saúde e apresentavam níveis muito mais altos de estresse, bem como envelhecimento e demência associados ao estresse. As conexões sociais são a chave para atenuar os efeitos adversos do estresse sobre as funções do corpo e do cérebro.

Segundo pesquisas, o segredo para os relacionamentos amorosos é o que chamamos de "capacidade de resposta emocional". Isso é exatamente o que parece: estar presente para as pessoas ao seu redor, não fisicamente, mas buscar se envolver emocionalmente. Isso não se aplica somente aos relacionamentos românticos, mas também às amizades.

A Autoengenharia da Sua Vida Sexual

Não é segredo que, à medida que envelhecemos, a função sexual pode diminuir, por diversos motivos. Alguns são mecânicos (ou seja, é quando o fluxo sanguíneo está enfraquecido devido ao envelhecimento das artérias e o sangue não consegue chegar aos órgãos sexuais). Alguns são motivos psicológicos (as emoções estão diretamente ligadas à excitação). E outros são simplesmente logísticos (dias estressantes podem fazer com que a cama seja muito mais atraente como um lugar para dormir do que para fazer sexo).

Mas isso não significa que você deva descartar a disfunção sexual como parte inevitável do envelhecimento, pois uma vida sexual saudável em um relacionamento saudável tem muitas vantagens (além das óbvias).

Fisicamente, o problema mais comum para os homens é a disfunção erétil — a incapacidade de obter ou manter uma ereção. Os medicamentos podem ajudar, mas fazer coisas que ajudam a melhorar o fluxo sanguíneo (atividade física e boa alimentação) pode reforçar a circulação na área. Para as mulheres, devido às alterações hormonais que ocorrem após a menopausa, a falta de lubrificação e excitação são comuns, ressaltando a importância não apenas do fluxo sanguíneo, mas também da intimidade e da compreensão de que o corpo não é mais o mesmo (dedicar mais tempo às preliminares costuma ajudar). A variável mais importante para ainda fazer sexo aos 75 anos de idade (além de ter um parceiro), segundo o National Social Study, é: o grau de inflamação do corpo (detectado por meio de um exame de sangue para hs-PCR) para pessoas com 58 anos de idade.[2] E, de acordo com o que aprendemos, em grande parte, você pode modificar genética e epigeneticamente seu nível de inflamação para que ele diminua. Esse é um dos motivos pelos quais recomendamos fazer esse exame de sangue junto com seu check-up anual para verificar o LDL. Os exames para ajudá-lo a avaliar a inflamação do corpo incluem um alfabeto completo: hs-PCR, LDL oxidado, ApoB, N-óxido-trimetilamina (TMAO), iL-6, FP-Iso, SDMA, entre outros.

Além disso, muitos problemas de saúde, inclusive dor, depressão, doenças cardíacas e os medicamentos usados para tratá-los — outro motivo para obter uma segunda opinião — podem ter como efeito colateral a disfunção sexual. E isso reforça um de nossos pontos principais: cuidar de si mesmo de maneira holística tem um efeito positivo em todos os aspectos da sua vida.

A Autoengenharia da Sua Vida Social

Ser socialmente ativo é uma das coisas mais importantes que você pode fazer por sua mente, sua saúde e sua vida. Nem sempre é fácil fazer isso — especialmente se, quando está passando por momentos difíceis, você prefira se retirar, se aninhar no sofá e ficar na companhia da Netflix. Não podemos recomendar uma abordagem única para todos. O que funciona para uma pessoa pode ser infernal para outra; por isso pedimos algumas ideias a algumas pessoas de nosso círculo íntimo — em parte para lhe dar algumas ideias, mas principalmente para inspirá-lo a garantir que essa seja uma de suas prioridades à medida que envelhece:

"Entrei para uma turma de Tai Chi (o que é bom para minha saúde e inclui outras pessoas que querem se conectar socialmente), faço videochamadas com amigos que moram em outros lugares, para manter amizades (sem mensagens de texto), e me comprometo a fazer 'encontros de comemoração do aniversário' com três amigos, mesmo que eles aconteçam semanas após a data do aniversário. — Jill, 63 anos

"Organizamos almoços, jantares, partidas de golfe, reuniões e minirreuniões, viagens de esqui e de golfe." — Warren, 75 anos

"Eu jogo tênis e padel, então jogamos em grupos de amigos e em equipes competitivas. Foi assim que estabeleci contato com uma grande rede de casais e de mulheres — além de jogar, vamos ao cinema, jantamos fora, fazemos noites de baralho e até saímos de férias juntos. Estou ativamente envolvida com os esportes juvenis de minha filha, sou a representante dos pais e faço parte dos patrocinadores esportivos da escola. Foi assim que fiz amigos, pais que saem antes ou depois dos jogos dos filhos e se oferecem como voluntários com nossos adolescentes. Meu marido, minha filha e eu temos um grupo no WhatsApp em que nos comunicamos o dia todo, desde planos para o jantar até conquistas diárias e piadas/memes. Também fazemos trabalho voluntário em família em nossa igreja. Minhas sobrinhas e meus sobrinhos estão na faixa dos 20 anos e se comunicam pelo Instagram e WhatsApp. Todos moram fora da cidade e é muito divertido e fácil enviar vídeos e áudios uns para os outros. Inclusive meu sobrinho, que está no Afeganistão, pode usar o WhatsApp comigo com frequência. Eu ADORO isso." — Holli, 50 anos

"Uma maneira divertida de me manter conectado com amigos e familiares é um aplicativo chamado Marco Polo. É um aplicativo de mensagens de vídeo. Faço chamadas de vídeo em grupo todos os dias com três de minhas melhores amigas de infância, um com minha mãe e minha cunhada e outro com amigas da época em que morava em Nova York. Isso só me deixa atualizada sobre o que todos estão fazendo, porém, o mais importante, me faz rir todos os dias." — Ann, 69 anos

"Mantemos contato com a família por meio do FaceTime. Nossos filhos costumam mostrar a casa aos avós, fazem caretas e sempre se certificam de que nosso porquinho-da-índia, Shaggy, também dê um alô na câmera." — Erica, 41 anos

"Há 45 anos, seis casais participaram de um leilão beneficente de uma escola secundária ao comprar um fim de semana de esqui em um chalé em Vermont. Essa foi apenas a primeira de 20 viagens subsequentes que fizemos juntos ao longo dos anos para lugares tão distantes quanto Istambul. Compras em grupo, tarefas designadas para cozinhar e lavar a louça após o jantar, clube do livro, longas caminhadas e amizades consolidadas uniram de maneira única essas 12 dedicadas pessoas em momentos inigualáveis de alegria, humor e memórias. Sete de nós já faleceram, mas os cinco que ainda estão vivos, apesar de estarmos distantes uns dos outros, ainda estão umbilicalmente próximos e conectados." — Jack, 72 anos

"Ligar para minha mãe e meu pai, ou mesmo enviar um cartão de felicitações para dizer 'eu te amo', os deixa muito felizes. É extremamente importante ter essas conexões humanas." — Ivy, 54 anos

"Hoje em dia, passo muito tempo viajando. Descobri que as pessoas da minha idade (que não são 'ligadas' em música ou videogames, atividades inerentemente solitárias) que viajam são muito abertas a iniciar ou a se envolver em conversas em aeroportos e aviões. Às vezes, começa como uma conversa fiada sobre o clima, um atraso no voo ou sobre o que a pessoa está lendo. Em geral, a conversa se transforma em algo maior, na troca de números de telefone e, por vezes, em uma amizade ou uma parceria. Conheci meu atual parceiro de negócios na área de retirada de bagagem em Akron, Ohio, anos atrás, quando ambos percebemos, por meio de uma conversa, que tínhamos um interesse comercial em comum." — Jeff, 61 anos

"Uma vez por ano, eu me encontro com várias outras amigas do meu tempo de esposa de militar da Marinha em uma nova cidade. Somos quatro e sempre nos divertimos muito colocando a conversa em dia e visitando os pontos turísticos da cidade que escolhemos. Este ano iremos a Nashville." — Tonia, 57 anos

"O Google nos ajuda a nos tornarmos especialistas em praticamente qualquer coisa. Estamos jantando e surge um assunto sobre o qual não sei nada. Não preciso mais me preocupar com o fato de parecer desinformada ou de não conseguir participar da conversa, basta pesquisar no Google — isso é ótimo para impressionar velhos amigos e fazer novos." — Mary, 62 anos

"Há alguns anos, meu marido e eu nos mudamos de uma região onde morávamos há 48 anos para ficarmos mais perto de nossa família. Sabíamos que estávamos deixando para trás nossa casa de 42 anos, mas, mais importante, nossos amigos. Uma de nossas primeiras prioridades foi estabelecer um novo círculo de amizades. Isso exige tempo, esforço e abertura. É banal, mas é verdade, você precisa ser amigo para fazer amigos. Fazer amigos é um motivo para se levantar todas as manhãs e compartilhar atividades como grupos de livros e de Mahjong. Os amigos nos incluíram nas refeições de férias da família, permitindo que não nos sentíssemos sós. Tudo isso significa que deve haver reciprocidade. Os amigos fazem ligações telefônicas, refeições, visitas em momentos de recuperação, doença ou perda. Eles fazem com que nos sintamos amados, e não sozinhos. Sim, tudo isso toma tempo. Mas sem contatos sociais, tudo o que resta é solidão e uma preocupação excessiva consigo mesmo." — Marsha, 78 anos

"Uma das minhas paixões é participar do voluntariado em minha comunidade. Pode ser um trabalho de servir crianças sem-teto, ler para pessoas que não têm casa, acompanhar idosos a consultas médicas ou fazer caminhadas ao ar livre. Fiz um grande círculo de amigos que pensam da mesma forma e que também gostam de ajudar os necessitados. O trabalho voluntário não só ajuda aqueles a quem servimos, como também nos dá uma enorme noção de gratidão a quem desempenha uma função de apoio. Há alguns anos, também estabeleci com meus amigos uma política de 'não dar presentes' em aniversários e no Natal. Em vez disso, pedi àqueles que insistiam em me presentear que doassem muitas horas de seu tempo prestando serviços comunitários. É incrível o número de pessoas que hesitaram inicialmente e que depois adotaram a mesma política. Por meio dessa prática, criei um ótimo círculo de amizades. Passando adiante…" — Donna, 67 anos

"Meus amigos do ensino médio e da faculdade fazem um grande esforço para se reunirem todos os anos em uma parte diferente do país. Combinamos de jogar golfe, pescar ou passar alguns dias explorando uma cidade e saboreando uma boa gastronomia. É um momento incrível, em que contamos com orgulho sobre nossas famílias e revisitamos velhas lembranças!" — Wael, 50 anos

"Aproveito todas as oportunidades para me comunicar com meus amigos e familiares. Sempre que estou sentado no banco de trás de um táxi, em aeroportos ou trens, aproveito o tempo para enviar uma mensagem a meus amigos e familiares mais próximos. Falo com meus filhos e minha mãe todos os dias. Converso com minha irmã diversas vezes por semana. A frequência da comunicação é importante, muito mais do que a duração das ligações. Essas técnicas me ajudaram a manter contato com minha família e meus amigos na Croácia, embora eu tenha deixado o país há 30 anos." — Tom, 56 anos

"Fazer amigos toma tempo; mantê-los também. Durante a maior parte de minha vida, desde a infância na fazenda até a faculdade e a pós-graduação, enquanto administrava diversas empresas e editava seis livros, trabalhei de 50 a 70 horas por semana. Adquiri muitas coisas, também conhecidas como 'brinquedos'. Durante esse período, meus irmãos (meus melhores amigos que moram a menos de 20 minutos da minha casa), que sempre trabalharam em tempo integral, aproveitaram a vida com os amigos. Muitas festas, acampamentos, passeios de snowmobile, passeios de barco, caça, festas… apenas se divertindo com outras pessoas. À medida que me aproximava da aposentadoria, e ainda mais depois dela, tive mais tempo livre. Quando eu chamava meus irmãos para fazer alguma coisa, geralmente envolvendo algum 'brinquedo' ou outro, eles já estavam com os amigos, desfrutando de outras coisas. Naquela época, eles raramente tinham tempo para mim, e não têm tempo agora porque sempre têm 'algo para fazer'. Apesar de nos divertirmos muito quando estamos juntos, eles têm muitos amigos, enquanto eu tenho 'coisas'. Percebi que as amizades precisam de tempo para serem cultivadas. Elas exigem certo esforço. As amizades não acontecem nem existem sem atenção. Elas precisam ser cultivadas com cuidado e precisam, principalmente, de um fertilizante chamado 'tempo'. Também tive outra epifania: grandes amizades e redes sociais podem acontecer mesmo mais tarde na vida, se forem consideradas prioridades.

"Para cultivar as amizades, é necessário se doar... dedicar algum tempo. É preciso disposição para compartilhar sua vida, seus sentimentos, seu carinho, sua disposição para ouvir. Isso envolve certo risco... mas as lembranças mais felizes não parecem estar relacionadas à aquisição de 'brinquedos', mas sim às amizades duradouras.

"Alguns amigos e eu mantemos contato principalmente via e-mail. O e-mail permite conexões diárias (em alguns casos, apenas ocasionais), conversas sérias ou engraçadas com outro ser humano que é especial em minha vida. Isso permite que eu me sinta não só reconhecido, mas essa conexão [que sinto] é tão importante para a outra pessoa quanto é para mim. Há três grupos distintos de amigos — pequenas redes sociais — para os quais envio e-mails quase diariamente. Cada um é diferente do outro. Um é composto por colegas aposentados, outro por veteranos e há também um grupo de familiares. Meus filhos formam um quarto grupo. Por viver em uma época em que todos têm a vida tão cheia e ocupada, é agradável dedicar alguns minutos por dia para acessar o e-mail e saborear a história da continuação de um relacionamento. Como o e-mail não é intrusivo, podemos checá-lo quando temos alguns minutos; é uma experiência gratificante e torna o ato de 'receber aquela mensagem' seja muito mais fácil!" — Jack, 72 anos

A Autoengenharia do Seu Armário de Remédios

Em um mundo ideal, os alimentos que você ingere forneceriam todas as vitaminas, os minerais e os micro e macronutrientes necessários para seu organismo. No entanto, pesquisas apontam que, quando se trata de valores diários de referência (VD) ou da ingestão diária recomendada (IDR) de nutrientes, 99,9% das pessoas não conseguem ingerir 100% do que é recomendado e apenas 7% obtêm mais de 20% do valor diário de todas as vitaminas e minerais. Apresentamos as vitaminas, os minerais, os suplementos e os medicamentos que, comprovadamente, reduzem o envelhecimento e melhoram a longevidade, que recomendamos que você discuta com seu médico; e mais alguns que os pesquisadores antienvelhecimento tomam por conta própria devido a excelentes resultados em testes com animais (porém ainda não comprovados em humanos):

Vitamina D_3

Por que você deve tomar: Entre 67% e 93% da população é deficiente em vitamina D. É quase certo que essa deficiência reduz a longevidade.[3] Pesquisas apontam que um nível de 35ng/ml ou mais de D3 no sangue traz uma série de benefícios: protege contra o câncer, protege as artérias dos efeitos do envelhecimento, é capaz de *reverter* o diabetes, protege contra a disfunção erétil — e, inclusive, ajuda a reduzir a mortalidade por todas as causas.[4] Embora os dados mostrem claramente que um nível de D_3 de 35ng/ml ajuda seu corpo a funcionar de maneira mais jovem do que um nível de 10ng/ml ou 20ng/ml, não sabemos se níveis de 50ng/ml ou 80ng/ml de D_3 são necessariamente melhores do que de 35ng/ml. Na verdade, não sabemos se a suplementação com níveis acima de 35ng/ml ajuda a reduzir as doenças e as condições associadas a níveis inferiores a 35ng/ml. Mas presumimos que sim e sabemos que um nível de 35ng/ml é melhor do que 15ng/ml.

Com o que se deve ter cuidado: Faça exames de sangue anualmente para descobrir qual é o nível de suplementação necessário para aumentar seu nível de D_3 para pelo menos 35ng/ml (embora prefiramos atingir um nível de 50ng/ml a 80ng/ml). A toxicidade raramente aparece até que os níveis ultrapassem 107ng/ml.[5]

Quanto tomar: Até que você saiba os resultados do exame de sangue, comece a tomar 1.000 UI diariamente, mandando manipular sua dosagem. Conforme você envelhecer, precisará de mais suplementação porque, ao longo do tempo, sua capacidade de absorção ou produção de vitamina D_3 diminui.

Multivitamínico/multimineral

Por que você deve tomar: A maioria das pessoas está com deficiência de alguma quantidade de vitaminas e minerais essenciais. Temos dados muito bons, principalmente no que se refere aos efeitos sobre a longevidade. Pesquisas revelam que tomar um multivitamínico durante vinte anos ajuda a reduzir as taxas de incidência de câncer (em 18% para os tipos de câncer que não sejam os de próstata em homens com mais de 65 anos).[6, 7] Tomar meio comprimido multivitamínico duas vezes ao dia mantém o coração mais jovem e mais forte, pois há evidências de que ajuda a diminuir a incidência de doenças cardiovasculares em mais de 25% (e, provavelmente, as doenças que são evidentes, porém o deixam lento), conforme apresentado no acompanhamento de duas décadas de estudo do Health Professionals.[8]

Com o que se deve ter cuidado: Não tome vitaminas extras, como aquelas adicionadas à água engarrafada ou aos alimentos, a menos que seja indicado por seu médico, pois o excesso pode fazer mais mal do que bem ao organismo. Por exemplo, alguns suplementos de vitaminas B, se ingeridos em excesso, podem causar o aumento do câncer de mama ou a morte prematura.[9, 10]

Quanto tomar: Divida um suplemento múltiplo ao meio; tome metade pela manhã e metade à noite (isso manterá os níveis sanguíneos de nutrientes mais próximos do constante). Opte por um suplemento múltiplo com doses de nutrientes próximas ao seu valor diário ou IDR (uma vez que a ingestão de um nutriente em excesso pode prejudicar seu funcionamento junto a outros nutrientes e fazer mais mal do que bem).

Cálcio citrato e magnésio

Por que você deve tomar: O cálcio mantém seu corpo funcionando como se fosse mais jovem de diversas maneiras, inclusive fortalecendo os ossos. A ingestão adequada de cálcio é essencial para ter ossos e dentes saudáveis, para o funcionamento dos músculos e para a transmissão das mensagens por meio dos nervos. O cálcio também pode ajudar a liberar hormônios e enzimas que mantêm o corpo em funcionamento. Em geral, as pessoas obtêm cerca de metade da quantidade de cálcio diário de que necessitam (aproximadamente 1.200mg) por meio da dieta; portanto, tome um suplemento diário de 600mg que contenha 300mg de magnésio, o que ajuda a neutralizar o efeito complicado de constipação associada ao cálcio. O cálcio ajuda, ainda, a prevenir a insônia, a regular a função muscular e nervosa, os níveis de açúcar no sangue e a pressão arterial, além de ser importante para a produção de proteínas, ossos e DNA saudável, bem como para diminuir o risco de fraturas ósseas e o envelhecimento por sedentarismo.

Com o que se deve ter cuidado: Ingerir mais de 600mg de cálcio como suplemento pode aumentar o risco de câncer de próstata, e os resultados encontrados para o câncer de próstata geralmente são os mesmos para o câncer de mama (e vice-versa).[11, 12] Existe outro risco especialmente para as mulheres: quase 70% das mulheres idosas relatam que tomam cálcio, mas talvez não saibam que uma dose maior do que 600mg por dia aumenta em até sete vezes a probabilidade de desenvolver demência naquelas que sofreram um derrame ou que apresentam lesões na substância branca (um marcador de doença cerebrovascular).[13]

Quanto tomar: Não tome mais de 600mg como suplemento. Além disso, o cálcio dos alimentos afeta o corpo de maneira diferente do cálcio dos suplementos e parece oferecer segurança ou, até mesmo, proteção contra problemas vasculares. Portanto, se você já teve um derrame, concentre-se na ingestão de alimentos ricos em cálcio. O objetivo deve ser ingerir de 1.000mg a 1.200mg de cálcio por dia:

- Uma xícara de leite de vaca sem gordura (276mg) equivale a 23% da ingestão diária recomendada (IDR).
- Uma colher de sopa de sementes de gergelim contém 9% da IDR.
- Uma xícara de iogurte natural sem gordura contém 30% da IDR.
- 85g de salmão enlatado com espinhas equivalem a 21% da IDR.
- Uma xícara de feijão branco cozido contém 13% da IDR.
- 30g de amêndoas contêm 8% da IDR.
- Uma xícara de couve cozida (226mg) equivale a 19% da IDR.

Ômega-3 DHA

Por que você deve tomar: O DHA, um componente do óleo de peixe, é um alimento bom para o cérebro. Em estudos randomizados com pessoas, descobriu-se que ele ajuda a manter a saúde e, em um estudo controlado randomizado com pessoas acima de 60 anos, demonstrou melhorar a função cerebral, proporcionando benefícios na velocidade de processamento como se você fosse seis anos mais jovem.[14] Tomar ômega-3 também é uma das cinco práticas que protegem os olhos da degeneração macular (as outras quatro são ingerir os carotenoides luteína e zeaxantina, evitar o fumo passivo e usar óculos escuros).[15]

Com o que se deve ter cuidado: Sabemos da existência de alergias a alguns derivados de peixe, como o DHA. Certifique-se de obter DHA em vez de óleos de peixe genéricos; muitas preparações de óleo de peixe não contêm o DHA ativo.

Quanto tomar: Sugerimos tomar 900mg por dia ou comer de 30g a 40g de salmão selvagem ou de 30g a 40g de truta marinha por semana: esses são os dois únicos peixes na América do Norte que fornecem esse importante "óleo de peixe". Ou tome ômega-3 DHA de algas em uma dose de, pelo menos, 900mg por dia.

Aspirina em dose baixa

Por que você deve tomar: Se existe um suplemento para a longevidade sobre o qual recomendamos que todas as pessoas acima de 49 anos de idade conversem com seus médicos, são duas aspirinas de 81mg (*não* entérica/revestida) diariamente. Essa dose protege contra nove tipos diferentes de câncer (incluindo de mama, de próstata e de cólon), além de doenças relacionadas ao coração e às artérias, como derrame, impotência e trombose venosa profunda.[16] Para um homem normal com mais de 35 anos e uma mulher com mais de 45 anos, os benefícios excedem os riscos.[17]

Com o que se deve ter cuidado: Podem ocorrer distúrbios gastrointestinais e sangramento, portanto verifique com seu médico antes de começar a tomar. Certifique-se de tomar meio copo de água morna antes e depois de cada dose, pois isso diminui os efeitos colaterais gastrointestinais em mais de 70%, e tome uma dose pela manhã e outra à noite, pois o efeito anti-inflamatório que ajuda a proteger contra o câncer e a disfunção arterial dura apenas 16 horas. Tome aspirina todos os dias; se você esquecer por dois dias, existe um risco maior de rebote: aumento da coagulação nas veias e nos vasos sanguíneos. E observe que os substitutos hormonais, como estrogênio, progesterona e testosterona, podem aumentar a tendência de formar coágulos — portanto converse com seu médico antes de adicionar aspirina a sua suplementação. Se você toma aspirina, considere tomar, também, 200mg de colostro bovino, pois isso reduz em cerca de 80% o "intestino permeável" e outros sintomas gastrointestinais causados pelos AINEs.[18] Há, ainda, uma forma líquida de aspirina a caminho de ser aprovada pela FDA norte-americana, mas não sabemos se a redução dos efeitos colaterais com a forma líquida é maior do que o benefício dos comprimidos de colostro bovino.

Quanto tomar: Uma aspirina infantil (81mg) todas as manhãs e à noite com meio copo de água morna antes e depois.

Ômega-7

Por que você deve tomar: Os ácidos graxos ômega 7 parecem diminuir a inflamação e a resistência à insulina, proporcionando benefícios à longevidade.[19]

Com o que se deve ter cuidado: Não temos conhecimento de problemas com esse suplemento, a menos que ele não seja puro e contenha a versão saturada do ácido palmítico.

Quanto tomar: Sugerimos 420mg de ômega-7 purificado diariamente.

Probióticos

Por que você deve tomar: Os probióticos (as bactérias benéficas para o organismo presentes nos alimentos fermentados) ajudam a metabolizar os benefícios dos alimentos que proporcionam juventude e energia. A ingestão de mais de 113g de carne vermelha ou 170g de carne de porco por semana altera a composição bacteriana do intestino e produz substâncias químicas que contribuem para o envelhecimento das artérias, ataques cardíacos e derrames.[20, 21] Evitá-las certamente deixará seu corpo mais saudável no longo prazo. A diminuição da diversidade bacteriana em seu microbioma está associada ao envelhecimento.[22]

Com o que se deve ter cuidado: Obter essa diversidade por meio de alimentos fermentados é uma ótima alternativa, desde que você os consuma de maneira consistente. Nos próximos cinco a dez anos, esperamos poder recomendar probióticos personalizados para cada pessoa.

Quanto tomar: Recomendamos tomar um suplemento diário de Lactobacillus GG ou Bifidobacterium Bifidum na forma de esporos para aumentar a diversidade de bactérias em seu intestino (essas formas sobrevivem ao ácido estomacal). Ou faça como nós e alterne os dois em uma dose de quatro bilhões de culturas vivas ou equivalentes de esporos por dia para tentar aumentar a diversidade de seu microbioma.

Coenzima Q10

Por que você deve tomar: Essa coenzima trabalha com outras enzimas para promover a produção de energia à medida que você envelhece.[23] Ela também tem a capacidade de promover uma melhor função cerebral para a idade avançada, reduzindo o risco de diabetes e hipertensão. De acordo com dois estudos, ela é capaz de reduzir substancialmente o risco de ataques cardíacos, derrames e mortalidade por todas as causas. Parece funcionar ajudando a restaurar a energia das mitocôndrias — os centros de energia de cada célula do corpo. Se você tomar estatinas que reduzem o LDL, como a atorvastatina e a rosuvastatina, os níveis de CoQ10 no sangue podem diminuir em 50%, portanto tomá-la na forma de suplemento é uma forma de restaurar esses níveis.[24]

Com o que se deve ter cuidado: As estatinas têm efeitos anti-inflamatórios importantes, que ajudam a manter as artérias do cérebro jovens, assim como as do coração.[25] Porém, 15% das pessoas sentem dores musculares que geralmente diminuem com a troca de estatinas e a adição de CoQ10. Não temos conhecimento dos efeitos colaterais da CoQ10 que devam limitar seu uso; pacientes com doenças neurológicas geralmente tomam seis vezes a recomendação para a longevidade sem efeitos colaterais maiores do que os observados em placebos.

Quanto tomar: Recomendamos 200mg por dia (e se você tiver mais de 50 anos, converse com seu médico sobre tomar uma estatina, mesmo que seu LDL esteja abaixo de 70).

Insaponificáveis de Soja e Abacate (ASU)

Por que você deve tomar: Uma das principais maneiras de aumentar a longevidade é ingerir um medicamento que o livre da artrite (a prevenção é ainda melhor do que o tratamento senolítico discutido no Capítulo 4). Desde a década de 1990, o ASU tem sido prescrito na França para prevenir a artrite. Um enorme estudo de três anos realizado na França e publicado em 2013 no *British Medical Journal (BMJ)* demonstrou que a ingestão de 300mg por dia de ASU 300 reduziu significativamente a progressão da osteoartrite do quadril em comparação com um placebo.[26] A saponificação é o processo de fabricação de sabão a partir de óleo e soda cáustica; os ASUs representam 1% da parte do óleo de abacate e de soja que não pode ser transformada em sabão. Os ASUs também são chamados de A1S2 porque são provenientes de uma mistura de uma parte de óleo de abacate e duas partes de óleo de soja.

Com o que se deve ter cuidado: Não foram relatados efeitos colaterais graves.[27]

Quanto tomar: 300mg por dia.

RN (ribosídeo de nicotinamida) como precursor do NAD (nicotinamida adenina dinucleotídeo)

Por que você deve tomar: Acredita-se que o RN ajuda na função das mitocôndrias, que fornecem energia às células para ajudá-las a funcionar como se fossem mais jovens.[28, 29] Em uma conferência em 2019, a maioria dos pesquisadores antienvelhecimento presentes indicou que estava tomando o RN (levantando as mãos). Ele reverteu a doença de Alzheimer em um camundongo de laboratório e ajudou a restaurar a função muscular em diversos testes de disfunção muscular com a idade. Muitos cientistas acreditam que a falta de produção de energia pelas mitocôndrias é parte da principal causa de alguns dos sintomas do envelhecimento e que a restauração dos níveis de NAD com um suplemento como o Tru Niagen pode ajudar as mitocôndrias a funcionar como se fossem anos mais jovens. Alguns dizem, ainda, que isso pode, pelo menos, evitar que seus níveis de energia diminuam ainda mais.

Com o que se deve ter cuidado: Embora tenhamos bons dados de segurança em humanos, não sabemos se o RN (Tru Niagen ou um equivalente) tem o mesmo benefício em seres humanos do que tem em animais.

Quanto tomar: Ninguém tem certeza da dose adequada para seres humanos, mas de 200mg a 300mg de RN parece ser a dose equivalente em humanos que melhorou a função mitocondrial em diversas espécies animais.

Embora acreditemos que os dados sobre os suplementos citados anteriormente mostrem que os benefícios são maiores do que os riscos para muitas pessoas (verifique com seu médico), os suplementos citados a seguir precisam ser indicados por seu médico apenas para você, pois cada um tem benefícios e riscos que ainda não têm estudos claros o suficiente para fazer generalizações sobre os cálculos da relação entre risco e benefício.

Curcumina

Por que você deve tomar: A curcumina pode ajudar na função cognitiva, o que é especialmente importante à medida que você envelhece. A curcumina com bioperina tem sido usada para prevenir o desenvolvimento do declínio cognitivo e funcional e faz isso em animais e em estudos epidemiológicos.[30, 31] A combinação está sendo submetida a pequenos estudos clínicos em humanos.

Com o que se deve ter cuidado: Até o momento, não há uma indicação clara de que esses agentes devam ser amplamente utilizados em adultos mais velhos, enquanto aguardamos estudos adicionais. O impacto parece estar em suas propriedades anti-inflamatórias. Foram relatados efeitos colaterais como dores de cabeça.[32]

Quanto tomar: 500mg três vezes ao dia parece ser o equivalente humano às dosagens usadas nos estudos em animais realizados até o momento e, portanto, deve ter efeitos colaterais mínimos.

Metformina

Por que você deve tomar: A metformina foi demonstrada em estudos com animais e em um estudo epidemiológico em humanos para melhorar a longevidade e diminuir os incômodos de doenças crônicas.[33, 34]

Com o que se deve ter cuidado: Existe certa preocupação de que ela elimine os benefícios do exercício, portanto, embora recomendemos esse medicamento para pessoas sedentárias, ele não é recomendado para aquelas que são fisicamente ativas (embora algumas estejam usando-o nos dias em que não se exercitam).[35] Isso contrasta muito com o que acreditamos em relação ao NAD (RN), que não parece ter efeitos colaterais ou toxicidade em humanos. A metformina pode baixar o nível de açúcar no sangue, e foi relatada acidose grave com risco de vida em pessoas desidratadas.[36] Além disso, foi relatada alguma contaminação que promove câncer, se forem consumidas doses muito grandes em algumas versões genéricas da China.

Quanto tomar: Estão sendo desenvolvidos estudos clínicos em larga escala com uma dose de 500mg de metformina duas vezes ao dia, ou 1.000mg pela manhã e 500mg à noite, em comparação com um placebo. É possível que alguns suplementos, como a creatina e a N-acetilcisteína, e medicamentos, como a rapamicina, apresentem mais benefícios do que riscos em determinadas populações. Consulte seu médico.

A Autoengenharia do Seu Olhar Crítico

A internet é uma coisa maravilhosa — entre a riqueza de informações ao toque de seus dedos e os vídeos incríveis de cachorros rolando na grama com patos, como não amar? O lado ruim, no entanto, é que também há muita desinformação. Embora haja muitos conselhos fundamentados, muita inspiração e grupos de apoio no mundo digital, ainda é preciso ter cuidado.

Considere o seguinte: um estudo de 2019 publicado na revista *Lancet* analisou os verificadores de sintomas online.[37] Enquanto os médicos humanos fazem diagnósticos errados em cerca de 5% das vezes (isso representa cerca de 12 milhões de adultos norte-americanos por ano e mais evidências de que vale a pena ter uma segunda opinião), os diagnósticos errados feitos via ferramentas digitais acontecem em 50% das vezes. Um estudo de 2019 publicado no *BMJ* constatou que as ferramentas online fizeram o diagnóstico correto em apenas 34% das vezes. Melhor do que zero, mas não tão bom quanto ter médicos de verdade.

Isso ressalta a importância de ser um consumidor digital inteligente. Use as informações online como uma fonte de dados e, em seguida, use informações passadas pelos especialistas (seu médico e uma segunda ou terceira opinião) para ajudá-lo a detectar problemas e determinar soluções para eles.

Frequentemente, usamos uma abordagem anedótica na medicina. *Meu amigo tem uma amiga que jurou que comer três mirtilos todas as manhãs reverteu o diabetes dela.* Bem, embora mirtilos sejam um excelente alimento, não temos tanta certeza de que apenas três deles tenham um efeito tão profundo no corpo. Esse é um caso clássico da emoção em ação. A maioria das pessoas é mais influenciada por histórias individuais — e isso pode ser uma coisa muito boa quando se trata de obter inspiração —, mas, talvez, acreditem demais nelas como a única resposta. As estatísticas podem ser complicadas, mas também perspicazes.

É por isso que queremos que você seja um consumidor crítico de estudos e relatórios médicos e financeiros. Entender como eles funcionam ajudará você a não se deixar enganar pelo exagero das manchetes para descobrir como uma intervenção médica deve ser considerada. Estes são termos padrão ouro que podem ser úteis para a compreensão.

Observação: Realizadas por meio de estudos epidemiológicos, as observações nos dão insights sobre padrões médicos, analisando populações e comportamentos em busca de uma indicação de algum tipo de variável em ação. Por exemplo, digamos que um estudo analisou uma população de 50 mil pessoas durante determinado período e que cada pessoa precisou relatar seus padrões alimentares e histórico de saúde. Depois que os pesquisadores controlaram todas as variáveis de padrões alimentares e de histórico de saúde, eles conseguiram extrair dados significativos. E se esse estudo descobrisse que as pessoas que comiam sobremesa mais de cinco vezes por semana tinham um risco 50% maior de sofrer ataques cardíacos? Isso não é uma causa e um efeito diretos. Não sabemos se, de fato, sobremesas levam a artérias obstruídas. Mas sabemos que existe um padrão que pode oferecer um insight importante.

Intervenção: Após detectar um padrão, a questão passa a ser: o que ajuda? Que ação, dispositivo, medicamento ou outra terapia interrompe ou melhora o mecanismo biológico que está causando o problema? Como você pode imaginar, essa é uma área de pesquisa bastante robusta. Existem muitas respostas possíveis, principalmente dependendo do interesse da equipe de pesquisa — seja uma dieta, uma intervenção de controle de estresse, um medicamento ou alguma outra solução. É preciso observar o que o estudo está dizendo, não apenas em termos de informações, mas também em termos do rigor. As variáveis foram controladas? O estudo foi feito em ratos ou em humanos? Quantos indivíduos foram estudados? O estudo recebeu o apoio da Big Pharma ou do National Institutes of Health? Nem sempre é fácil decifrar essas informações em uma notícia ou em um tweet, mas vale a pena dedicar alguns minutos à investigação (muitas notícias têm links para o artigo original) — clique em qualquer um desses links para verificar se os dados corroboram a notícia.

Metanálise: É um estudo que analisa os resultados de muitos estudos, tornando-se uma visão geral abrangente dos dados mais importantes disponíveis. Mas a conclusão da metanálise depende da qualidade dos estudos utilizados para fazer a metanálise. Se você quiser verificar se o óleo de peixe ajuda a diminuir a frequência de ataques cardíacos, é importante considerar a qualidade do óleo de peixe e a quantidade que cada indivíduo recebeu, além das escolhas de óleo dos indivíduos de controle (os indivíduos de controle receberam um óleo que aumenta a incidência de ataques cardíacos?). Lembre-se: lixo dentro, lixo fora. Se você analisar 10 estudos com 100 pacientes cada e eles forem mal elaborados, o fato de estar analisando 1.000 pacientes não torna os resultados mais confiáveis.

Duplo-cego, controlado por placebo: Esse tipo de estudo busca garantir que os resultados e as conclusões excluam o efeito placebo e mostrem alguma significância com a intervenção. Com o efeito placebo, os participantes não sabem se estão recebendo o medicamento em estudo ou um placebo que tem gosto, aparência e sensação iguais aos do medicamento. O problema nesse estudo é quando alguns ou muitos dos participantes do grupo placebo acreditam que a aspirina faz bem para o organismo e vão além do placebo (eles fazem isso quando acreditam no efeito e "quebram" o protocolo do estudo, como 36% dos participantes fizeram em um estudo). Às vezes, a história verdadeira está escondida nas tabelas de dados, e é por isso que é tão importante ter uma equipe que o ajude a interpretar as atualizações.

Revisado por pares: Como qualquer coisa pode ser publicada na internet, você deve se certificar de que os estudos em que se baseia tenham passado pelo rigor da revisão por pares, ou seja, uma análise independente feita por especialistas para validar os métodos e procedimentos utilizados. Mas tenha em mente que "revisado por pares" não é "revisado por Deus", pois os pares têm seus próprios vieses.

Números: Quantos indivíduos foram estudados? Sete? Isso pode não representar um estudo muito robusto (a menos que todos os pacientes anteriores tenham morrido, mas agora seis dos sete sobreviveram após o novo tratamento). Em geral, quanto maior o número de indivíduos estudados, mais reveladores serão os resultados. Perceba, ainda, que um impacto de 10% pode, por exemplo, ser devido a um impacto de 100% em 10% das pessoas ou um impacto de 10% em todas elas. Não são o mesmo resultado, mas é difícil determinar qual é o caso.

A AUTOENGENHARIA DA SUA APARÊNCIA

Se você sentir uma nova sensação de juventude, é muito possível que também queira *parecer* jovem. Mas a verdade é que, quase inevitavelmente, todos ganhamos algumas rugas à medida que envelhecemos. Os cientistas chamam esse envelhecimento de "deterioração funcional da pele".

Pedimos a nosso amigo Arthur W. Perry, M.D., FACS, professor associado adjunto de cirurgia da Columbia University, que nos mostrasse algumas das opções para combater essa deterioração. (Consulte também o site DrPerrys.com [conteúdo em inglês], para obter produtos de proteção para a pele e mais informações — ele é um excelente médico, um cirurgião habilidoso e um nerd da ciência que fez um trabalho incrível ao fabricar produtos que fazem você parecer mais jovem).

De lifting facial a abdominoplastia, são realizadas 1,8 milhão de operações de cirurgia estética por ano nos Estados Unidos. E os procedimentos "minimamente invasivos" (sem necessidade de bisturi) — de depilação a laser a Botox e preenchimentos — estão cada vez mais populares, sendo realizados cerca de 16 milhões por ano. E eles ajudam a fazer com que sua pele pareça tão jovem quanto sua idade biológica. Estamos fazendo o nosso melhor para continuar parecendo tão jovens quanto nos sentimos. Muitos procedimentos realizados em consultório são de baixo risco e têm curto ou nenhum período de inatividade, enquanto a cirurgia ainda nos expõe ao risco de infecções, sangramentos, coágulos sanguíneos e coisas piores. Cada pessoa tem o próprio nível de risco tolerável, portanto não deixe de considerar todas as possíveis complicações e os benefícios e de discutir os potenciais procedimentos com seu médico antes de se aventurar por esse caminho.

Como esses serviços são comercializados diretamente para os consumidores sem passar pelo filtro do seu médico de família, infelizmente é muito comum haver casos de certificados falsos e até mesmo fraudes. Por isso, vamos tentar entender um pouco as informações contidas nas mais de 411 milhões de páginas da internet sobre cirurgia plástica (analisamos apenas aquelas em inglês) que disputam seu suado dinheiro.

Cuidados com a Pele

A aparência mais jovem começa com o fato de não fumar e limitar a exposição ao sol sem protetor solar. Mas, por mais que você tente proteger sua pele, ela está programada para afinar a uma taxa de 1% ao ano após os 30 anos. Apesar da propaganda de produtos com óleo CBD, carvão vegetal, células-tronco vegetais e peptídeos, não existe muita ciência por trás dessas supostas soluções. A lista de ingredientes que comprovadamente ajudam a pele a parecer mais jovem é muito curta, mas inclui vitamina A, vitamina C, ácidos de frutas e niacinamida (uma vitamina).[38] O ingrediente mais importante para o cuidado com a pele é o protetor solar de zinco micronizado, que comprovadamente retarda o envelhecimento da pele e reduz o risco de ter câncer de pele. Preferimos os protetores solares minerais — feitos com óxido de zinco e dióxido de titânio — porque eles permanecem na superfície da pele e refletem a luz ultravioleta. Preferimos o zinco porque o suor tem uma capacidade transformadora sobre o titânio, que pode deixar um tom acinzentado na pele. A eficácia dos protetores solares que não são feitos à base de zinco ou titânio é considerada não comprovada pela FDA; eles podem ser tóxicos e interferir nos hormônios em nosso organismo.[39] O protetor solar deve ser aplicado na pele sempre que o índice UV estiver acima de 3; você pode verificar esse número em seu smartphone todas as manhãs.

Sua rotina básica de cuidados com a pele do rosto deve incluir a lavagem duas vezes ao dia com um tipo de sabonete que tenha o mesmo pH (acidez) da pele (veja se tem escrito "pH neutro" no rótulo). Use uma toalha de rosto em uma dessas limpezas, para ajudar a esfoliar as células mortas que deixam sua pele áspera. Use um protetor solar pela manhã com FPS 15 e, à noite, nutra a sua pele com as vitaminas noturnas — as vitaminas A e C, dois excelentes ingredientes que ajudam a pele, mas são destruídos pela luz UV (e, na verdade, podem envelhecê-la se aplicados durante o dia).

Cuidado com as toneladas de cremes, soluções milagrosas etc., que prometem restaurar sua juventude em uma tarde ou em uma semana. Sua pele demorou décadas para afinar e está exigindo muito do seu corpo apenas para interromper o processo. Alguns produtos "antienvelhecimento" podem fazer com que você pareça temporariamente mais jovem, mas geralmente esse efeito é causado por uma inflamação e um subsequente edema (inchaço) que esconde temporariamente as rugas. Sim, eles funcionam por uma noite, mas deixam sua pele mais velha no longo prazo. Outro tipo de produto com efeitos imediatos, porém sem inflamação, contém silicones que achatam as bolsas e as rugas das pálpebras ao secar. Isso é mais parecido com maquiagem; quando é lavado do rosto, as rugas voltam a aparecer. (Talvez a Cinderela tenha usado esse produto).

Outros pontos importantes são: primeiro, se o produto fizer promessas demais para ser verdade, provavelmente não é (vamos encarar os fatos: se o produto realmente fizesse todas essas maravilhas, a FDA insistiria para que fosse rotulado como medicamento de prescrição!); em segundo lugar, se o produto que você está considerando comprar custar mais do que um bom jantar em seu restaurante favorito, não compre. (Mesmo os hidratantes, altamente recomendados desde que a vaselina foi lançada, em 1870, têm muito pouca ciência antienvelhecimento a seu favor. No entanto, eles ajudam na pele seca); em terceiro lugar, se você tiver dermatite atópica ou eczema ou se tiver a pele seca e rachada devido ao clima, por lavar demais a pele ou pela perda de hormônios durante a menopausa, os hidratantes com ingredientes como ceramidas, emolientes e umectantes (ufa!) são tratamentos razoáveis.

É possível retardar o processo de envelhecimento com cuidados com a pele e escolher os procedimentos com cautela, mas, um dia, você terá flacidez e rugas. Preenchimentos, peelings, lasers e toxinas botulínicas podem ajudar a evitar as rugas.

Técnicas Não Invasivas

Toxina Botulínica (ou Botox)

Os únicos músculos do corpo que não recomendamos exercitar são os do rosto. Isso acontece porque a flexão repetida da pele facial pelos músculos abaixo dela acaba enfraquecendo a pele. Um dia, você se olhará no espelho e notará uma ruga, que, na verdade, é uma rachadura na camada de colágeno.

Neurotoxinas como o Botox minimizam as rugas ao interromper a contração muscular repetida na pele, o que permite que as rugas se curem e se preencham. Esses medicamentos são as toxinas mais potentes conhecidas pela humanidade; fazer bom uso delas, não só ajuda a melhorar a aparência da pele, como também pode fazer você mais feliz (estudos psicológicos mostraram que pessoas que não podem franzir a testa se sentem melhor do que aquelas que podem).

As injeções de Botox são mais indicadas para rugas horizontais na testa, as rugas verticais entre as sobrancelhas e os pés de galinha. Elas duram cerca de quatro meses.[40]

Preenchedores

Preferimos os preenchedores ao Botox para ajudar a "desenvelhecer" a parte inferior do rosto. Os preenchedores existem desde o início da década de 1980, quando o colágeno foi extraído de vacas para ajudar celebridades envelhecidas a parecerem mais jovens. Atualmente, a prática de injetar preenchedores tornou-se uma forma de arte; cirurgiões plásticos e dermatologistas qualificados usam ácido hialurônico para preencher rugas e cicatrizes no rosto e no pescoço, aumentar maçãs do rosto e queixos, esconder papadas e suavizar sulcos nasolabiais e linhas do bigode chinês, bem como definir, levantar e aumentar os lábios. (Sim, existe tratamento para o batom borrado!)

O preenchimento é mais seguro quando usado na parte inferior da face, pois pode ser acidentalmente injetado ou absorvido pelos vasos sanguíneos. (Isso pode ser perigoso, porque os vasos sanguíneos na parte superior do rosto estão conectados a vasos importantes nos olhos e no cérebro). Além disso, os preenchedores apresentam alguns riscos raros, incluindo cegueira, derrame e perda de pele, além do risco comum de deixar a boca parecida com a de um pato, se as injeções forem realizadas por um profissional sem habilidades artísticas (ou talvez um veterinário). Cerca de 50 pessoas ficaram cegas após receber injeções de preenchimento, portanto tenha cuidado ao escolher o seu médico!

As versões mais recentes do ácido hialurônico permanecem ativas por cerca de um ano e fazem mais do que apenas preencher as rugas. Ao enrijecer a pele, elas impedem o desenvolvimento de novas rugas — e o mais interessante é que enganam a pele, fazendo-a pensar que você está ganhando peso, de modo que ela começa a gerar mais colágeno.[41] É por isso que os preenchedores de rugas podem ter certa permanência; anos depois, há uma boa chance de você ter uma aparência melhor.

Opções de Alta Tecnologia

Queimar o rosto dificilmente é algo não invasivo, mas diferentes tipos de energia, como luz, som e eletricidade, geram queimaduras controladas. A cicatrização dessas queimaduras resulta no encolhimento e engrossamento da pele: exatamente o que é necessário para combater o envelhecimento.[42] Pode até parecer um quadro do programa *Saturday Night Live*, mas foram fabricadas literalmente centenas de máquinas usadas para queimar a pele, a fim de ajudar a rejuvenescer a pele do rosto.

Lasers existem há décadas, mas ainda parecem ser de alta tecnologia. Esses dispositivos conseguem eliminar vasos capilares vermelhos, manchas marrons e rugas. As técnicas antigas que removiam a pele, criando feridas enormes e dolorosas, foram substituídas pelo laser "fracionado". Os lasers de CO_2 fazem isso de maneira mais eficiente — verifique o tipo de laser que seu profissional usa —, abrindo pequenos orifícios na pele (vamos esperar que você se recupere do desmaio) que causam o encolhimento e o espessamento da pele. A pele é deixada intacta entre os furos. Você ainda precisará ficar reclusa por alguns dias após o tratamento, mas ele não deixa nenhuma ferida dolorida. Essa técnica "fracionada", ao contrário das versões ablativas mais antigas (de "remoção da pele"), pode ser feita apenas com um creme anestésico tópico. Com o laser e os peelings de TCA (ácido tricloroacético), será preciso reservar cerca de seis dias para reclusão até se recuperar. Você se sentirá bem, mas terá uma aparência horrível até que a pele descasque, revelando uma pele linda e uniforme. Não é recomendado para quem tem o coração fraco; os peelings mais profundos podem atrasar o relógio em muitos anos e os efeitos podem durar décadas.

Os lasers fracionados requerem diversos tratamentos para suavizar a pele, mas são particularmente eficazes para aquelas rugas nas bochechas, que são difíceis de tratar.

Radiofrequência (corrente elétrica) e microagulhamento se tornaram populares, e há algumas evidências de que eles ajudam a pele envelhecida. Mas a ciência por trás dessas técnicas tem sido questionada por alguns pesquisadores. A radiofrequência, juntamente com os lasers e o ultrassom de alta energia, são todos "máquinas geradoras de energia". Elas geram queimaduras controladas que o corpo cura — você adivinhou — encolhendo e engrossando a pele. Se os tratamentos forem feitos corretamente, o resultado é uma aparência melhor. Mas, se forem mal feitos... bem, basta assistir ao Oscar para ver os exemplos do que pode acontecer. O microagulhamento, feito com um aparelho que enfia agulhas minúsculas na pele para feri-la e estimular o processo de cicatrização de feridas para fazê-la parecer mais jovem, nos lembra daqueles equipamentos agrícolas. Embora existam algumas evidências de que o microagulhamento protege contra o envelhecimento da pele causado pelos raios UV, não há uma padronização nas máquinas nem muitas evidências científicas que documentem a eficácia e a longevidade dos resultados. O melhor uso do microagulhamento pode acabar sendo para estrias ou para os tipos de cicatrizes que afinam a pele.

Ultrassom microfocado de alta energia é uma nova maneira de rejuvenescer a pele e é uma das poucas tecnologias que de fato não tem tempo de inatividade. A energia sonora é focada e irradiada por uma fração de segundo sob a pele, criando pequenas feridas e estimulando o processo de cicatrização. A Ultherapy, como é chamada, suaviza a pele enrugada do rosto, do pescoço e do tórax, e ajuda a levantar sutilmente a pele da papada e das sobrancelhas. Após uma única sessão de tratamento, é preciso aguardar três meses para ver os efeitos completos, que duram cerca de dois anos.[43] A Ultherapy funciona melhor em pessoas mais magras e em pessoas fisiologicamente (com idade biológica) na faixa dos 50 e 60 anos de idade.

Peelings

Algumas substâncias químicas podem literalmente derreter sua pele — e deixá-la com uma aparência melhor. Quanto mais profundo for o peeling, mais profundo será o efeito, porém maior será o tempo de inatividade. Os peelings ajudam a uniformizar o tom da pele e a remover a pigmentação manchada e são mais úteis para tipos de pele mais claros; as versões mais profundas suavizam as rugas por décadas. A escolha do peeling a ser feito depende muito da dor que você quer suportar. Os peelings glicólicos são indicados para quem não consegue tirar um tempo em casa para se recuperar ou para pessoas com um tom pele mais escuro, porque os peelings mais profundos podem deixar algumas manchas como resultado. Esse procedimento é realizado por um dermatologista, um cirurgião plástico ou uma enfermeira supervisionada (não recomendamos que sejam feitos por esteticistas, pois os efeitos são suficientemente variáveis e até os peelings superficiais podem queimar a pele de algumas pessoas). Se sua pele estiver manchada devido à exposição em excesso ao sol na praia, o peeling de TCA (ácido tricloroacético) pode clarear a maioria dessas marcas. Esse procedimento deve ser realizado por um médico, porque pode deixar cicatrizes com facilidade. Os peelings mais profundos com fenol ainda estão em uso, mas não são tão populares quanto antes, devido ao seu potencial de gerar mais toxicidade.

Tratamentos Antirrrugas para a Região do Colo

Ultherapy — ultrassom focalizado de alta intensidade muito utilizado na região da face e que também ajuda a suavizar as rugas e linhas finas da região do colo, na parte superior do peito, entre os seios. Se as rugas forem muito profundas, a aplicação de ácido hialurônico para preenchimento pode ajudar a suavizá-las. Não é recomendada a utilização de laser nessa região, pois pode deixar cicatrizes; no entanto, a luz intensa pulsada (LIP) reduz parte da pigmentação causada pelo excesso de exposição ao sol. A LIP requer diversos procedimentos que custam algumas centenas de dólares por sessão, com intervalo de poucas semanas, para que sejam observados resultados sutis, porém eficazes.

Remoção de "Coisas"

À medida que envelhecemos, crescem muitas "coisas" na pele. Manchas benignas da idade (que são como sardas), ceratoses seborreicas elevadas (que parecem cracas), pintas (tumores benignos das células produtoras de pigmento, que podem ser elevadas ou planas, marrons, pretas ou até mesmo rosadas, com ou sem pelos), marcas na pele, verrugas, ceratoses actínicas pré-malignas (que parecem arranhões e pele crescida ou descamada) e, até mesmo, cânceres de pele se infiltram em nossa pele à medida que envelhecemos. Uma sessão com um cirurgião plástico ou um dermatologista, a fim de raspar, extirpar, congelar ou retirar essas "coisas", pode resultar em uma melhora notável na aparência da pele. Não tente fazer isso em casa; apenas um profissional treinado (ou um sistema de IA conectado a um grande banco de dados, sob a supervisão de um profissional treinado) pode decidir qual "coisa" é, de fato, um câncer.

Procedimentos Cirúrgicos/Invasivos

À medida que envelhecemos, os cuidados com a pele e as técnicas não invasivas acabam se tornando menos úteis. É nesse momento que começamos a considerar uma cirurgia. Os liftings de pálpebras, sobrancelhas e faciais (que envolvem níveis variados de gravidade) reduzem anos da sua aparência. Essas cirurgias geralmente exigem a remoção de um pouco de pele e alguns ajustes sofisticados e são realizadas sob anestesia local com sedação intravenosa. Recomendamos enfaticamente o acompanhamento de um anestesista para que você receba uma sedação leve e faça o procedimento com mais segurança, porém tente evitar a anestesia geral com procedimentos de lifting facial devido ao maior risco de sangramento e do aparecimento de coágulos sanguíneos nas pernas.

Lifting Facial

Os procedimentos não invasivos, como preenchimentos, Botox, lasers e peelings, não são suficientes para preservar a juventude. Em algum momento, você pode decidir que um lifting facial é a solução para você. Mas não espere muito tempo, pois os lifting faciais realizados em pessoas mais jovens (com menos de 55 anos de idade, por exemplo) duram mais e resultam em uma melhor aparência do que se você esperar até que as rugas estejam mais profundas do que o Grand Canyon. Existem tantas técnicas de lifting facial quanto cirurgiões plásticos que as aplicam, mas a maioria levanta a papada em uma camada e a pele em uma segunda. Os novos "liftings de cicatriz curta" escondem melhor as cicatrizes porque eliminam a cicatriz acima e atrás da orelha, e você não perderá cabelo. As incisões na linha do cabelo, independentemente de quão bom seja seu cirurgião, geralmente causam danos aos frágeis folículos capilares, portanto tente evitar isso de todas as formas. Os homens têm muito mais dificuldade em realizar o procedimento de lifting facial, pois a maioria deles não tem cabelos longos para conseguir esconder as incisões.

Elevação das Pálpebras

A pele extra das pálpebras, proveniente da gordura que amortece os globos oculares e que acaba se projetando para fora, deixa você com uma aparência cansada. Nesse procedimento, o médico anestesia as pálpebras e corta a pele extra. O desafio cirúrgico está em não exagerar e fazer com que seu olhar fique estranho. Usando uma técnica mais recente, o cirurgião consegue levantar as sobrancelhas acima da borda óssea sem fazer incisões na testa ou no couro cabeludo. Essa "browpexy" proporciona uma aparência mais natural do que os liftings de sobrancelha muitas vezes exagerados realizados na geração anterior.

Lipoaspiração do Pescoço e da Papada

À medida que envelhecemos, a gordura se redistribui para onde não queremos. O envelhecimento deixa as maçãs do rosto achatadas, e a linha da mandíbula some. Pior ainda, ficamos com a temida "papada de peru" e faixas no pescoço. A lipoaspiração, um dos melhores procedimentos de "retorno sobre o investimento", suga a gordura do pescoço e da papada. Um dos dois procedimentos mais populares em cirurgia cosmética desde sempre, ela pode fazer com que você aparente estar mais magro e, ao mesmo tempo, com a pele do pescoço mais enrijecida; a pele carregada de gordura parece mais firme porque fica mais distante após a sucção. Apesar da popularidade do procedimento que elimina a gordura por meio de congelamento, aquecimento ou derretimento, o melhor método comprovado para eliminar a gordura do pescoço é a lipoaspiração. Esse procedimento pode ser concluído em pouco mais de uma hora, com anestesia local e sedação leve. Você poderá voltar à ativa em apenas alguns dias, após o desaparecimento dos hematomas decorrentes do procedimento.

Rinoplastia

Com o envelhecimento, a ponta do nariz tende a perder a sustentação e cair, além de se tornar mais rígida. Na rinoplastia, é feita uma pequena incisão entre as narinas e a pele é levantada, expondo cartilagens e ossos, que são, então, esculpidos. A rinoplastia em pessoas mais velhas é realizada de maneira mais conservadora do que em adolescentes — os ossos geralmente não são quebrados, pois ficam muito mais frágeis à medida que envelhecemos.

Rejuvenescimento das Mãos

Agora que você tem um rosto de 40 anos de idade, o que dizer das mãos de pessoas com 70 a 100 anos? Na última década, os cirurgiões plásticos descobriram como rejuvenescer a pele das mãos. A pele mais fina e enrugada, que parece um papel crepom, deixa tendões e vasos sanguíneos expostos. O preenchimento, geralmente feito com hidroxilapatita de cálcio branca (Radiesse), ajuda a ocultar essas estruturas, enquanto o laser de CO_2 ajuda a melhorar a aparência da pele enrugada e manchada. A aplicação do laser nas mãos leva apenas alguns minutos e, geralmente, são incluídos os antebraços, para que nenhuma linha marrom/branca seja vista. Alguns cirurgiões removem as veias visíveis no dorso das mãos, mas acreditamos que isso não seja uma boa ideia, pois, mais cedo ou mais tarde, você precisará dessas veias para um procedimento médico.

Rejuvenescimento Corporal

Cirurgias de Mama

Ao envelhecer, os seios costumam encolher e ficar caídos, bem como após a gravidez. Os implantes de silicone são a forma mais comum de cirurgia estética, mas as mulheres devem analisar com cautela sobre a possibilidade de colocá-los após os 40 anos, pois eles podem interferir na interpretação e na precisão da mamografia. Se você tiver implantes, precisará fazer uma ressonância magnética pelo menos uma vez por ano, por segurança. Pior ainda, existe um risco raro de câncer chamado linfoma anaplásico de grandes células associado ao implante mamário (BIA-ALCL) para quem tem implantes; uma em cada 30 mil mulheres com implantes texturizados desenvolve esse câncer, o que levou alguns países a considerar a proibição desse tipo de implante.[44] Por pior que pareça, o problema geralmente é resolvido por meio de cirurgia (o câncer e o implante são removidos). São necessários muitos estudos para entender melhor essa condição.

Outro procedimento estético comum é a mastopexia, também conhecida como lifting de seios; os mamilos são levantados e a pele extra é removida, para devolver aos seios sua forma jovem. Existe, ainda, a mamoplastia redutora, que visa diminuir o tamanho dos seios quando estes são muito grandes (causando dores nas costas e no pescoço, além de problemas na pele em climas quentes), usando o mesmo tipo de incisões que são usadas para levantar os seios. A cirurgia de mamas é um procedimento ambulatorial que geralmente é realizado sob anestesia geral. É possível voltar ao trabalho e às atividades de lazer em apenas alguns dias.

Abdominoplastia

A gravidez e a grande quantidade de donuts com cobertura de chocolate ao longo do caminho fizeram um estrago em sua barriga; como resultado, você ficou com estrias, má postura e dores nas costas. Isso se deve ao fato de que os músculos da barriga — aqueles que formam o famoso tanquinho — se deslocam para os lados durante a gravidez (e que também pode acontecer em homens que têm "barriga de cerveja"). As abdominoplastias corrigem esses músculos e removem a pele e a gordura extras. O melhor de tudo é que esse é um procedimento "quatro em um", porque você não só terá uma aparência melhor após a cirurgia, como também se sentirá melhor, ficará mais ereto e terá músculos abdominais mais fortes. Essa cirurgia é feita sob anestesia geral e, normalmente, não requer internação hospitalar. Você ficará com alguns drenos incômodos saindo da incisão por alguns dias e poderá sentir dor ao se levantar da cama, mas seu corpo mudará radicalmente. Portanto, você precisa estar saudável para fazer uma abdominoplastia; existe um risco real de sangramento e, até mesmo, de formação de coágulos sanguíneos com risco de vida. E, se for fumante, nem pense em fazer essa operação, porque o risco de haver complicações, inclusive a desastrosa perda de pele, é muito grande para os usuários de tabaco.[45]

Lipoaspiração

O Sr. Dyson gostaria de ter pensado nesse procedimento, que aspira a gordura da barriga, dos quadris ou das coxas e, até mesmo, de outras partes do corpo mais incomuns, como as costas, abaixo da linha do sutiã, os tornozelos e as gordurinhas (que são os joelhos para quem não assiste a reality shows). Depois que a gordura é removida por meio de pequenas incisões, a pele geralmente encolhe. Se você já tiver estrias ou pele sobrando, a pele não encolherá o suficiente (que simplesmente não acontecerá se ela já estiver bastante esticada); isso significa que a lipoaspiração não é o procedimento correto para você. Lembre-se de que esse não é um método de perda de peso; é uma forma de contornar depósitos de gordura discretos que você gostaria que não estivessem ali. Desde que você não exagere, é um procedimento bastante seguro. A regra geral é que, se você precisar aspirar mais de 4,5kg, precisa perder peso antes de considerar fazer uma lipoaspiração.

Lifting de Bumbum Brasileiro

Não é nem um bumbum brasileiro, nem um lifting de bumbum. Esse nome não representa o que é esse procedimento. Ele aumenta os glúteos, retirando a gordura da barriga e injetando-a no bumbum, criando o efeito de um bumbum arredondado e esteticamente atraente. Na verdade, 3% dos cirurgiões plásticos certificados que realizaram esse tipo de procedimento acabaram com um paciente morto; isso geralmente devido à entrada de gordura na corrente sanguínea e ao entupimento das veias dos pulmões.[46] Gostaríamos que os cirurgiões plásticos norte-americanos banissem esse procedimento maluco — outros países já o fizeram. Em vez disso, para melhorar a aparência de seus glúteos, recomendamos que você faça afundo, agachamentos e outros exercícios para os glúteos.

Tratamento para Redução de Celulite

Não existe nenhum medicamento, suplemento alimentar ou creme comprovado que consiga diminuir os efeitos da celulite. A cada poucos anos, é lançada uma máquina que promete se livrar da celulite, mas, quando o inchaço desaparece, ela geralmente volta. Se as covinhas forem profundas o suficiente, elas podem ser preenchidas com gordura retirada de outra parte do corpo. No entanto, no momento, sinceramente não temos nenhum tratamento específico para recomendar que ajude a reduzir a celulite.

CAPÍTULO 15

A AUTOENGENHARIA DO SEU PLANO GER

Como Dar Início à Grande Era do Reboot

Esperamos que, a esta altura, você tenha aprendido a importância vital de fazer a autoengenharia do seu DNA, ou seja, direcionar seu futuro ao ativar ou desativar seus genes por meio de escolhas de estilo de vida.

Como você vai se preparar para a interseção entre o que a comunidade médica pode fazer por você e o que você pode fazer por si mesmo?

Sugerimos um processo de preparação em cinco etapas. Mas você pode e deve personalizar esse processo. Pode ser que você já tenha um bom controle sobre algumas coisas em sua vida (ótimo para você se tem uma saúde excelente e/ou tem sido um poupador prudente!). Mas isso não significa que você deve parar por aí. Você sempre deve pensar em como sua vida e as circunstâncias podem mudar.

As coisas mudam à medida que você envelhece. As coisas mudam à medida que a vida lança desafios. Elas mudam porque a sociedade muda.

Portanto, nossa intenção com essas sugestões não é montar um planejamento fixo que lhe garantirá uma boa saúde e uma fortuna.

O objetivo é ajudá-lo a analisar a situação em que você se encontra e aonde quer chegar. A descrição do seu status atual, juntamente com seus objetivos, seus sonhos e sua visão, permite que você faça o melhor uso das etapas de ação descritas neste livro.

O Processo de Reboot é um Banquinho de Três Pernas:

O avanço do conhecimento médico e dos tratamentos que nos mantêm saudáveis por mais tempo. Isso está nas mãos de pesquisadores, médicos, hospitais e inteligência artificial. E eles continuarão a se beneficiar dos novos conhecimentos sem nossa ajuda.

Garantir segurança econômica. Você precisará trabalhar e economizar os frutos do seu trabalho para desfrutar de uma vida mais longa, próspera e feliz.

Construir uma vida. Se formos saudáveis, tivermos capacidade de trabalhar e soubermos lidar bem com nossas finanças, nós sobreviveremos. Mas, além disso, precisamos construir uma vida! Cada um de nós precisará tomar muitas decisões que envolvem o coração, a mente e a alma.

Essas cinco ações o ajudarão a encontrar o *seu* caminho, independentemente da sua idade.

O QUE ESTÁ POR VIR: Os Dados Ditarão as Decisões O QUE FAZER: Coletar os Seus

Independentemente das mudanças que ocorrerão primeiro, das que se espalharão e das que você aproveitará, uma coisa é certa: os dados informarão o que funcionará melhor para você. Eles virão de coisas que você (ainda!) não pode fazer por conta própria, mas que pode obter com a ajuda da sua equipe médica (testes genéticos, exames de sangue etc.), o que enfatiza um princípio importante:

- Para usar seus dados e tomar decisões acertadas, você deve coletá-los. A análise dos seus dados lhe indicará seus pontos fortes, bem como quais áreas precisam ser melhoradas.

Precaução: Embora esses números possam causar sentimentos negativos (se, por exemplo, você ficar deprimido por causa do seu peso ou por ter poucas economias), deixe que a razão se sobreponha à emoção e que os dados apontem os pontos em que você precisa trabalhar. O próximo passo? Fazer esses dados chegarem ao ponto que você deseja, de modo que a única emoção que você sinta quando os vir daqui a algum tempo seja alegria.

Atividade: Crie um arquivo (uma planilha ou um diário) incluindo seus dados iniciais (veja o modelo a seguir). Alguns dados você pode ter à mão; outros talvez precise obter (em uma consulta com seu médico). Reserve uma tarde para registrá-los e faça um inventário anual para acompanhar as mudanças ao longo do tempo.

SAÚDE

Idade: ____________________

Peso: ____________________

Pressão arterial (objetivo: <125/<85): ____________________

Circunferência da cintura (objetivo: menos da metade da sua altura, em cm): ____________________

Nível de açúcar no sangue (objetivo: <98mg/dL): ____________________

Colesterol LDL (objetivo: <70mg/dL): ____________________

Crédito antecipado:

APO B (objetivo: <80mg/dL): ____________________

Lipoproteína A (objetivo: <30mg/dL): ____________________

hs-PCR (objetivo: <1.0): ____________________

Interleucina-6 (IL-6) (objetivo: <1.8pg/mL): ____________________

SAÚDE

TMAO (objetivo: <2uM/L): ____________________

MPO (objetivo: <470 pmol/L): ____________________

Crédito regular:

Fuma cigarro ou vape (objetivo: nunca): ____________________

Pratica o controle do estresse (objetivo: SIM): ____________________

Vacinas em dia: ____________________

Último exame oftalmológico: ____________________

Último exame de audição: ____________________

Último exame de olfato (cheiro): ____________________

Último teste de densidade mineral óssea: ____________________

Último papanicolau ou exame de próstata: ____________________

Última colonoscopia: ____________________

Crédito extra:

Frequência cardíaca máxima durante uma atividade intensa: __________

Diminuição da frequência cardíaca dentro de 2 minutos após parar uma atividade intensa de cardio de 20 minutos: ____________________

Está cuidando da pele conforme recomendado no Capítulo 14?: ________

Está jogando os jogos para o cérebro recomendados no Capítulo 13?: _

Está tomando os suplementos recomendados no Capítulo 14?: ________

PATRIMÔNIO

Renda anual: ____________________

Conta poupança: ____________________

Valor de outros ativos: ____________________

Dívidas (cartão de crédito e outras): ____________________

Está poupando 10% da sua renda bruta? ____________________

Quão diversificada é sua carteira de investimentos? ______________

O QUE ESTÁ POR VIR: Seu Círculo de Amizades Será Cada Vez mais Importante
O QUE FAZER: Formar Sua Equipe

Elaborar um sistema de amizades pode muito bem ser uma das práticas mais importantes que você pode adotar neste momento. Ter uma rede de apoio é um dos fatores que mais influenciam a saúde (isso se aplica não apenas a cenários óbvios como a depressão, mas também a doenças relacionadas à idade, como a demência). Se a pandemia de 2020 nos ensinou alguma coisa é que devemos nos esforçar para manter nossas conexões, mesmo nos momentos em que não podemos estar fisicamente presentes.

Esse sistema não serve apenas para ter um parceiro de pickleball. Ele serve para garantir que você tenha grupos sociais, médicos, financeiros e logísticos para ajudá-lo a gerenciar a sua reinicialização e tudo o que vem com ela. À medida que a medicina avança, você precisará ter mais pessoas ao seu lado para ajudar a juntar as diferentes informações e tomar decisões, pois haverá muito mais escolhas e opções, uma vez que cada uma das pessoas trará mais informações em uma área cada vez menor. Isso se aplica à tomada de decisões sobre tratamentos de ponta, bem como aos desafios interpessoais que surgem quando se faz escolhas difíceis.

Uma diretriz de que gostamos: Quando você é mais jovem, procure médicos e especialistas financeiros mais velhos e com mais experiência. Mas, quando você é mais velho, quer que esses médicos sejam mais jovens — pois é mais provável que eles estejam a par dos últimos avanços e das novas técnicas e que possam atendê-lo pelos próximos 25 ou 30 anos.

A formação de uma equipe não é apenas algo que você marca na lista, é algo que você avalia constantemente.

Atividade: Reflita sobre os quatro pilares que formam sua equipe. Anote quais são seus membros. Se houver carência em determinadas áreas, pense no que você fará para desenvolvê-las. Perceba, também, que essas equipes se transformarão à medida que você envelhecer — e ser flexível na manutenção de conexões sociais é uma das melhores habilidades que você pode desenvolver.

Médico (clínicos gerais, especialistas)	Financeiro (contador, consultores de investimentos)	Familiar (consanguíneo e não consanguíneo)	Social (círculos e conexões mais amplos)

O QUE ESTÁ POR VIR: A Segurança Financeira O Fortalecerá em um Mundo em Transformação
O QUE FAZER: Economizar, Economizar, Economizar

Essa é a primeira coisa que você pode fazer: economizar, economizar e economizar mais um pouco. Uma coisa é dizer isso; outra é fazer. E realmente entendemos a importância disso quando a economia passa por uma grande recessão, como em 2008 e a enorme retração econômica durante a pandemia de 2020. Os avanços médicos futuros podem lhe proporcionar saúde e permitir que você trabalhe por mais tempo, porém a segurança financeira o ajudará a se proteger contra as inevitáveis quedas na economia.

Economizar no presente é sinônimo de gastar no futuro, e você terá muito mais tempo para gastar. Economize toda semana, mesmo quando não estiver ganhando muito. Economize ainda mais quando estiver ganhando mais. Planeje poupar 10% da sua renda durante toda a vida e se questione se você pode se dar ao luxo de poupar ainda mais. Se for esse seu caso, você estará mais seguro no futuro e livre do estresse financeiro. A taxa de poupança deve aumentar mais rapidamente do que sua renda. Isso significa controlar o desejo de esbanjar quando receber um grande bônus (guarde-o para o ano em que não receber nenhum!). Sempre que você tiver um aumento em sua renda, faça um aporte maior na sua conta-poupança — talvez 20% desse aumento. Afinal de contas, você estava vivendo confortavelmente antes de receber o aumento.

Lembre-se de que ter um corpo saudável não significa nada se você estiver em meio a um grande estresse financeiro. E o inverso também é verdadeiro: de nada adianta ter muito dinheiro e não ter um corpo saudável. Alguns conselhos importantes sobre economia para você começar:

- Embora as manchetes divulguem os retornos surpreendentes das lendas dos fundos de hedge e de private equity, a maioria de nós não tem nem a habilidade nem a infraestrutura para tentar ganhar dinheiro por meio dessas estratégias. Pesquisas apontam que, para a maioria das pessoas, o melhor caminho é ter um portfólio diversificado em fundos de índice sem taxa ou com taxas baixas. Cada US$1 economizado em taxas atualmente equivale a US$8 em 42 anos com um retorno anual de 5%.
- Esteja sempre ligado "nos mercados" — e não finja saber exatamente o momento de entrar e de sair, porque você não sabe. Isso gera taxas, impostos e perdas de dinheiro desnecessárias. Enquanto a oferta de moeda continuar aumentando, parte desse aumento alimentará os mercados e a economia.
- É divertido fazer dívidas — até que você seja obrigado a pagá-las no pior momento possível. Portanto, como alternativa,

viva dentro dos seus limites. Não conte com um bônus ou aumento para cobrir os gastos. Suponha que você não ganhará essa quantia a mais — porém, se ganhar, faça um jantar comemorativo e guarde a maior parte do dinheiro. As pessoas caem na armadilha de fazer um empréstimo de um credor ou usar o cartão de crédito para pagar outra dívida. Se estiver fazendo isso, pare agora antes que seja tarde demais. Corte seus gastos. Gostamos de grande parte do que compramos, mas não precisamos de muitas dessas coisas. Priorize os padrões de gastos e diga não para você e para sua família. Isso reduzirá o estresse financeiro e o ajudará a manter uma vida confortável na aposentadoria.

Atividade: Anote sua estratégia de poupança atual. Em seguida, analise suas despesas e pense nos gastos mensais que você pode cortar para direcionar mais dinheiro para a aposentadoria e outras contas de poupança. Após identificá-los, assuma o compromisso de enviar mais dinheiro diretamente (por meio do seu contracheque) para essas contas de aposentadoria. Essa nem sempre é uma escolha fácil, mas é facilmente uma das escolhas mais importantes que você pode fazer.

Despesas	Dinheiro Poupado Mensalmente	Contribuição Anual (12x)
1. 2. 3.		

O QUE ESTÁ POR VIR: Os Avanços Curarão e Tratarão, mas Você Pode Evitar o Tratamento ao Aproveitar os Medicamentos Naturais
O QUE FAZER: Reinicie Sua Abordagem em Relação aos Alimentos

Alguns medicamentos podem ajudar a controlar o diabetes e o colesterol e, talvez um dia, tenhamos medicamentos capazes de reparar células-tronco ou substituir células cerebrais. No entanto, muitos médicos dirão que a maneira de evitar a necessidade desses medicamentos é aproveitar o que a natureza tem a oferecer.

Os alimentos são o combustível e o remédio oferecidos pela natureza, e muitos de nós estamos nos envenenando com excesso de calorias — e ingerindo os tipos errados de calorias. Ao longo deste livro, abordamos os melhores alimentos a serem ingeridos: peixes, vegetais e gorduras saudáveis.

É claro que nem sempre é fácil mudar sua dieta habitual, especialmente se você negligenciou a alimentação saudável no passado. Mas sempre é possível começar. Uma das melhores maneiras de fazer isso é por meio da ideia de substituição — não necessariamente tirando algo, mas encontrando um substituto. Então, em vez de refrigerante, que tal trocar por água com gás e frutas? E em vez de sobremesa todas as noites, que tal limitá-la a duas noites por semana e nas outras cinco noites optar por uma tigela de frutas vermelhas?

Atividade: Anote três alimentos ou hábitos alimentares que podem estar contribuindo para a piora da sua saúde. Anote os alimentos ou as atividades que você poderia usar como substitutos, trocando um hábito não saudável por um saudável.

Hábito/Alimentação	Substituto
1. 2. 3.	

O QUE ESTÁ POR VIR: As Mudanças Chegarão Muito Rápido
O QUE FAZER: Adote a Resiliência

Adotar uma nova visão sobre a longevidade tem a ver com tomar as medidas necessárias no presente para se preparar para ganhos de longo prazo. Não existe um caminho fácil para uma vida longa e feliz e, embora essa noção possa ser difícil de aceitar em nossa cultura de soluções rápidas, digitação acelerada e rolagem pelas redes sociais, é a verdade. Quando se trata de avanços médicos, há uma boa chance de que você tenha muitas opções, fique confuso, não saiba em quem confiar e de que, talvez, não consiga distinguir entre fraudes e verdadeiros medicamentos. Portanto, parte do gerenciamento da Grande Era do Reboot é ter a mentalidade correta para lidar com as mudanças.

É preciso ter paciência e dar a si mesmo espaço para lidar com problemas, estresses e resistir ao que está por vir. A vida é mais uma maratona do que uma corrida de velocidade, e é por isso que a resistência, a resiliência e o coração são mais importantes do que a velocidade. Ao longo dos anos, estas são algumas das filosofias orientadoras com base nas quais tentamos viver:

- A vida não é fácil. Ela se torna mais fácil quando você tem amigos próximos e amorosos, companheiros, um parceiro de vida e, acima de tudo, uma comunidade para ajudá-lo nos momentos bons e nos ruins.

- Planeje sua vida, mas lembre-se de que a maioria das coisas que acontecem em sua vida são aquelas que você não planejou. Por exemplo: Como você conheceu sua esposa, sua cara-metade e seus amigos, como escolheu a faculdade que cursaria, seu emprego ou a cidade em que mora?
- Você não escolhe as coisas que acontecem com você, mas sempre pode escolher como lidar com elas. Portanto, se você tem pressão alta, procure controlá-la adotando um estilo de vida saudável ou uma medicação agora.
- Não se prenda ao passado. Sua vida é composta de presente e futuro, e o passado o ajuda a navegar.
- Não existe limite para o que você é capaz de realizar se não se importar com quem está recebendo o crédito — é importante trabalhar junto com outras pessoas e compartilhar as vitórias e as derrotas.
- Ame os outros como você gostaria de ser amado. Todos nos tornamos melhores pessoas quando aprendemos uns com os outros. Vivemos em um mundo com foco no conhecimento; siga aprendendo sempre!
- Ao longo da sua vida, faça deste seu objetivo: concentre-se no que você tem e não no que falta.

Atividade: Escreva seus "mantras para a vida" mais importantes. Esses serão os princípios e os valores que o orientarão; eles o ajudarão a tomar decisões grandes e pequenas todos os dias e contribuirão muito para melhorar sua felicidade em geral.

ATIVIDADE

____

____

____

____

____

DECISÕES CRUCIAIS RELACIONADAS À IDADE QUE O TORNARÃO 20 ANOS (OU +) MAIS JOVEM

Se Você Está na Faixa dos 20 ou 30 Anos Sobre Sua Saúde

Genética: É importante conhecer seus fatores de risco genético (é possível acessar programas de busca dos seus ancestrais e muitos programas e aplicativos que buscam seu histórico familiar como modelo para ajudá-lo a entender as perguntas certas a serem feitas). Entenda os fatores de risco envolvendo sua saúde e converse com seu médico. Saiba que você pode alterar esses riscos por meio do seu comportamento.

Toxinas: Evite-as. Abandone todo tipo de tabaco (cigarros, cachimbos, charutos). O prazer sentido agora simplesmente não vale os futuros problemas cardíacos, entre outros. Se usar maconha, prefira ingeri-la em vez de fumá-la (e mantenha-a escondida, assim como todos os medicamentos ou substâncias tóxicas, de crianças e convidados inesperados que possam abrir o armário de remédios ao usar o banheiro). Escolha um ambiente para morar e trabalhar o mais longe possível de ruas barulhentas. E lave as mãos antes de comer qualquer coisa e após usar banheiros e outros ambientes públicos. Por favor.

Habilidades de chef: Aprenda a cortar legumes da maneira certa, o que pode ser a coisa mais simples que você pode fazer para ajudar a melhorar sua saúde, pois isso o incentiva a integrar em sua rotina alimentar mais legumes que combatem doenças. Após trabalhar com milhares de pessoas, o Dr. Mike descobriu que, se você investir em uma faca de alta qualidade e aprender a manuseá-la de forma rápida e eficiente, a economia de tempo no preparo das refeições será enorme — e isso aumentará exponencialmente sua vontade e disposição para preparar refeições deliciosas com alimentos que você ama e que também amam seu corpo.

Sobre Seu Dinheiro

Educação: Historicamente, cada ano extra em que você adquire conhecimento tem gerado um retorno anual de cerca de 7%, em média. Mas esse é um investimento que exige mais do que apenas comparecer às aulas. Pesquisas mostram que nem todas as escolas e áreas de estudo têm o mesmo retorno. Os estudos, assim como tocar violão, exigem disciplina. É bom buscar fazer o que gosta, mas, se isso não proporcionar uma vida boa para cuidar de si mesmo, não passa de um hobby. Algumas áreas de estudo são interessantes e divertidas, mas não oferecem uma carreira óbvia. Se fizer um empréstimo de US$100 mil para trabalhar em uma área (talvez interessante e nobre) na qual ganhará, sendo realista, US$20 mil por ano, porque mais da metade da sua renda bruta precisará ser destinada ao pagamento da sua dívida em 10 anos, sua vida financeira fica prejudicada.

Planos B e C: Muitas pessoas decidem cuidar da família e da casa em vez de trabalhar fora e obter uma renda. Isso pode ser feito por alguns meses ou anos, ou pode ser um compromisso de 20 a 25 anos. Na realidade em que vivemos, observamos muitos divórcios, portanto você deve considerar, desde seu primeiro dia fora do mundo do trabalho remunerado, como se sustentará caso ocorra uma separação. Isso pode incluir trabalhar na área de cuidados com a família/crianças usando as habilidades que você desenvolveu, como também pode significar a aquisição de habilidades adicionais que seriam comercializáveis em cenários de trabalho fora de casa. Esse plano de backup o preparará melhor para os choques da vida.

Se Você Está na Faixa dos 35 a 60 Anos
Sobre Sua Saúde

Hábitos: Em toda essa busca para descobrir como fazer mudanças significativas em sua saúde e seu patrimônio, você pode (sim, pode) eliminar os maus hábitos e formar bons. Trata-se, na verdade, de criar um ritmo de vida — um compasso intrínseco à sua vida que é a base sobre a qual você forma esses bons hábitos, toma decisões e constrói um estilo de vida automático de boa saúde e patrimônio sólido.

Sobre Seu Dinheiro

Investimentos: Use contas de investimento com imposto diferido o máximo possível para melhorar sua taxa de retorno. O dinheiro investido em uma conta com imposto diferido tem melhores retornos, porque o rendimento obtido não é tributado até que o dinheiro seja sacado anos depois. E não precisar pagar Imposto de Renda é uma boa coisa, porque é melhor ter o dinheiro trabalhando para você do que ele estar sendo desperdiçado pelo governo. Além disso, cerca de metade de todos os empregadores igualará sua poupança para a aposentadoria em planos com imposto diferido. E, ainda, o ditado "Não coloque todos os seus ovos em uma única cesta" é verdadeiro para investimentos, mesmo que seja uma cesta muito boa. Com muita frequência, acontece de as pessoas se apaixonarem por uma empresa popular (geralmente aquela para a qual trabalham), investindo a maior parte do seu dinheiro nas ações dela. Porém, as grandes empresas acabam tropeçando, muitas delas de maneira rápida e dramática. Os fundos de índices diversificados sem encargos e com taxas baixas garantem retornos de longo prazo um pouco acima da média. E, ao longo do tempo, isso é algo muito bom. Algumas ações de empresas de grande porte, fundos de índice, alguns índices imobiliários, índices de títulos, talvez sua propriedade e um pouco de ouro podem lhe proporcionar um portfólio diversificado. Pesquisas apontam que os fundos de índice sem encargos e com taxas baixas (e os fundos negociados em bolsa, ou ETFs) proporcionam os melhores retornos de longo prazo para os investidores.

Educação: Seja realista com relação a seus filhos e as habilidades que eles têm. Eles têm perfil para a faculdade ou são candidatos a abandonar os estudos? Se eles forem para a faculdade, você estará pagando por educação que valerá a pena ou por uma colônia de férias regada a muita bebida? Seus filhos estão indo bem nos estudos? Como resultado dos cursos que eles escolheram, eles podem "estar alertas" e ser "socialmente responsáveis", mas eles estão, de fato, aprendendo alguma coisa sobre matemática, ciências, engenharia, TI, finanças, RH ou outras áreas de estudo que não envolvem posturas ideológicas? Caso contrário, pare de gastar dinheiro pagando a faculdade deles e economize para sua aposentadoria.

Se Você Está na Faixa dos 60 a 80 Anos ou Mais Sobre Sua Saúde

Dieta: Passe a se alimentar à base de vegetais (com exceção do salmão) e coma somente quando o sol estiver alto no céu. A alternância entre a cetose causada pelo fato de não se alimentar quando o sol já se pôs e quebrar o jejum com alimentos de boa qualidade é postulada (com muitas evidências científicas em animais e seres humanos) para ajudar a acionar diversos interruptores genéticos — primeiro no modo de sobrevivência, em que você colhe suas células antigas e, depois, no modo de crescimento, em que você repovoa seu organismo com células jovens. Esse estilo de alimentação, por si só, pode fazer com que você fique mais de 13 anos mais jovem. Os cinco alimentos que devem ser evitados: gorduras trans, gorduras saturadas (elas contêm proteínas que alteram seu microbioma), açúcares simples, xaropes adicionados e carboidratos sem nutrientes (eles aumentam o nível de açúcar no sangue muito rapidamente, embora em breve você possa monitorar seu nível de açúcar no sangue a todo momento e mantê-lo com segurança abaixo de 99mg/dL).

Jogos: Jogos de raciocínio ou de memória só ajudam sua capacidade de raciocinar ou lembrar. Os jogos que evitaram a demência em três estudos controlados e randomizados com pessoas acima de 70 anos de idade foram jogos de velocidade de processamento. Apenas 18 horas de prática durante 10 anos reduziram a incidência e a prevalência de demência em quase 25% delas e aumentaram a produção e a liberação de neurotransmissores nas principais áreas do cérebro.

Sobre Seu Dinheiro

Trabalho: Se você gosta do seu trabalho, por que desistir? E se você quiser trabalhar um pouco menos, existe uma maneira de reduzir a carga horária, mas continuar realizando um trabalho remunerado? Ter uma renda ajuda a reduzir o estresse financeiro, e você pode continuar economizando para quando sua expectativa de vida aumentar. Isso também o mantém conectado ao mundo atual em termos de atividades e tecnologia, além de proporcionar uma rede de apoio social. Avalie qual seria sua renda se você se aposentasse agora e vivesse com seus recursos sem esgotar suas economias. Que padrão de vida você conseguiria bancar? Seja realista; você já tem idade suficiente para não acreditar mais em contos de fada. Se não puder arcar com os custos do padrão de vida que você deseja ter, continue trabalhando e economizando ou reavalie seus gastos, para que eles se ajustem à sua realidade. Ou, melhor ainda, faça as duas coisas!

Trabalho Voluntário: Você pode fazer um grande bem social doando seu tempo, conhecimento e dinheiro. Pense na transformação de Scrooge em *Um Conto de Natal*, livro de Dickens. Fazer parte de algo bom e maior do que nós é capaz de transformar nossa vida. Isso também lhe dará a oportunidade de se conectar com pessoas de todas as idades, preparando o terreno para aumentar "sua turma" quando outras pessoas não fizerem mais parte dela.

Patrimônio: Tenha um testamento que defina claramente a disposição dos seus recursos. Aborde e reveja regularmente as questões difíceis. Quanto vai para a caridade e quanto vai para os familiares? Quais instituições de caridade? Os familiares receberão partes iguais?

Quanto será destinado a seus filhos (consanguíneos ou não), netos e bisnetos? Quanto será destinado para os familiares que estão bem de vida e para aqueles que têm problemas com drogas? Recomendamos que você reveja seus desejos a cada dois anos com um advogado por cerca de uma hora, revisando o testamento à medida que sua vida e suas prioridades evoluem.

POSFÁCIO

Uma nota sobre a covid-19

Quando a covid-19 chegou ao mundo, no início de 2020, tínhamos acabado de concluir o primeiro rascunho deste livro. Isso significa que passamos mais de um ano pesquisando, conversando, traçando estratégias e pensando a respeito de saúde, imunidade e avanços na medicina, quais ganhos de longevidade provavelmente ocorreriam e o que esta frase significava: "A longevidade será o maior disruptor."

A pandemia nos forçou a questionar os dois setores que estávamos abordando — médico e financeiro. O que aconteceria com nossa saúde e nosso bem-estar? O que aconteceria com nossa segurança financeira?

A pandemia causou um enorme impacto em nossa sociedade em termos de vidas perdidas, dinheiro perdido e na forma como consideramos nossa mortalidade. Além disso, destacou a maneira como a ciência e a medicina podem se adaptar, se ajustar e buscar soluções para problemas que talvez não esperássemos encontrar, mas que se tornaram nossa nova realidade.

Sim, o mundo mudou, mas o tema principal deste livro não — VOCÊ ainda tem grande parte do controle sobre o destino da sua saúde. Considere esta estatística: em mais de 70% de todas as mortes por covid-19, ou a pessoa tinha mais de 70 anos de idade, ou elas tinham outras condições, como diabetes, obesidade, pressão alta, câncer ou outra doença cardiovascular.[1] E esses fatores (exceto a idade) são coisas que podem ser controladas por meio de mudanças no estilo de vida. Isso não torna as perdas menos significativas, mas revela algo fundamental: você tem algum controle inclusive sobre coisas que parecem não poder ser controladas.

Como você viu, é possível tirar proveito de todos os avanços médicos que estão por vir, mantendo-se o mais saudável possível. Mas a covid-19 também nos forçou a pensar no lado oposto: você pode se proteger contra ameaças que talvez não foram previstas — mesmo antes de a medicina moderna conseguir alcançá-las — fortalecendo seu corpo da melhor forma possível.

Sabemos que a covid-19 mudou sua vida de alguma forma — seja com a perda de um familiar, seja com a perda de um emprego ou com a necessidade de ajustar a maneira como você trabalha e interage com as pessoas.

Sejam quais forem as lições e as experiências que você tirou da pandemia, nossa esperança é que outra lição importante possa ser aplicada à Grande Era do Reboot: estamos vivendo em um mundo dinâmico — no qual você terá novas oportunidades e precisará tomar novas decisões sobre o futuro da sua saúde. Sua capacidade de se adaptar — e de cuidar de si mesmo durante o processo — ditará o tempo, o bem-estar, a saúde e a juventude em sua vida.

14 PREVISÕES SÉRIAS, MAS NEM TANTO, PARA 2050 E ANTES DISSO	
1.	Será possível substituir partes do corpo (exceto o cérebro) usando suas células-tronco e impressão 3D.
2.	Muitos tipos de câncer, talvez a maioria, poderão ser curados (não remissão, mas cura).
3.	Veremos pessoas viverem até os 150 anos normalmente.
4.	A idade média de aposentadoria será de 75 anos ou mais.
5.	Giannis Antetokounmpo ainda estará jogando na NBA, junto com seu filho. E talvez um neto também esteja se preparando para jogar.
6.	Quando você se olhar no espelho, ele mostrará seus sinais vitais e identificará quaisquer marcas suspeitas em sua pele; em seguida, informará esses dados a seu principal portal médico, que serão imediatamente analisados por sua equipe de saúde e bem-estar.
7.	Como parte de um exame físico anual, você não só fará um exame de sangue, mas também passará por um procedimento anual de substituição de gordura – gordura marrom por gordura branca – se necessário.
8.	A Suprema Corte analisará se as leis aprovadas pelo Congresso relativas aos avanços médicos que trazem crianças ao mundo por meios científicos e mecânicos são constitucionais.
9.	As manchetes estarão repletas de afirmações de que os Boomers ricos e saudáveis estão cansados de sustentar seus filhos Millennials, que já estão na casa dos 70 anos de idade e ainda pedem que os pais paguem suas contas de telefone.
10.	A moradia será muito mais comunitária: grandes edifícios com quartos e banheiros privativos e espaços de convivência comuns.
11.	Os globos oculares terão visão noturna e configurações de telefoto.
12.	Ficaremos animados (e não com medo) de envelhecer, porque estaremos muito mais saudáveis a cada dia.
13.	Poderemos criar recém-nascidos com nossas especificações exatas por meio da manipulação de células e genes.
14.	Sorvetes antienvelhecimento!

AGRADECIMENTOS

Os autores gostariam de agradecer à incrível equipe da National Geographic por todo seu trabalho, comprometimento e paixão por transformar nossos conceitos em uma realidade precisa e espetacularmente provocativa. Hilary Black e Lauren Purcell persistiram e nos orientaram de forma brilhante na escrita e organização deste livro, para torná-lo um reflexo muito melhor do que esperávamos compartilhar com os leitores. Sem a dedicação delas, você não teria este livro em mãos, o qual realmente acreditamos que será uma referência para entender a longevidade e suas implicações para você e sua família. A gerente de projetos Moriah Petty nos ajudou a cumprir o prazo acordado — que foi extremamente afetado pela pandemia. Além disso, nosso mais profundo agradecimento a Lisa Thomas, Melissa Farris, Nicole Miller Roberts, Judith Klein, Kim Lewis, Daneen Goodwin Ann Day e Marisa Larson.

De Michael F. Roizen

Os livros que escrevo são sempre secundários em relação ao meu objetivo de ajudar as pessoas a ter uma vida mais longa e saudável — e isso só aconteceu com a ajuda da agente literária, supereditora e líder de pensamento Candice Fuhrman. Muito obrigado, Candice! Também agradeço muito a toda a equipe da Nat Geo, listada anteriormente, que trabalhou nesse projeto. Um agradecimento especial a Hilary Black, que aguentou minha obsessão pela capa e por cada parágrafo deste livro. Ela não foi só uma editora excepcionalmente excelente, ela também supervisionou todo o projeto e nos desafiou a torná-lo o melhor possível. Sua liderança atenciosa tornou este livro possível. Muito obrigado, ainda, à diretora editorial da Nat Geo, Susan Goldberg, por seu profundo apoio a este trabalho — e à mensagem que ele quer passar.

É claro que esta empreitada não teria sido possível sem os membros da minha família — principalmente o apoio, o incentivo e os comentários incisivos da minha esposa, Dra. Nancy, uma verdadeira santa. Jen, a química da família, e Jeff, o endocrinologista pediátrico da família, também contribuíram, nos dando muito incentivo. A mãe de minha esposa, Marion, que tem mais de 101 anos de idade, demonstrou que o envelhecimento pode ser um período muito vibrante; sua influência está presente neste livro, assim como a de minha irmã, Marsha, e meu cunhado, Richard Lowry, como leitores críticos. A "família ampliada" dos Katzes, Unobskeys e Campodonicos por vezes se juntou a nossos familiares diretos. Também gostaria de agradecer a Mehmet e Lisa Oz e sua família, incluindo Daphne, John Mauldin, Zack Wasserman e outros, por incentivarem e criticarem os conceitos apresentados neste livro.

Ele não teria sido possível sem as longas conversas que se estendiam até os jogos semanais de pingue-pongue com o coautor Albert Ratner (bem como a contribuição frequente de sua esposa e parceira, Audrey). Espero que o produto final faça justiça a seu humor e brilhantismo. Também fiquei muito motivado com as análises econômicas precisas e concisas do coautor Peter Linneman.

Todos nós fomos inspirados pelos membros do conselho consultivo da Great Age Reboot Company: Drs. Pat Cox, Nicola Finley, Louis Malinow, Larry May, Harry Oken, Julien Bailes, Nick Genes, Robert Colton e Usha Satish. Todos eles se basearam na fundação criada pelos colegas de trabalho, clínicos, cientistas e especialistas da Cleveland Clinic, bem como pelos colegas de trabalho do Wellness Institute, que me ensinaram que "Longevity Is the Next Disruptor"™ [A Longevidade é o Próximo Disruptor]. Mladen Golubic, M.D., Ph.D., sempre incentivou o rigor científico e merece muitos de meus aplausos. Agradeço, também, aos especialistas externos em longevidade, mas especialmente aos doutores Shai Efrati, Peter Attia, Peter Diamandis e David Sinclair. E não poderíamos ter feito isso sem a equipe que ajudou a criar a Great Age Reboot Company, o aplicativo, o site, os podcasts e muito mais: Rafhael Cedeno, Corey Bridges, John Day, Randall Myeroff, Craig Cogut e o presidente do conselho, David Abramson.

Também é importante dizer que tenho a sorte de trabalhar com diversos cuidadores que quebraram os modelos tradicionais de trabalho e estão fazendo da Cleveland Clinic o melhor lugar para se trabalhar e o melhor lugar para receber cuidados — principalmente se você quer incorporar o bem-estar como uma cultura e um resultado de longo prazo. Nosso CEO assumiu a posição de que nossa organização não pode continuar a se concentrar apenas no tratamento de doenças e na prestação de cuidados para ser uma grande instituição. O CEO, Toby Cosgrove, observou, e o novo CEO, Dr. Tom Mihaljevic, declarou de forma ainda mais inflexível, que, embora a clínica já seja conhecida como uma das melhores para o tratamento de doenças, o bem-estar também é parte integrante do que fazemos para cada funcionário e cada pessoa que tocamos.

Foram especialmente importantes para este projeto o diretor de Operações de Bem-Estar, Percy Bhathena, a treinadora-chefe, Amy Gannon, e a nutricionista-chefe Kristin Kirkpatrick. Quero agradecer a todos eles por suas contribuições científicas e críticas construtivas, e por terem me dado tempo e incentivo para concluir este trabalho. Tenho a sorte de ter trabalhado nos últimos anos com o grupo talentoso e criativo que inclui o Dr. Martin Harris, a Dra. Bridget Duffy, o Dr. Mike O'Donnell, Dennis Kenny, o Dr. Rich Lang, o Dr. Raul Seballos, o Dr. Steven Feinleib, a Dra. Barbara Messinger-Rapport, a Dra. Roxanne Sukol e o Dr. Rich Cartabuke. Também gostaria de agradecer a Mike Kessel, Mira Ilic, Karen Tabor, Karen Jones, Dr. Jim Young e aos especialistas do Canyon Ranch, incluindo o Dr. Rich Carmona, que vão desde professores de escolas do centro da cidade (obrigado, Rosalind Strickland) até aqueles que inspiram (obrigado, Reverendo Otis Moss).

A lista de pessoas que contribuíram cientificamente para este livro também é longa. Um agradecimento especial a Keith Roach e à falecida Anita Shreve, bem como aos muitos gerontologistas e internistas que leram algumas seções do livro para verificar se as informações eram precisas. Também gostaria de reconhecer outros membros da equipe da RealAge, que validaram e verificaram o conteúdo e contribuíram com sua experiência para este livro.

Jackie Frey, minha associada administrativa, tornou este trabalho possível, e Grace Titgemeier contribuiu para a precisão das referências. Não é por acaso que o *U.S. News & World Report* classificou a Cleveland Clinic como a clínica número um em tratamento cardíaco por 25 anos consecutivos. Minha antiga associada, Anne-Marie Prince, merece agradecimentos especiais, assim como Diane Reverand — ela iniciou esse processo me dizendo para não me preocupar em ofender os colegas médicos. Desde que a ciência fosse sólida, disse ela, eles entenderiam que estávamos tentando motivar *você* a entender que você é capaz de controlar seus genes.

E, é claro, Ted Spiker tornou a escrita muito mais precisa e agradável. Não tenho palavras para dizer como Ted é fantástico!

Espero e acredito que este livro ajudará os leitores a viverem mais jovens e por mais tempo. A maior recompensa para um médico seria saber que ajudou muitas pessoas a evitar procurar nosso sistema médico durante mais tempo.

De Peter Linneman

Este livro foi uma experiência de aprendizado esclarecedora. Gostaria de agradecer à Dra. Lucille G. Ford por ter incutido em mim a alegria de aprender e me desenvolver constantemente, um processo que iniciei há 52 anos. Ela também é a personificação do envelhecimento produtivo à medida que se aproxima de seu 100º aniversário. Gostaria de agradecer, ainda, a meu amigo de longa data e coautor Albert Ratner, que me incentivou, embora eu estivesse um pouco cético, a me juntar a ele e a Michael nessa aventura. E agradeço ao meu coautor Michael por sempre responder às minhas intermináveis perguntas.

De Albert Ratner

À Audrey, minha esposa, e à Cleveland Clinic, que inspiraram meu desejo de assegurar a longevidade saudável para outras pessoas. Agradeço, também, ao Michael, ao Peter e ao Ted por me permitirem acrescentar minha experiência às suas habilidades e ao seu brilhantismo.

REFERÊNCIAS

INTRODUÇÃO

1. Singapore University of Technology and Design, "Print Me an Organ: Why Are We Not There Yet?" *ScienceDaily* (2019). www.sciencedaily.com/releases/2019/12/191211082709.htm.
2. Adam Hoffman, "Tiny Robots Can Clear Clogged Arteries", *Smithsonian Magazine* (2015), https:// www.smithsonianmag.com/innovation/tiny-robots-can-clear-clogged-arteries-180955774/.
3. Mingtao Zhang, Emily A. Eshraghian, Omar Al Jammal et al., "CRISPR Technology: The Engine That Drives Cancer Therapy", *Biomedicine & Pharmacotherapy* 133 (2021), doi: 10.1016/j.biopha.2020.111007.
4. Sarah K. Madden, Aline Dantas de Araujo, Mara Gerhardt et al., "Taking the Myc Out of Cancer: Toward Therapeutic Strategies to Directly Inhibit c-Myc", *Molecular Cancer* 20, artigo n. 3 (2021), doi:10.1186/s12943-020-01291-6.
5. David A. Sinclair and Matthew D. LaPlante, *Lifespan: Why We Age — and Why We Don't Have To* (Nova York: Thorsons, 2019). [Obra disponível em português com o título *Tempo de Vida: Por Que Envelhecemos — e Por Que Não Precisamos*, publicada pela Editora Alta Cult].
6. Michael F. Roizen, *RealAge: Are You as Young as You Can Be?* (Nova York: Harper Collins, 1999).
7. Yasuyosh Ouchi, Hiromi Rakugi, Hidenori Arai et al., em nome do Comitê Conjunto da Sociedade Gerontológica do Japão e da Sociedade Geriátrica do Japão sobre a Definição e Classificação de Idosos, "Redefining the Elderly as Aged 75 Years and Older: Proposal

From the Joint Committee of Japan Gerontological Society and the Japan Geriatrics Society". *Geriatrics Gerontology International* 17, n. 7 (2017), doi:10.1111/ggi.13118.

8. William C. Hittinger, "Metal-Oxide-Semiconductor Technology", *Scientific American* 229, n. 2 (1973): 48–59, doi:10.1038/scientificamerican0873-48.
9. Michael F. Roizen e Mehmet C. Oz. *YOU: Losing Weight: The Owner's Manual to Simple and Healthy Weight Loss* (Nova York: Free Press, 2011).
10. Dana Goldman. "The Economic Promise of Delayed Aging", *Cold Spring Harbor Perspectives in Medicine* 6, n. 2 (2016): a025072, doi:10.1101/cshperspect.a025072.
11. CDC/NCHS, "Life Expectancy at Birth, at 65 Years of Age, and at 75 Years of Age, by Race and Sex: United States", *Vital Statistics Rates in the United States* (2010), https://www.cdc.gov/nchs/data/hus/2010/022.pdf.

PARTE 1
INTRODUÇÃO

1. "Life Expectancy in Industrial and Developing Countries in 2020". *Statista Research Department*, (27 de novembro de 2020). https://www.statista.com/statistics/274507/life-expectancy-in-industrial-and-developing-countries/.
2. Theresa Andrasfay e Noreen Goldman, "Reductions in 2020 U.S. Life Expectancy Due to COVID-19 and the Disproportionate Impact on the Black and Latino Populations", medRxiv, (out. 2020), doi:10.1101/2020.07.12.20148387.
3. CDC, Centro Nacional de Estatísticas de Saúde, "Life Expectancy in the U.S. Declined a Year and a Half in 2020", 21 de julho de 2021, https://www.cdc.gov/nchs/pressroom/nchs_press_releases/2021/202107.htm.

CAPÍTULO 1

1. Departamento do Censo dos Estados Unidos, "United States Population Projections: 2000 to 2050" (2018), https://www.census.gov/library/working-papers/2009/demo/us-pop-proj-2000-2050.html.

2. Elizabeth Arias e Jiquan Xu, "United States Life Tables", *National Vital Statistics Reports* 68, n. 7 (jun. 2019), https://www.cdc.gov/nchs/data/nvsr/nvsr68/nvsr68_07-508.pdf.

3. Max Roser, Esteban Ortiz-Ospina e Hannah Ritchie, "Life Expectancy". *Our World in Data,* 2019, https://ourworldindata.org/life-expectancy.

4. Steven Woolf e Heidi Schoomaker, "Life Expectancy and Mortality Rates in the United States, 1959–2017", *JAMA* 322, n. 20 (2019): 1996–2016, doi:10.1001/jama.2019.16932.

5. Stein Emil Vollset, Emily Goren, Chun-Wei Yuan et al., "Fertility, Mortality, Migration, and Population Scenarios for 195 Countries and Territories From 2017 to 2100: A Forecasting Analysis for the Global Burden of Disease Study", *The Lancet* 396, n. 10258 (2020): 1285–1306, doi:10.1016/S0140-6736(20)30677-2.

6. Jeffrey S. Passel e D'Vera Cohn, "U.S. Population Projections: 2005–2050", Pew Research Center, 2008, https://www.pewresearch.org/hispanic/2008/02/11/us-population-projections-2005-2050.

7. Christopher Ingraham, "Look at How Much Weight You're Going to Gain", *Washington Post,* 29 de janeiro de 2016, https://www.washingtonpost.com/news/wonk/wp/2016/01/29/the-age-when-you-gain-the-most-weight.

8. T. J. Sheehan, S. DuBrava, L. M. DeChello et al., "Rates of Weight Change for Black and White Americans Over a Twenty Year Period", *International Journal of Obesity* 27 n. 4 (2003): 498–504, doi:10.1038/sj.ijo.0802263.

9. JAMA Network Journals, "Weight Gain From Early to Middle Adulthood Linked to Increased Risk of Major Chronic Diseases, Death", *Eureka Alert,* 18 de julho de 2017.

10. Nicholas S. Hendren, James A. de Lemos, Colby Ayers et al., "Association of Body Mass Index and Age With Morbidity and Mortality in Patients Hospitalized With COVID-19: Results From the American Heart Association COVID-19 Cardiovascular Disease Registry", *Circulation* 143 (2021): 135–144, doi:10.1161/CIRCULATIONAHA.120.051936.

11. Andrew J. Scott, Martin Ellison e David A. Sinclair, "The Economic Value of Targeting Aging", *Nature Aging* 1 (2021): 616–623, doi:10.1038/s43587-021-00080-0.

12. Veja os livros *RealAge* e *YOU* para uma reflexão mais detalhada sobre a importância das conexões sociais para o envelhecimento.

13. Gill Livingston, Andrew Sommerlad, Vasiliki Orgeta et al., "Dementia Prevention, Intervention, and Care", *The Lancet* 390, n. 10113 (2017): 2673–2734, doi:10.1016/S0140-6736(17)31363-6.

14. Harry Owen Taylor, Robert Joseph Taylor, Ann W. Nguyen et al., "Social Isolation, Depression, and Psychological Distress Among Older Adults", *Journal of Aging and Health* 30, n. 2 (2018): 229–246, doi:10.1177/0898264316673511.

15. Isobel E. M. Evans, David J. Llewellyn, Fiona E. Matthews et al., "Social Isolation, Cognitive Reserve, and Cognition in Healthy Older People", *PLoS ONE* 13, n. 8 (2018): 1–14, doi:10.1371/journal.pone.0201008.

CAPÍTULO 2

1. "System/360 Dates and Characteristics", IBM, https://www.ibm.com/ibm/history/exhibits/mainframe/mainframe_FS360.html; "Mainframe Computers", Computer History Museum, https://www.computerhistory.org/revolution/mainframe-computers/7/161–1965.

2. Nações Unidas, Departamento de Assuntos Econômicos e Sociais, *World Social Report 2020: Inequality in a Rapidly Changing World* (Nova York: United Nations, 2020).

PARTE 2
INTRODUÇÃO

1. Kirsten J. Colello e Angela Napili, "Older Americans Act: Overview and Funding", *Congressional Research Service* (22 de abril de 2021), https://crsreports.congress.gov/product/pdf/R/R43414.

2. "Too Many Patents", *Patent Progress* (2014). https://www.patentprogress.org/systemic-problems/too-many-patents.

3. Patrick Cox, *The Methuselah Effect — How the Trend Toward Longevity Is Accelerating — and Soon Will Turn Your World Upside Down* (Dallas: Mauldin Economics, 2016).

CAPÍTULO 3

1. Cleveland Clinic, "Heart Failure: Understanding Heart Failure", https://my.clevelandclinic.org/health/diseases/17069-heart-failure-understanding-heart-failure/management-and-treatment.

2. "Osaka University Transplants iPS Cell-Based Heart Cells in World's First Clinical Trial", *Japan Times,* 28 de janeiro de 2020, https://www.japantimes.co.jp/news/2020/01/28/national/science-health/osaka-university-transplants-ips-cell-based-heart-cells-worlds-first-clinical-trial.

3. Satoshi Kainuma, Shigeru Miyagawa, Koichi Toda et al., "Long-Term Outcomes of Autologous Skeletal Myoblast Cell-Sheet Transplantation for End-Stage Ischemic Cardiomyopathy", *Molecular Therapy* 29, n. 4 (abr. 2021), doi:10.1016/j.ymthe.2021.01.004.

4. "Neurons at the Laboratory Can Be Integrated Into Human Brain Tissue", Universidade de Barcelona, 27 de agosto de 2020, https://www.ub.edu/web/ub/en/menu_eines/noticies/2020/08/004.html.

5. Beatriz Suárez-Álvarez, Ramón M. Rodriguez, Vincenzo Calvanese et al., "Epigenetic Mechanisms Regulate MHC and Antigen Processing Molecules in Human Embryonic and Induced Pluripotent Stem Cells", *PLoS ONE* 5, n. 4 (2010): e10192.doi.org/10.1371/journal.pone.0010192.

6. Ratnesh Singh, Oscar Cuzzani, François Binette et al., "Pluripotent Stem Cells for Retinal Tissue Engineering: Current Status and Future Prospects", *Stem Cell Reviews and Reports* 14, n. 4 (2018): 463–483, doi:10.1007/s12015-018-9802-4.

7. Federico Quaini, Konrad Urbanek, Antonio P. Beltrami et al., "Chimerism of the Transplanted Heart", *New England Journal of Medicine* 346, n. 1 (2002): 5–15.

8. Jerry W. Shay e Woodring E. Wright, "Hayflick, His Limit, and Cellular Ageing", *Nature Reviews Molecular Cell Biology* 1 (2000): 72–76, doi:10.1038/35036093.

9. Yafit Hachmo, Amir Hadanny, Ramzia Abu Hamed et al., "Hyperbaric Oxygen Therapy Increases Telomere Length and Decreases Immunosenescence in Isolated Blood Cells: A Prospective Trial", *Aging* 12, n. 22 (2020): 22445–22456, doi:10.18632/aging.202188.

10. Joy Q. He, Eric S. Sussman e Gary K. Steinberg, "Revisiting Stem Cell-Based Clinical Trials for Ischemic Stroke", *Frontiers in Aging Neuroscience* 12 (14 de dezembro de 2020): 575990, doi:10.3389/fnagi.2020.575990.

11. Charles A. Goldthwaite, Jr., "The Promise of Induced Pluripotent Stem Cells (iPSCs)", em *Regenerative Medicine* (Bethesda, Md: National Institutes of Health, 2006).

12. Changhan Lee e Valter Longo, "Dietary Restriction With and Without Caloric Restriction for Healthy Aging", *F1000Research* 5 (29 de janeiro de 2016): 117, doi:10.12688/f1000research.7136.1.

13. Rafael de Cabo e Mark P. Mattson, "Effects of Intermittent Fasting on Health, Aging, and Disease", *New England Journal of Medicine* 381 (2019): 2541–2551.

14. Hyung Wook Park, "Longevity, Aging, and Caloric Restriction: Clive Maine McCay and the Con- struction of a Multidisciplinary Research Program", *Natural Sciences* 40, n. 1 (inverno 2010): 79–124, doi:10.1525/hsns.2010.40.1.79.

15. Wen-Chung Tsai, Tung-Yang Yu, Gwo-Jyh Chang et al., "Platelet-Rich Plasma Releasate Promotes Regeneration and Decreases Inflammation and Apoptosis of Injured Skeletal Muscle," *American Journal of Sports Medicine* 46, n. 8 (2018): 198–1986, doi:10.1177/0363546518771076.

16. Karthik Arumugam, William Shin, Valentina Schiavone et al., "The Master Regulator Protein BAZ2B Can Reprogram Human Hematopoietic Lineage-Committed Progenitors Into a Multipotent State", *Cell Reports* 33, n. 10 (8 de dezembro de 2020): 108474, doi:10.1016/j.celrep.2020.10847.

CAPÍTULO 4

1. Tamara Tchkonia, Yi Zhu, Jan van Deursen et al., "Cellular Senescence and the Senescent Secretory Phenotype: Therapeutic Opportunities", *Journal of Clinical Investigation* 123, n. 3 (2013): 966– 972, doi:10.1172/JCI64098. Veja também: Susan Buckles, "Turning the Clock Back on Aging", Mayo Clinic Center for Regenerative Medicine, 17 de setembro de 2020, https://regenerativemedicineblog.mayoclinic.org/2020/09/17/turning-the-clock-back-on-aging/.

2. UNITY Biotechnology, "UNITY Biotechnology Announces 12-Week Data From UBX0101 Phase 2 Clinical Study in Patients With Painful Osteoarthritis of the Knee", *GlobeNewswire*, 17 de agosto de 2020.

3. Saul A. Villeda, Kristopher E. Plambeck, Jinte Middeldorp et al., "Young Blood Reverses Age-Related Impairments in Cognitive Function and Synaptic Plasticity in Mice", *Nature Medicine* 20 (2014): 659–663, doi:10.1038/nm.3569.

4. Judith Campisi, Pankaj Kapahi, Gordon J. Lithgow et al., "From Discoveries in Ageing Research to Therapeutics for Healthy Ageing", *Nature* 571, n. 7764 (2019): 183–192.

5. Steve Horvath, Kavita Singh, Ken Raj et al., "Reversing Age: Dual Species Measurement of Epigenetic Age With a Single Clock", *bioRxiv* (2020), doi:10.1101/2020.05.07.082917.

6. Keng Siang Lee, Shuxiao Lin, David A. Copland et al., "Cellular Senescence in the Aging Retina and Developments of Senotherapies for Age-Related Macular Degeneration", *Journal of Neuroinflammation* 18, n. 32 (2021), doi:10.1186/s12974-021-02088-0.

7. Louisa Chou, Tom A. Ranger, Waruna Peiris et al., "Patients' Perceived Needs for Medical Services for Non-Specific Low Back Pain: A Systematic Scoping Review", *PLoS One* 13, n. 11 (2018), doi:10.1371/journal.pone.0204885.

8. Brian Gehlbach e Eugene Geppert, "The Pulmonary Manifestations of Left Heart Failure", *Chest* 125 (2004): 669–682.

9. J. L. Kirkland e T. Tchkonia, "Senolytic Drugs: From Discovery to Translation," *Journal of Internal Medicine* 288, n. 5 (nov. 2020): 518–536, doi:10.1111/joim.13141.

10. Anna Walaszczyk, Emily Dookun, Rachael Redgrave et al., "Pharmacological Clearance of Senescent Cells Improves Survival and Recovery in Aged Mice Following Acute Myocardial Infarction", *Aging Cell* 18, n. 3 (2019): e12945.

11. Sarbari Saha, Debasna P. Panigrahi, Shankargouda Patil et al., "Autophagy in Health and Disease: A Comprehensive Review", *Biomedicine & Pharmacotherapy* 104 (2018): 485–495.

12. Mohammad Bagherniya, Alexandra E. Butler, George E. Barreto et al., "The Effect of Fasting or Calorie Restriction on Autophagy

Induction: A Review of the Literature", *Ageing Research Reviews* 47 (2018): 183–197, doi:10.1016/j.arr.2018.08.004.

13. Laura Poillet-Perez e Eileen White, "Role of Tumor and Host Autophagy in Cancer Metabolism", *Genes & Development* 33 (2019): 610–619, doi:10.1101/gad.325514.119.

14. Laura Poillet-Perez, Xiaoqi Xie, Le Zhan et al., "Autophagy Maintains Tumour Growth Through Circulating Arginine", *Nature* 563 (2018): 569–573, doi:10.1038/s41586-018-0697-7.

15. Melod Mehdipour, Colin Skinner, Nathan Wong et al., "Rejuvenation of Three Germ Layers Tissues by Exchanging Old Blood Plasma With Saline-Albumin", *Aging* 12, n. 10 (2020): 8790–8819, doi:10.18632/aging.103418.

16. David A. Sinclair e Matthew D. LaPlante, *Lifespan: Why We Age — and Why We Don't Have To* (Nova York: Thorsons, 2019). [Obra disponível em português com o título *Tempo de Vida: Por Que Envelhecemos — e Por Que Não Precisamos*, publicada pela Editora Alta Cult].

CAPÍTULO 5

1. Zhongqiu Xie, Pawel Ł. Janczyk, Yingg Zhang et al., "A Cytoskeleton Regulator AVIL Drives Tumorigenesis in Glioblastoma", *Nature Communications* 11, artigo n. 3457 (2020), doi:10.1038/s41467-020-17279-1.

2. American Association for Cancer Research Human Epigenome Task Force e European Union, Network of Excellence, Scientific Advisory Board, "Moving AHEAD With an International Human Epigenome Project", *Nature* 454 (2008): 711–715, doi:10.1038/454711a.

3. Elissa S. Epel, Elizabeth H. Blackburn, Jue Lin et al., "Accelerated Telomere Shortening in Response to Life Stress", *Proceedings of the National Academy of Sciences* 101, n. 49 (dez. 2004): 17312–17315, doi:10.1073/pnas.0407162101.

4. Dean Ornish, Mark Jesus M. Magbanua, Gerdi Weidner et al., "Changes in Prostate Gene Expression in Men Undergoing an Intensive Nutrition and Lifestyle Intervention". *Proceedings of the National Academy of Sciences* 105, n. 24 (jun. 2008): 8369–8374, doi:10.1073/pnas.0803080105.

5. Francisco Martínez-Jiménez, Ferran Muiños, Inés Sentís et al., "A Compendium of Mutational Cancer Driver Genes", *Nature Reviews Cancer* 20 (2020): 555–572, doi:10.1038/s41568-020-0290-x.

6. Apresio K. Fajrial, Qing Qing He, Nurul I. Wirusanti et al., "A Review of Emerging Physical Transfection Methods for CRISPR/Cas9-Mediated Gene Editing", *Theranostics* 10, n. 12 (2020): 5532–5549.

7. Shao-Shuai Wu, Qing-Cui Li, Chang-Qing Yin et al., "Advances in CRISPR/Cas-based Gene Therapy in Human Genetic Diseases", *Theranostics* 10, n. 10 (2020): 4374–4382, doi:10.7150/thno.43360.

8. Vera Lucia Raposo, "The First Chinese Edited Babies: A Leap of Faith in Science", *JBRA Assisted Reproduction* 23, n. 3 (2019): 197–199, doi:10.5935/1518-0557.20190042.

9. Haydar Frangoul, David Altshuler, M. Domenica Cappellini et al., "CRISPR-Cas9 Gene Editing for Sickle Cell Disease and β-Thalassemia", *New England Journal of Medicine* 384 (2021): 252–260, doi:10.1056/NEJMoa2031054.

10. Eliot Marshall, "Gene Therapy Death Prompts Review of Adenovirus Vector", *Science* 286, n. 5448 (17 de dezembro de 1999): 2244–2245.

11. Alejandro Ocampo, Pradeep Reddy, Paloma Martinez-Redondo et al., "In Vivo Amelioration of Age-Associated Hallmarks by Partial Reprogramming", *Cell* 167, n. 7 (15 de dezembro de 2016): 1719–1733.E12, doi:10.1016/j.cell.2016.11.052.

12. Antonio Regalado, "A Stealthy Harvard Startup Wants to Reverse Aging in Dogs, and Humans Could Be Next," *MIT Technology Review,* May 9, 2018.

13. Shinya Yamanaka, "Induced Pluripotent Stem Cells: Past, Present, and Future", *Cell Stem Cell* 10, n. 6 (14 de junho de 2012): 678–684.

14. Jeremy Michael Van Raamsdonk e Siegfried Hekimi, "FUdR Causes a Twofold Increase in the Lifespan of the Mitochondrial Mutant gas-1", *Mechanisms of Ageing and Development* 132, n. 10 (2011): 519–521.

15. Yuancheng Lu, Benedikt Brommer, Xiao Tian et al., "Reprogramming to Recover Youthful Epigenetic Information and Restore Vision", *Nature* 588 (2020): 124–129, doi:10.1038/s41586-020-2975-4.

16. George M. Martin, Steven N. Austad, and Thomas E. Johnson, "Genetic Analysis of Ageing: Role of Oxidative Damage and Environmental Stresses," *Nature Genetics* 13, n. 1 (maio 1996): 25–34.

17. Jianfeng Lan, Jarod A. Rollins, Xiao Zang et al., "Translational Regulation of Non-autonomous Mitochondrial Stress Response Promotes Longevity", *Cell Reports* 28, n. 4 (2019): 1050–1062.e6, doi:10.1016/j.celrep.2019.06.078.

18. Giacamo Cavalli e Edith Heard, "Advances in Epigenetics Link Genetics to the Environment and Disease", *Nature* 571 (2019): 489–499, doi:10.1038/s41586-019-1411-0.

19. Mohamed M. Ali, Dina Naquiallah, Maryam Qureshi et al., "DNA Methylation Profile of Genes Involved in Inflammation and Autoimmunity Correlates With Vascular Function in Morbidly Obese Adults", *Epigenetics* (2021), doi:10.1080/15592294.2021.1876285.

20. David A. Sinclair e Matthew D. LaPlante, *Lifespan: Why We Age — and Why We Don't Have To* (Nova York: Thorsons, 2019). [Obra disponível em português com o título *Tempo de Vida: Por Que Envelhecemos — e Por Que Não Precisamos*, publicada pela Editora Alta Cult].

21. RMIT University, "Metal-Organic Frameworks Successfully Deliver CRISPR/Cas9 Into Human Cancer Cells", *Technology Networks,* 23 de novembro de 2020.

22. Redouane Aherrahrou, Liang Guo, V. Peter Nagraj et al., "Genetic Regulation of Atherosclerosis – Relevant Phenotypes in Human Vascular Smooth Muscle Cells", *Circulation Research* 127 (2020): 1552–1565, doi:10.1161/CIRCRESAHA.120.317415.

CAPÍTULO 6

1. K. Esfahani, L. Roudaia, N. Buhlaiga et al., "A Review of Cancer Immunotherapy: From the Past, to the Present, to the Future", *Current Oncology* 27, suppl. 2 (2020) 87–97, doi:10.3747/co.27.5223.

2. Charles N. Serhan e Bruce D. Levy, "Resolvins in Inflammation: Emergence of the Pro-Resolving Superfamily of Mediators", *Journal of Clinical Investigation* 128, n. 7 (2018): 2657–2669, doi:10.1172/JCI97943.

3. Sara Campinoti, Asllan Gjinovci, Roberta Ragazzini et al., "Reconstitution of a Functional Human Thymus by Postnatal Stromal Proge-

nitor Cells and Natural Whole-Organ Scaffolds", *Nature Communications* 11, artigo n. 6372 (2020), doi:10.1038/s41467-020-20082-7.

4. Jeffrey A. Haspel, Ron Anafi, Marishka K. Brown et al., "Perfect Timing: Circadian Rhythms, Sleep, and Immunity — An NIH Workshop Summary", *JCI Insight* 5, n. 1 (16 de janeiro de 2020): e131487, doi:10.1172/jci.insight.131487.
5. Adrian F. Gombart, Adeline Pierre e Silvia Maggini, "A Review of Micronutrients and the Immune System — Working in Harmony to Reduce the Risk of Infection", *Nutrients* 12, n. 1 (2020): 236, doi:10.3390/nu12010236.
6. Michael F. Roizen e Michael C. Crupain, *What to Eat When: A* Strategic *Plan to Improve Your Health & Life Through Food* (Washington, D.C.: National Geographic, 2019).
7. James P. Allison, "Immune Checkpoint Blockade in Cancer Therapy: The 2015 Lasker-DeBakey Clinical Medical Research Award", *JAMA* 314, n. 11 (2015): 1113–1114, e contato pessoal com J. P. Allison.
8. Michael J. Eppihimer, Jason Gunn, Gordon J. et al., "Expression and Regulation of the PD-L1 Immunoinhibitory Molecule on Microvascular Endothelial Cells", *Microcirculation* 9, n. , 133–145, doi:10.1038/sj/mn/7800123.
9. Philip C. Calder, "Nutrition, Immunity and COVID-19", BMJ *Nutrition, Prevention & Health* 3, no 1 (2020), doi:10.1136/bmjnph-2020-000085.
10. Hasan Ejaz, Abdullah Alsrhani, Aizza Zafar et al., "COVID-19 and Comorbidities: Deleterious Impact on Infected Patients", *Journal of Infection and Public Health* 13, n. 12 (12 de dezembro de 2020): 1833–1839, doi:10.1016/j.jiph.2020.07.014.
11. Robert J. Mason, "Pathogenesis of COVID-19 From a Cell Biology Perspective", *European Respiratory Journal* 55, n. 4 (abr. 2020): 2000607, doi:10.1183/13993003.00607-2020.
12. Centros de Controle e Prevenção de Doenças, "Understanding How Vaccines Work", https://www.cdc.gov/vaccines/hcp/conversations/understanding-vacc-work.html (Acesso em: 28 nov. 2021).
13. David M. Margolis, Richard A. Koup e Guido Ferrari, "HIV Antibodies for Treatment of HIV Infection", *Immunological Reviews* 275, n. 1 (2017): 313–323, doi:10.1111/imr.12506.

14. Steve Black, David E. Bloom, David C. Kaslow et al., "Transforming Vaccine Development", *Seminars in Immunology* 50 (ago.2020): 101413, doi:10.1016/j.smim.2020.101413.

15. Luca Vangelista e Massimiliano Secchi, "Prepare for the Future: Dissecting the Spike to Seek Broadly Neutralizing Antibodies and Universal Vaccine for Pandemic Coronaviruses", *Frontiers in Molecular Biosciences* 7 (1 de setembro de 2020): 226, doi:10.3389/fmolb.2020.00226.

16. Nir Eyal, Marc Lipsitch e Peter G. Smith, "Human Challenge Studies to Accelerate Coronavirus Vaccine Licensure", *Journal of Infectious Diseases* 221, n. 11 (1 de junho de 2020): 1752–1756, doi:10.1093/infdis/jiaa152.

17. Viveksandeep Thoguluva Chandrasekar, Bhanuprasad Vankatesalu, Harsh K. Patel et al., "Systematic Review and Meta-Analysis of Effectiveness of Treatment Options Against SARS-CoV-2 Infection", *Journal of Medical Virology* 93, n. 2 (2021): 775–785. doi:10.1002/jmv.26302.

18. Xueqing Wang e Yuanfang Guan, "COVID-19 Drug Repurposing: A Review of Computational Screening Methods, Clinical Trials, and Protein Interaction Assays", *Medicinal Research Reviews* 41, n. 1 (2021): 5–28, doi:10.1002/med.21728.

19. Juanita Mellet e Michael S. Pepper, "A COVID-19 Vaccine: Big Strides Come With Big Challenges", *Vaccines* 9, n. 1 (2021): 39, doi:10.3390/vaccines9010039.

CAPÍTULO 7

1. Denis P. Blondin, Soren Nielsen, Eline N. Kuipers et al., "Human Brown Adipocyte Thermogenesis Is Driven by β2-AR Stimulation", *Cell Metabolism* 32, n. 2 (4 de agosto de 2020): 287–300. E7, doi:10.1016/j.cmet.2020.07.005.

2. Centros de Controle e Prevenção de Doenças, "Adult Obesity Facts", https://www.cdc.gov/obesity/data/adult.html (Acesso em: 16 fev. 2021).

3. Ying-Xin Shi, Xiang-Yu Chen, Hui-Na Qiu et al., "Visceral Fat Area to Appendicular Muscle Mass Ratio as a Predictor for Nonalcoholic Fatty Liver Disease Independent of Obesity", *Scandinavian Journal of Gastroenterology* (2021), doi:10.1080/00365521.2021.1879244.

4. Tobias Becher, Srikanth Palanisamy, Daniel J. Kramer et al., "Brown Adipose Tissue Is Associated With Cardiometabolic Health", *Nature Medicine* 27 (2021): 58–65, doi:10.1038/s41591-020-1126-7.

5. Yanhong Shi, Haruhisa Inoue, Joseph C. Wu et al., "Induced Pluripotent Stem Cell Technology: A Decade of Progress", *Nature Reviews Drug Discovery* 16 (2017): 115–130, doi:10.1038/nrd.2016.245.

6. Michael West, Dana Larocca e Jieun Lee, "Induced Tissue Regeneration Using Extracellular Vesicles", U.S. Patent App. 16/833285, https://uspto.report/patent/app/20200306296 (Acesso em: 16 fev. 2021).

7. Alice Rossi, Paola Pizzo e Riccardo Filadi, "Calcium, Mitochondria and Cell Metabolism: A Functional Triangle in Bioenergetics", *Biochimica et Biophysica Acta (BBA) — Molecular Cell Research* 1866, n. 7 (2019): 1068–1078, doi:10.1016/j.bbamcr.2018.10.016.

8. I. Sánchez-González, A. Jiménez-Escrig e F. Saura-Calixto, "In Vitro Antioxidant Activity of Coffees Brewed Using Different Procedures (Italian, Espresso and Filter)", *Food Chemistry* 90, n. 1–2, (2005): 133–139.

9. Jianmei Zhang, Huixiao Wu, Shizhan Ma et al., "Transcription Regulators and Hormones Involved in the Development of Brown Fat and White Fat Browning: Transcriptional and Hormonal Control of Brown/Beige Fat Development", *Physiological Research* 67, n. 3 (2018): 347–362.

10. Michael D. West, Ching-Fang Chang, Dana Larocca et al., "Clonal Derivation of White and Brown Adipocyte Progenitor Cell Lines From Human Pluripotent Stem Cells", *Stem Cell Research & Therapy* 10 (2019): 1–17.

11. Mathieu Panel, Bijan Ghaleh e Didier Morin, "Mitochondria and Aging: A Role for the Mitochondrial Transition Pore?" *Aging Cell* 17, n. 4 (2018): e12793, doi:10.1111/acel.12793.

12. Xian Xie, Yi Gao, Min Zeng et al., "Nicotinamide Ribose Ameliorates Cognitive Impairment of Aged and Alzheimer's Disease Model Mice", *Metabolic Brain Disease* 34, n. 1 (2019): 353–366.

CAPÍTULO 8

1. Alyssa M. Flores, Niloufar Hosseini-Nassab, Kai-Uwe Jarr et al., "Pro-Efferocytic Nanoparticles Are Specifically Taken Up by Lesional Macrophages and Prevent Atherosclerosis", *Nature Nanotechnology* 15 (2020): 154–161, doi:10.1038/s41565-019-0619-3.
2. Catherine Saint Louis, "Doctors Experiment With New Way of Fixing the A.C.L.", *New York Times*, 23 de março de 2016.
3. Bagrat Grigoryan, Samantha J. Paulsen, Daniel C. Corbett et al., "Multivascular Networks and Functional Intravascular Topologies Within Biocompatible Hydrogels", *Science* 364, n. 6439 (2019): 458–464. doi:10.1126/science.aav9750.
4. Tamra Sami, "Aussie Startup Inventia Could Revolutionize Skin Regeneration With 3D Bioprinting Robot", *BioWorld*, 31 de julho de 2020.
5. Sangsoon Park, Murat Artan, Seung Hyun Han et al., "VRK-1 Extends Life Span by Activation of AMPK Via Phosphorylation", *Science Advances* 6, n. 27 (2020): eaaw7824, doi:10.1126/sciadv.aaw7824.
6. Mark F. Newman, Joseph P. Mathew, Hilary P. Grocott et al., "Central Nervous System Injury Associated With Cardiac Surgery", *The Lancet* 368, n. 9536 (2006): 694–703, doi:10.1016/S0140-6736(06)69254-4.
7. Augusto D'Onofrio e Gino Gerosa, "Shifting a Paradigm of Cardiac Surgery: From Minimally Invasive to Micro-Invasive", *Journal of Heart Valve Disease* 24, n. 5 (set. 2015): 528–530.
8. C. C. J. Alcântara, F. C. Landers, S. Kim et al., "Mechanically Interlocked 3D Multi-Material Micromachines", *Nature Communications* 11, n. 5957 (2020), doi:10.1038/s41467-020-19725-6.
9. Abby Roth, "New Global Ultrasound POCUS Is No Hocus", *Yale Medicine* (verão de 2019).
10. Thomas Franck, "Human Lifespan Could Soon Pass 100 Years Thanks to Medical Tech, Says BofA", CNBC.com, 8 de maio de 2019.

PARTE 3
CAPÍTULO 9

1. Harriet Edleson, "Almost Half of Americans Fear Running Out of Money in Retirement", AARP, 21 de maio de 2019.

2. Steven H. Woolf e Heidi Schoomaker, "Life Expectancy and Mortality Rates in the United States, 1959–2017," *JAMA* 322, no. 20 (2019): 1996–2016, doi:10.1001/jama.2019.16932.

3. Departamento do Censo dos EUA, Tabelas de projeção da população nacional de 2017, Tabela 1: Tamanho da população projetada, nascimentos, mortes e migração, https://www.census.gov/data/tables/2017/demo/popproj/ 2017-summary-tables.html (Acesso em: 17 fev. 2021).

4. John A. Jagerson e Margaret James, "What Is the Formula for Calculating Net Present Value (NPV)?" Investopedia, 16 de janeiro de 2021, https://www.investopedia.com/ask/answers/032615/what--formula-calculating-net-present-value-npv.asp (Acesso em: 17 fev. 2021).

5. Andrew J. Scott, Martin Ellison e David A. Sinclair, "The Economic Value of Targeting Aging", *Nature Aging* 1 (2021): 616–623, doi:10.1038/s43587-021-00080-0.

6. Departamento de Estatísticas Trabalhistas dos EUA, Análise Trabalhista Mensal, "Labor Force Projections to 2022: The Labor Force Participation Rate Continues to Fall", https://www.bls.gov/opub/mlr/2013/article/labor-force-projections-to-2022-the-labor-force--participation-rate-continues-to-fall.htm (Acesso em: 17 fev. 2021).

7. Melissa A. Z. Knoll, "Behavioral and Psychological Aspects of the Retirement Decision", *Social Security Bulletin* 71, n. 4 (2011), https://www.ssa.gov/policy/docs/ssb/v71n4/v71n4p15.html (Acesso em: 17 fev. 2021).

8. Centros de Controle e Prevenção de Doenças, "Health and Economic Costs of Chronic Diseases", https://www.cdc.gov/chronicdisease/about/costs/index.htm (Acesso em: 17 fev. 2021).

9. Equipe do *The Week*, "The Inheritance Boom", *The Week*, 7 de dezembro de 2019.

CAPÍTULO 10

1. Lilah M. Besser, Merilee A. Teylan e Peter T. Nelson, "Limbic Predominant Age-Related TDP-43 Encephalopathy (LATE): Clinical and Neuropathological Associations". *Journal of Neuropathology & Experimental Neurology* 79, n. 3 (2020): 305–313, doi:10.1093/jnen/nlz126.

2. Jennaya Christensen, Glenn R. Yamakawa, Sandy R. Shultz et al., "Is the Glymphatic System the Missing Link Between Sleep Impairments and Neurological Disorders? Examining the Implications and Uncertainties", *Progress in Neurobiology* 198 (2020): 101917, doi:10.1016/j.pneurobio.2020.101917.

3. Natalie L. Hauglund, Chiara Pavan e Maiken Nedergaard, "Cleaning the Sleeping Brain — The Potential Restorative Function of the Glymphatic System", *Current Opinion in Physiology* 15 (2020): 1–6, doi:10.1016/j.cophys.2019.10.020.

4. Nicola L. Francis, Nanxia Zhao, Hannah R. Calvelli et al., "Peptide--Based Scaffolds for the Culture and Transplantation of Human Dopaminergic Neurons". *Tissue Engineering Part A* 26, n. 3–4 (2020): 193–205, doi:10.1089/ten.tea.2019.0094.

5. Mercè Boada, Oscar L. López, Javier Olazarán et al., "Neurophysiological , Neuropsychiatric, and Quality-of-Life Assessments in Alzheimer's Disease Patients Treated With Plasma Exchange With Albumin Replacement From the Randomized AMBAR Study", *Alzheimer's & Dementia* 17 (2021): 1–11, doi:10.1002/alz.12477.

6. Eva Ausó, Violeta Gómez-Vicente e Gema Esquiva, "Biomarkers for Alzheimer's Disease Early Diagnosis", *Journal of Personalized Medicine* 10, n. 3 (2020): 114, doi:10.3390/jpm10030114.

7. Jessica Mozersky, Sarah Hartz, Erin Linnenbringer et al., "Communicating 5-Year Risk of Alzheimer's Disease Dementia: Development and Evaluation of Materials That Incorporate Multiple Genetic and Biomarker Research Results". *Journal of Alzheimer's Disease* 79, n. 2 (2021): 559–572, doi:10.3233/JAD-200993.

8. Aaron Arvey, Michael Rowe, Joseph Barten Legutki et al., "Age-Associated Changes in the Circulating Human Antibody Repertoire Are Upregulated in Autoimmunity", *Immunity & Ageing* 17 (2020), doi:10.1186/s12979-020-00193-x.

9. Rachel Thomas, Weikan Wang e Dong-Ming Su, "Contributions of Age-Related Thymic Involution to Immunosenescence and Inflammaging", *Immunity & Ageing* 17 (2020), doi:10.1186/s12979-020-0173-8.

10. Jamal S. Rana, Sadiya S. Khan, Donald M. Lloyd-Jones et al., "Changes in Mortality in Top 10 Causes of Death From 2011 to 2018", *Journal of General Internal Medicine* (2020), doi:10.1007/s11606-020-06070-z.

11. Walter Kempner, "Treatment of Heart and Kidney Disease and of Hypertensive and Arteriosclerotic Vascular Disease With the Rice Diet", *Annals of Internal Medicine* 31, n. 5 (1949): 821–856, doi:10.7326/0003-4819-31-5-821.

12. Andrew M. Freeman, Pamela B. Morris, Neal Barnard et al., "Trending Cardiovascular Nutrition Controversies", *Journal of the American College of Cardiology* 69, n. 9 (2017): 1172–1187, doi:10.1016/j.jacc.2016.10.086.

13. Paul K. Whelton e Robert M. Carey, "The 2017 Clinical Practice Guideline for High Blood Pressure", *JAMA* 318, n. 21 (2017): 2073–2074, doi:10.1001/jama.2017.18209.

14. F. M. Sones Jr. e E. K. Shirey, "Cine Coronary Arteriography", *Modern Concepts of Cardiovascular Disease* 31 (1962): 735–738.

15. F. Nijland, O. Kamp, P. M. J. Verhorst et al., "Early Prediction of Improvement in Ejection Fraction After Acute Myocardial Infarction Using Low Dose Dobutamine Echocardiography", *Heart* 88, n. 6 (2002): 592–596, doi:10.1136/heart.88.6.592.

16. Cleveland Clinic, "Why Diastolic Dysfunction Raises Death Risk", https://health.clevelandclinic.org/death-risk-for-diastolic-dysfunction (Acesso em: 21 fev. 2021).

17. Leonardo Bandeira, E. Michael Lewiecki e John P. Bilezikian, "Romosozumab for the Treatment of Osteoporosis", *Expert Opinion on Biological Therapy* 17, n. 2 (2017): 255–263, doi:10.1080/14712598.2017.1280455.

18. Catherine Saint Louis, "Doctors Experiment With New Way of Fixing the A.C.L.", *New York Times*, 23 de março de 2016.

19. Yuancheng Lu, Anitha Krishnan, Benedikt Brommer et al., "Reversal of Ageing – and Injury-Induced Vision Loss by Tet-Dependent Epigenetic Reprogramming", *bioRxiv* (2019), doi:10.1101/710210.

20. Jussi J. Paterno, Ali Koskela, Juha M. T. Hyttinen et al., "Autophagy Genes for Wet Age-Related Macular Degeneration in a Finnish Case-Control Study", *Genes* 11, n. 11 (2020): 1318, doi:10.3390/genes11111318.

21. Keng Siang Lee, Shuxiao Lin, David A. Copland et al., "Cellular Senescence in the Aging Retina and Developments of Senotherapies for Age-Related Macular Degeneration", *Journal of Neuroinflammation* 18, artigo n. 32 (2021), doi:10.1186/s12974-021-02088-0.

22. Arianna Di Stadio, Massimo Ralli, Dalila Roccamatisi et al., "Hearing Loss and Dementia: Radiologic and Biomolecular Basis of Their Shared Characteristics. A Systematic Review", *Neurological Sciences* 42 (2021): 579–588, doi.org/10.1007/s10072-020-04948-8.

23. Frank R. Lin, Kristine Yaffe, Jin Xia et al., "Hearing Loss and Cognitive Decline in Older Adults", *JAMA Internal Medicine* 173, n. 4 (2013): 293–299, doi:10.1001/jamainternmed.2013.1868.

PARTE 4
CAPÍTULO 11

1. David E. Newman-Toker, Adam C. Schaffer, C. Winnie Yu-Moe et al., "Serious Misdiagnosis-Related Harms in Malpractice Claims: The 'Big Three' — Vascular Events, Infections, and Cancers", *Diagnosis* 6, n. 3 (2019): 227–240, doi: 10.1515/dx-2019-0019.

2. Michael F. Roizen e Mehmet C. Oz, *YOU: The Smart Patient. An Insider's Handbook for Getting the Best Treatment* (Nova York: Scribner, 2006).

3. K. W. Jamieson, *A World in Two Minds: Why We Must Change Our Thinking to Change Our Future* (Edinburgh: Shepheard-Walwyn, 2020).

4. Chris Charyk, "The Pros and Cons of Pros-and-Cons Lists", *Harvard Business Review* (6 de janeiro de 2017).

5. Erick Larson, "A Checklist for Making Faster, Better Decisions", *Harvard Business Review* (7 de março de 2016).

6. Nadav Even Chorev, "Personalized Medicine in Practice: Postgenomics From Multiplicity to Immutability", *Body & Society* 26, n. 1 (2020): 26–54, doi:10.1177/1357034X19886925.

CAPÍTULO 12

1. Dean Ornish, Mark Jesus M. Magbanua, Gerdi Weidner et al., "Changes in Prostate Gene Expression in Men Undergoing an Intensive Nutrition and Lifestyle Intervention", *Proceedings of the National Academy of Sciences* 105, n. 24 (2008): 8369–8374, doi:10.1073/pnas.0803080105.
2. Kaare Christensen, Niels V. Holm, Matt Mcgue et al., "A Danish Population-Based Twin Study on General Health in the Elderly", *Journal of Aging and Health* 11, n. 1 (fev. 1999): 49–64, doi.org/10.1177/089826439901100103.
3. Michael F. Roizen, *RealAge: Are You as Young as You Can Be?* (Nova York: Harper Collins, 1999).
4. Prateek Lohia, Shweta Kapur, Sindhuri Benjaram et al., "Metabolic Syndrome and Clinical Outcomes in Patients Infected With COVID-19: Does Age, Sex, and Race of the Patient With Metabolic Syndrome Matter?" *Journal of Diabetes* (2021), doi.org/10.1111/1753-0407.13157.
5. Terrance L. Albrecht e Mara B. Adelman, "Social Support and Life Stress: New Directions for Communication Research", *Human Communication Research* 11, n. 1 (1984): 3–32, doi:10.1111/j.1468-2958.1984.tb00036.x
6. Nell H. Gottlieb e Lawrence W. Green, "Life Events, Social Network, Life-Style, and Health: An Analysis of the 1979 National Survey of Personal Health Practices and Consequences", *Health Education & Behavior* 11, 1ª edição (1984): 91–105, doi:10.1177/109019818401100105.
7. Michael F. Roizen, *RealAge Makeover: Take Years Off Your Looks and Add Them to Your Life* (Nova York: Harper Collins, 2004).
8. Klodian Dhana, Denis A. Evans, Kumar B. Rajan et al., "Healthy Lifestyle and the Risk of Alzheimer Dementia: Findings From 2 Longitudinal Studies", *Neurology* 95, n. 4 (2020): e374–e383, doi:10.1212/WNL.0000000000009816.
9. Michael F. Roizen, *This Is Your Do-Over: The 7 Secrets to Losing Weight, Living Longer, and Getting a Second Chance at the Life You Want* (Nova York: Scribner, 2016).
10. Contato pessoal com o CEO da EXOS.

CAPÍTULO 13

1. Didier Allexandre, Adam M. Bernstein, Esteban Walker et al., "A Web-Based Mindfulness Stress Management Program in a Corporate Call Center: A Randomized Clinical Trial to Evaluate the Added Benefit of Onsite Group Support", *Journal of Occupational and Environmental Medicine* 58, n. 3 (mar. 2016): 254–264, doi:10.1097/JOM.0000000000000680.

2. Jean Chatzky e Michael F. Roizen, *Age Proof: Living Longer Without Running Out of Money or Breaking a Hip* (Nova York: Grand Central Publishing, 2017).

3. Tavia E. Evans, Hieab H. H. Adams, Silvan Licher et al., "Subregional Volumes of the Hippocampus in Relation to Cognitive Function and Risk of Dementia", *Neuroimage* 178 (set. 2018): 129–135, doi:10.1016/j.neuroimage.2018.05.041.

4. Juga Lee, "The Relationship Between Physical Activity and Dementia: A Systematic Review and Meta-Analysis of Prospective Cohort Studies", *Journal of Gerontological Nursing* 44, n. 10 (2018): 22–29, doi:10.3928/00989134-20180814-01.

5. Gill Livingston, Andrew Sommerlad, Vasiliki Orgeta et al., "Dementia Prevention, Intervention, and Care", *The Lancet* 390, n. 10113 (2017): 2673–2734, doi:10.1016/S0140-6736(17)31363-6.

6. Natan Feter, Gregore I. Mielke, Jayne S. Leite et al., "Physical Activity in Later Life and Risk of Dementia: Findings From a Population-Based Cohort Study", *Experimental Gerontology* 143 (2021): 111145, doi:10.1016/j.exger.2020.111145.

7. Aishat T. Bakre, Ruoling Chen, Ranjit Khutan et al., "Association Between Fish Consumption and Risk of Dementia: A New Study From China and a Systematic Literature Review and Meta-Analysis", *Public Health Nutrition* 21, n. 10 (2018): 1921–1932, doi:10.1017/S136898001800037X.

8. Karin Yurko-Mauro, Deanna McCarthy, Dror Rom et al., "Beneficial Effects of Docosahexaenoic Acid on Cognition in Age-Related Cognitive Decline". *Alzheimer's & Dementia* 6, n. 6 (2010): 456–464, doi:10.1016/j.jalz.2010.01.013.

9. Yang Hu, Frank B. Hu e JoAnn E. Manson,"Marine Omega-3 Supplementation and Cardiovascular Disease: An Updated Meta-Analysis of 13 Randomized Controlled Trials Involving 127477

Participants", *Journal of the American Heart Association* 8, n. 19 (2019): e013543, doi:10.1161/JAHA.119.013543.

10. Aldo A. Bernasconi, Michelle M. Wiest, Carl J. Lavie et al., "Effect of Omega-3 Dosage on Cardiovascular Outcomes", *Mayo Clinic Proceedings* 96, n. 2 (2021): 304–31, doi:10.1016/j.mayocp.2020.08.034.
11. Neal D. Barnard, Jihad Alwarith, Emilie Rembert et al., "A Mediterranean Diet and Low-Fat Vegan Diet to Improve Body Weight and Cardiometabolic Risk Factors: A Randomized, Cross-over Trial", *Journal of the American College of Nutrition* (2021), doi:10.1080/073 15724.2020.1869625.
12. Klodian Dhana, Denis A. Evans, Kumar B. Rajan et al., "Healthy Lifestyle and the Risk of Alzheimer Dementia: Findings From 2 Longitudinal Studies". *Neurology* 95, n. 4 (jul. 2020): e374– e383, doi:10.1212/WNL.0000000000009816.
13. Seema Mihrshahi, Ding Ding, Joanne Gale et al., "Vegetarian Diet and All-Cause Mortality: Evidence From a Large Population-Based Australian Cohort — The 45 and Up Study". *Preventive Medicine* 97 (abr. 2017): 1–7, doi:10.1016/j.ypmed.2016.12.044.
14. George W. Rebok, Karlene Ball, Lin T. Guey et al., "Ten-Year Effects of the Advanced Cognitive Training for Independent and Vital Elderly Cognitive Training Trial on Cognition and Everyday Functioning in Older Adults", *Journal of the American Geriatrics Society* 62, n. 1 (2014): 16–24, doi:10.1111/jgs.12607.
15. Bruno Bonnechère, Christelle Langley e Barbara Jacquelyn Sahakian, "The Use of Commercial Computerised Cognitive Games in Older Adults: A Meta-Analysis", *Scientific Reports* 10, artigo n. 15276 (2020), doi:10.1038/s41598-020-72281-3.
16. P. Pazos, Y. Leira, C. Domínguez et al., "Association Between Periodontal Disease and Dementia: A Literature Review," *Neurología* 33, 9ª edição (nov.–dez. 2018): 602–613, doi:10.1016/j.nrleng.2016.07.007.
17. Marjo H. Eskelinen, Tiia Ngandu, Jaakko Tuomilehto et al., "Midlife Coffee and Tea Drinking and the Risk of Late-Life Dementia: A Population-Based CAIDE Study", *Journal of Alzheimer's Disease* 16, n. 1 (2009): 85–91, doi: 10.3233/JAD-2009-0920. Veja também: Universidade do Estado do Oregon, Linus Pauling Institute, Micronutrient Information Center, "Coffee", https://lpi.oregon state.edu/mic/food-beverages/coffee#adverse-effects.

18. Wojciech Grodzicki e Katarzyna Dziendzikowska, "The Role of Selected Bioactive Compounds in the Prevention of Alzheimer's Disease", *Antioxidants* 9, n. 3 (2020): 229, doi:10.3390/antiox9030229.

19. Michael F. Roizen e Michael C. Crupain, *What to Eat When: A Strategic Plan to Improve Your Health & Life Through Food* (Washington, D.C.: National Geographic, 2019).

20. Min Wei, Sebastian Brandorst, Mahshid Shelehchi et al., "Fasting--Mimicking Diet and Markers/Risk Factors for Aging, Diabetes, Cancer, and Cardiovascular Disease", *Science Translational Medicine* 9, n. 377 (2017): eaai8700, doi:10.1126/scitranslmed.aai8700.

21. Rafael de Cabo e Mark P. Mattson, "Effects of Intermittent Fasting on Health, Aging, and Disease", *New England Journal of Medicine* 381, n. 26 (2019): 2541–2551, doi:10.1056/NEJMra1905136.

22. Timo E. Strandberg, Arto Strandberg, Kaisu Pitkälä et al., "Sauna Bathing, Health, and Quality of Life Among Octogenarian Men: The Helsinki Businessmen Study", *Aging Clinical and Experimental Research* 30, n. 9 (2018): 1053–1057, doi:10.1007/s40520-017-0855-z.

23. Maria D. Bernat-Adell, Eladio J. Collado-Boira, Pilar Moles-Julio et al., "Recovery of Inflammation, Cardiac, and Muscle Damage Biomarkers After Running a Marathon", *The Journal of Strength & Conditioning Research* 35, n. 3 (2021): 626–632, doi:10.1519/JSC.0000000000003167.

24. Ming-Hsien Chiang, Hau-Hsin Wu, Chia-Jen Shih et al., "Association Between Influenza Vaccination and Reduced Risks of Major Adverse Cardiovascular Events in Elderly Patient", *American Heart Journal* 193 (nov. 2017): 1–7, doi:10.1016/j.ahj.2017.07.020.

25. Hamid Mohseni, Amit Kiran, Reza Khorshidi et al., "Influenza Vaccination and Risk of Hospitalization in Patients With Heart Failure: A Self-Controlled Case Series Study", *European Heart Journal* 38, n. 5 (fev. 2017): 326–333, doi:10.1093/eurheartj/ehw411.

26. Philip C. Calder, Anitra C. Carr, Adrian F. Gombart et al., "Optimal Nutritional Status for a Well-Functioning Immune System Is an Important Factor to Protect Against Viral Infections", *Nutrients* 12, n. 4 (2020): 1181, doi:10.3390/nu12041181.

27. Karine Spiegel, John F. Sheridan e Eve Van Cauter, "Effect of Sleep Deprivation on Response to Immunization", *JAMA* 288, n. 12 (2002): 1471–1472.

28. Michael F. Roizen, *This Is Your Do-Over: The 7 Secrets to Losing Weight, Living Longer, and Getting a Second Chance at the Life You Want* (Nova York: Scribner, 2016).

29. S. Fu, C. L. Thompson, A. Ali et al., "Mechanical Loading Inhibits Cartilage Inflammatory Signalling Via an HDAC6 and IFT-Dependent Mechanism Regulating Primary Cilia Elongation", *Osteoarthritis and Cartilage* 27, n. 7 (1 de julho de 2019): 1064–1074, doi:10.1016/j.joca.2019.03.003.

30. Arch G. Mainous III, Rebecca J. Tanner, Kiarash P. Rahmanian et al., "Effect of Sedentary Lifestyle on Cardiovascular Disease Risk Among Healthy Adults With Body Mass Indexes 18.5 to 29.9 kg/m^2", *The American Journal of Cardiology* 123, n. 5 (1 de março de 2019): 764–768, doi:10.1016/j.amjcard.2018.11.043.

31. Francesca Saladini e Paolo Palatini, "Arterial Distensibility, Physical Activity, and the Metabolic Syndrome", *Current Hypertension Reports* 20, artigo n. 39 (2018), doi:10.1007/s11906-018-0837-3.

32. Brett R. Gordon, Cillian P. McDowell, Mats Hallgren et al., "Association of Efficacy of Resistance Exercise Training With Depressive Symptoms: Meta-Analysis and Meta-Regression Analysis of Randomized Clinical Trials", *JAMA Psychiatry* 75, n. 6 (2018): 566–576, doi:10.1001/jamapsychiatry.2018.0572.

33. Magdalena I. Tolea e James E. Galvin, "Sarcopenia and Impairment in Physical and Cognitive Functionality", *Clinical Interventions in Aging* 10 (2015): 663-671, doi:10.2147/CIA.S76275.

34. Kyle Mandsager, Serge Harb, Paul Cremer et al., "Association of Cardiorespiratory Fitness With Long-Term Mortality Among Adults Undergoing Exercise Treadmill Testing", *JAMA Network Open* 1, n. 6 (2018): e183605, doi:10.1001/jamanetworkopen.2018.3605.

35. Larry A. Tucker, J. Eric Strong, James D. LeCheminant et al., "Effect of Two Jumping Programs on Hip Bone Mineral Density in Premenopausal Women: A Randomized Controlled Trial", *American Journal of Health Promotion* 29, n. 3 (2015): 158–164, doi:10.4278/ajhp.130430-QUAN-200.

36. Alexander G. Robling, Felicia M. Hinant, David B. Burr et al., "Shorter, More Frequent Mechanical Loading Sessions Enhance Bone Mass", *Medicine & Science in Sports & Exercise* 34, n. 2 (2002):196–202, doi:10.1097/00005768-200202000-00003.

37. Rubina Manuela Trimboli, Marina Codari, Marco Guazzi et al., "Screening Mammography Beyond Breast Cancer: Breast Arterial Calcifications as a Sex-Specific Biomarker of Cardiovascular Risk", *European Journal of Radiology* 119 (2019): 108636.

38. Sofie Pardaens, Anne-Marie Willems, Els Clays et al., "The Impact of Drop-Out in Cardiac Rehabilitation on Outcome Among Coronary Artery Disease Patients", *European Journal of Preventive Cardiology* 24, n. 14 (2017): 1490–1497. doi:10.1177/2047487317724574.

39. Andrea Gurmankin Levy, Aaron M. Scherer, Brian J. Zikmund--Fisher et al., "Prevalence of and Factors Associated With Patient Nondisclosure of Medically Relevant Information to Clinicians", *JAMA Network Open* 1, n. 7 (2018): e185293, doi:10.1001/jamanetworkopen.2018.5293.

40. Nicholas J. Thomas, Anita L. Lynam, Anita V. Hill et al., "Type 1 Diabetes Defined by Severe Insulin Deficiency Occurs After 30 Years of Age and Is Commonly Treated as Type 2 Diabetes", *Diabetologia* 62 (2019): 1167–1172, doi:10.1007/s00125-019-4863-8.

41. Michael F. Roizen e Mehmet C. Oz, *YOU: The Smart Patient. An Insider's Handbook for Getting the Best Treatment* (Nova York: Scribner, 2006).

42. Katherine Eban, *Bottle of Lies: The Inside Story of the Generic Drug Boom*, edição reimpressa (Nova York: Ecco Press / HarperCollins, 2020).

CAPÍTULO 14

1. David Brooks, "The Moral Bucket List", *New York Times*, 11 de abril de 2015.

2. M. E. Camacho e C. A. Reyes-Ortiz, "Sexual Dysfunction in the Elderly: Age or Disease?" *International Journal of Impotence Research* 17 (2005): S52–S56, doi:10.1038/sj.ijir.3901429.

3. Naveen R. Parva, Satish Tadepalli, Pratiksha Singh et al., "Prevalence of Vitamin D Deficiency and Associated Risk Factors in the US Population (2011–2012)", *Cureus* 10, n. 6 (2018): e2741, doi:10.7759/cureus.2741.

4. William B. Grant, Fatme Al Anouti e Meis Moukayed, "Targeted 25-Hydroxyvitamin D Concentration Measurements and Vitamin

D3 Supplementation Can Have Important Patient and Public Health Benefits", *European Journal of Clinical Nutrition* 74 (2020): 366–376, doi:10.1038/s41430-020-0564-0.

5. Amir S. Heravi e Erin D. Michos, "Vitamin D and Calcium Supplements: Helpful, Harmful, or Neutral for Cardiovascular Risk?" *Methodist Debakey Cardiovascular Journal* 15, n. 3 (jul.– set. 2019): 207–213.
6. J. Michael Gaziano, Howard D. Sesso, William G. Christen et al., "Multivitamins in the Prevention of Cancer in Men: The Physicians' Health Study II Randomized Controlled Trial", *JAMA* 308, n. 18 (2012): 1871–1880, doi:10.1001/jama.2012.14641.
7. Kimberly Y. Z. Forrest e Wendy L. Stuhldreher, "Prevalence and Correlates of Vitamin D Deficiency in US Adults", *Nutrition Research* 31, n. 1 (2011): 48–54, doi:10.1016/j.nutres.2010.12.001.
8. Susanne Rautiainen, Pamela M. Rist, Robert J. Glynn et al., "Multivitamin Use and the Risk of Cardiovascular Disease in Men". *Journal of Nutrition* 146, n. 6 (jun. 2016): 1235–1240, doi:10.3945/jn.115.227884.
9. Mariann Fagernaes Hansen, Sarah Østrup Jensen, Ernst-Martin Füchtbauer et al., "High Folic Acid Diet Enhances Tumour Growth in PyMT-Induced Breast Cancer", *British Journal of Cancer* 116 (2017): 752–761, doi:10.1038/bjc.2017.11.
10. Jose L. Flores-Guerrero, Isidor Minović, Dion Groothof et al., "Association of Plasma Concentration of Vitamin B12 With All-Cause Mortality in the General Population in the Netherlands". *JAMA Network Open* 3, n. 1 (2020): e1919274, doi:10.1001/jamanetworkopen.2019.19274.
11. Edward Giovannucci, Yan Liu, Meir J. Stampfer et al., "A Prospective Study of Calcium Intake and Incident and Fatal Prostate Cancer", *Cancer Epidemiology, Biomarkers & Prevention* 15, n. 2 (2006): 203–210, doi:10.1158/1055-9965.EPI-05-0586.
12. Mohammad Al Qadire, Murad Alkhalaileh e Hedaya Hina, "Risk Factors for Breast Cancer Among Jordanian Women: A Case-Control Study", *Iran Journal of Public Health* 47, n. 1 (jan. 2018): 49–56.
13. Jürgen Kern, Silke Kern, Kaj Blennow et al., "Calcium Supplementation and Risk of Dementia in Women With Cerebrovascular Di-

sease", *Neurology* 87, n. 16 (out. 2016): 1674–1680, doi:10.1212/WNL.0000000000003111.

14. Karin Yurko-Mauro, Deanna McCarthy, Dror Rom et al., "Beneficial Effects of Docosahexaenoic Acid on Cognition in Age-Related Cognitive Decline", *Alzheimer's & Dementia* 6, n. 6 (2010): 456–464, doi:10.1016/j.jalz.2010.01.013.
15. Ian Yat Hin Wong, Simon Chi Yan Koo e Clement Wai Nangg Chan, "Prevention of Age-Related Macular Degeneration", *International Ophthalmology* 31 (2011): 73–82, doi:10.1007/s10792-010-9397-5.
16. Kelvin Tsoi, Jason M. W. Ho, Felix C. H. Chan et al., "Long-Term Use of Low-Dose Aspirin for Cancer Prevention: A 10-Year Population Cohort Study in Hong Kong", *International Journal of Cancer* 145, n. 1 (2019): 267–273, doi:10.1002/ijc.32083.
17. Michael F. Roizen e Mehmet C. Oz, *YOU: Staying Young: The Owner's Manual to Extending Your Warranty* (Nova York: Scribner, 2008).
18. Raymond John Playford e Michael James Weiser, "Bovine Colostrum: Its Constituents and Uses", *Nutrients* 13, n. 1 (2021): 265, doi:10.3390/nu13010265.
19. In-Bong Song, Hyejung Gu, Hye-Ju Han et al., "Omega-7 Inhibits Inflammation and Promotes Collagen Synthesis Through SIRT1 Activation", *Applied Biological Chemistry* 61 (2018): 433–439, doi:10.1007/s13765-018-0377-1.
20. Zeneng Wang, Nathalie Bergeron, Bruce S Levison et al., "Impact of Chronic Dietary Red Meat, White Meat, or Non-Meat Protein on Trimethylamine N-Oxide Metabolism and Renal Excretion in Healthy Men and Women", *European Heart Journal* 40, n. 7 (14 de fevereiro de 2019): 583–594, doi:10.1093/eurheartj/ehy799.
21. W. H. Wilson Tang, Xinmin S. Li, Yuping Wu et al., "Plasma Trimethylamine N-oxide (TMAO) Levels Predict Future Risk of Coronary Artery Disease in Apparently Healthy Individuals in the EPIC-Norfolk Prospective Population Study", *American Heart Journal* (2021), doi:10.1016/j.ahj.2021.01.020.
22. Feilong Deng, Ying Li e Jiangchao Zhao, "The Gut Microbiome of Healthy Long-Living People", *Aging* 11, n. 2 (15 de janeiro de 2019): 289–290, doi:10.18632/aging.101771.
23. Francisco M. Gutierrez-Mariscal, Elena M. Yubero-Serrano, Jose M. Villalba et al., "Coenzyme Q10: From Bench to Clinic in Aging Di-

seases, a Translational Review", *Critical Reviews in Food Science and Nutrition* 59, n. 14 (2019): 2240–2257, doi:10.1080/10408398.20 18.1442316.

24. Alma Martelli, Lara Testai, Alessandro Colletti et al., "Coenzyme Q10: Clinical Applications in Cardiovascular Diseases", *Antioxidants* 9, n. 4 (2020): 341, doi.org/10.3390/antiox9040341.
25. Mukesh K. Jain e Paul M. Ridker, "Anti-Inflammatory Effects of Statins: Clinical Evidence and Basic Mechanisms", *Nature Reviews Drug Discovery* 4 (2005): 977–987, doi:10.1038/nrd1901.
26. Emmanuel Maheu, Christian Cadet, Marc Marty et al., "Randomised, Controlled Trial of Avocado-Soybean Unsaponifiable (Piascledine) Effect on Structure Modification in Hip Osteoarthritis: The ERADIAS Study", *Annals of the Rheumatic Diseases* 73, n. 2 (fev.2014): 376–384, doi:10.1136/annrheumdis-2012-202485.
27. Blaine A. Christiansen, Simrit Bhatti, Ramin Goudarzi et al., "Management of Osteoarthritis With Avocado/Soybean Unsaponifiables", *Cartilage* 6, n. 1 (2015): 30–44, doi:10.1177/1947603514554992.
28. Keisuke Hikosaka, Keisuke Yaku, Keisuke Okabe et al., "Implications of NAD Metabolism in Pathophysiology and Therapeutics for Neurodegenerative Diseases", *Nutritional Neuroscience* (2019): 1–13, doi:10.1080/1028415X.2019.1637504.
29. Ozlem Altay, Muhammad Arif, Xiangyu Li et al., "Combined Metabolic Activators Accelerates Recovery in Mild-to-Moderate COVID-19," *medRxiv* (2020), doi:10.1101/2020.10.02.20202614.
30. Mahsa Hatami, Mina Abdolahi, Neda Soveyd et al., "Molecular Mechanisms of Curcumin in Neuroinflammatory Disorders: A Mini Review of Current Evidences", *Endocrine, Metabolic & Immune Disorders — Drug Targets* 19, n. 3 (2019): 247–258, doi:10.2174/1871 530319666181129103056.
31. Javad Sharifi-Rad, Youssef El Rayess, Alain Abi Rizk et al., "Turmeric and Its Major Compound Curcumin on Health: Bioactive Effects and Safety Profiles for Food, Pharmaceutical, Biotechnological and Medicinal Applications", *Frontiers in Pharmacology* 11 (2020): 01021, doi:10.3389/fphar.2020.01021.
32. WebMD, "Turmeric", https://www.webmd.com/vitamins/ai/ingredientmono-662/turmeric (Acesso em: 24 fev. 2021).

33. Kiran Chaudhari, Conner D. Reynolds e Shao-Hua Yang, "Metformin and Cognition From the Perspectives of Sex, Age, and Disease", *GeroScience* 42 (2020): 97–116, doi:10.1007/s11357-019-00146-3.

34. Ameya S. Kulkarni, Siram Gubbi e Nir Barzilai, "Benefits of Metformin in Attenuating the Hallmarks of Aging", *Cell Metabolism* 32, n. 1 (2020): 15–30, doi:10.1016/j.cmet.2020.04.001.

35. Adam R. Konopka, Jaime L. Laurin, Hayden M. Schoenberg et al., "Metformin Inhibits Mitochondrial Adaptations to Aerobic Exercise Training in Older Adults", *Aging Cell* 18, n. 1 (2019): e12880, doi:10.1111/acel.12880.

36. Ralph DeFronzo, G. Alexander Fleming, Kim Chen et al., "Metformin-Associated Lactic Acidosis: Current Perspectives on Causes and Risk", *Metabolism* 65, n. 2 (2016): 20–29, doi:10.1016/j.metabol.2015.10.014.

37. Duncan Chambers, Anna J. Cantrell, Maxine Johnson et al., "Digital and Online Symptom Checkers and Health Assessment/Triage Services for Urgent Health Problems: Systematic Review", *BMJ Open* 9, n. 8 (2019): e027743, doi:10.1136/bmjopen-2018-027743.

38. Michael F. Roizen e Mehmet C. Oz, *YOU: Being Beautiful. The Owner's Manual to Inner and Outer Beauty* (Nova York: Free Press, 2008).

39. U.S. Food and Drug Administration, "FDA Advances New Proposed Regulation to Make Sure That Sunscreens Are Safe and Effective", 21 de fevereiro de 2019, https://www.fda.gov/news-events/press-announcements/fda-advances-new-proposed-regulation-make-sure-sunscreens-are-safe-and-effective.

40. Bagus Komang Satriyasa, "Botulinum Toxin (Botox) A for Reducing the Appearance of Facial Wrinkles: A Literature Review of Clinical Use and Pharmacological Aspect", *Clinical, Cosmetic and Investigational Dermatology* 12 (10 de abril de 2019): 223–228, doi:10.2147/CCID.S202919.

41. Larissa Rocha Bertelli Cabral, Lucas Novaes Teixeira, Rodrigo Pinto Gimenez et al., "Effect of Hyaluronic Acid and Poly-L-Lactic Acid Dermal Fillers on Collagen Synthesis: An In Vitro and In Vivo Study", *Clinical Cosmetic and Investigational Dermatology* 13 (29 de setembro de 2020): 701–710, doi:10.2147/CCID.S266015.

42. Lloyd F. Rose e Rodney K. Chan, "The Burn Wound Microenvironment", *Advances in Wound Care* 5, n. 3 (2016): 106–118, doi:10.1089/wound.2014.0536.

43. Benjamin C. Marcus e David Hyman, "Evidence-Based Medicine in Laser Medicine for Facial Plastic Surgery", *Facial Plastic Surgery Clinics of North America* 23, n. 3 (2015): 297–302, doi:10.1016/j.fsc.2015.04.003.

44. Fabio Santanelli di Pompeo, Michail Sorotos, Mark W. Clemens et al., "Breast Implant–Associated Anaplastic Large Cell Lymphoma (BIA-ALCL): Review of Epidemiology and Prevalence Assessment in Europe", *Aesthetic Surgery Journal* (2020): sjaa285, doi:10.1093/asj/sjaa285.

45. Vasileios Theocharidis, Ioannis Katsaros, Emmanouil Sgouromallis et al., "Current Evidence on the Role of Smoking in Plastic Surgery Elective Procedures: A Systematic Review and Meta-Analysis", *Journal of Plastic, Reconstructive & Aesthetic Surgery* 71, n. 5 (2018): 624–636, doi:10.1016/j.bjps.2018.01.011.

46. Robert Singer, "Commentary On: Improvement in Brazilian Butt Lift (BBL) Safety With the Current Recommendations From ASERF, ASAPS, and ISAPS", *Aesthetic Surgery Journal* 40, n. 8 (2020): 871–873, doi:10.1093/asj/sjaa090.

POSFÁCIO

1. Prateek Lohia, Shweta Kapur, Sindhuri Benjaram et al., "Metabolic Syndrome and Clinical Outcomes in Patients Infected With COVID-19: Does Age, Sex, and Race of the Patient With Metabolic Syndrome Matter?" *Journal of Diabetes* (2021), doi:10.1111/1753-0407.13157.

UMA NOTA SOBRE OS AUTORES

Os três autores deste livro compartilham a mesma opinião quando se trata da Grande Era do Reboot: não apenas abrange os grandes avanços médicos, como muitos outros prolongadores da vida e redutores de idade estão por vir. Na verdade, durante a escrita deste livro, identificamos nada menos do que 18 avanços médicos/científicos importantes que surgiram em apenas 14 áreas de pesquisa sobre o envelhecimento — e eles (e outros) são fluidos, pois evoluem e avançam todos os dias.

A longevidade não deve ser vista como algo a ser temido, mas a ser abraçado, desfrutado e prosperado. Escolhemos a segunda opção e fizemos dela nosso principal princípio orientador.

Peter Linneman: tem 70 anos de idade e é bastante saudável. Seu pai morreu aos 49 anos de um ataque cardíaco e fumou dois maços de cigarro por dia durante toda a vida. Sua mãe, aos 70 anos, era obesa e tinha uma saúde péssima. Ela morreu aos 95 anos de idade, mas sofreu muito fisicamente por pelo menos 25 anos e mentalmente por 8 anos. Professor de economia aposentado, Peter continua a aconselhar, participar de conselhos, dar palestras, escrever, investir, se exercitar vigorosamente todos os dias e viajar. Ele mantém uma dieta razoavelmente saudável, mas é uma batalha constante. Sua RealAge (um marcador de idade biológica em comparação com a idade do calendário, que explicamos na página XIX) é de 58 anos, inflada por problemas de artrite nos quadris, substituídos com sucesso.

Albert Ratner: Albert nasceu em 1927. Ele está, agora, em sua 11ª década de vida. Em um período de dois anos entre seus aniversários de 10 e 12 anos, sua avó, seu avô e seu tio faleceram. Aos 13 anos de idade, ele estava convencido de que não viveria mais do que um ano. Agora ele está com 94 anos e acha difícil de acreditar. Quando ele nasceu, sua expectativa de vida era de 57 anos. Ele já viveu mais de 36 anos além da expectativa, um aumento de mais de 63%.

Ele tem 16 ou 17 stents (não sabe quais), trabalha todos os dias e paga a Previdência Social desde que era criança. Ele assistiu a gigantescas mudanças na área de longevidade (cada vez mais longa), na dieta (cada vez pior — nada de sal!) e nos exercícios (praticamente a mesma coisa) e percebeu que todos têm um papel importante em sua saúde e na saúde dos Estados Unidos.

Albert ainda é capaz de fazer as coisas que ama e que são importantes para ele. "Minha motivação para escrever este livro é ajudar as pessoas a entender que elas também podem compartilhar o maior presente que podemos desejar, que são mais anos felizes, saudáveis e produtivos", ele diz. "Ao longo dessas décadas, por meio de medicamentos, dispositivos médicos e a habilidade dos médicos, tivemos a oportunidade de participar do presente que continua sendo oferecido — a longevidade. Todos os outros disruptores alteraram parte de sua vida, mas a longevidade muda tudo. Portanto, a longevidade será o maior disruptor de todos."

Michael Roizen: O Dr. Mike (com formação em Anestesiologia e Clínico Geral após se graduar na Universidade da Califórnia, em São Francisco, porque queria dirigir uma unidade de terapia intensiva) passou sua carreira médica ajudando as pessoas a entender que as escolhas de vida têm um efeito realmente profundo sobre sua saúde e sua longevidade. Como desenvolvedor do RealAge, ele analisou e examinou milhares de estudos (mais de 52 mil pela contagem atual em 1998 e, provavelmente, um múltiplo desse número desde então) para provar o efeito que as escolhas de vida têm sobre a idade que seu corpo sente, aparenta e funciona, em oposição à idade do calendário. Como diretor de bem-estar da Cleveland Clinic, o Dr. Mike também viu, em primeira mão, o impacto econômico e médico de levar um grupo de pessoas a fazer mudanças importantes no estilo de vida. Ele tem 76 anos de idade e uma idade biológica de 56 anos. "É nesse ponto que devemos nos unir: permita que a medicina faça o que ela faz de melhor — tratar a doença enquanto você cuida de si mesmo e, principalmente, de seu cérebro. E é possível fazer as duas coisas — você tem esse poder como o próprio engenheiro genético. Essa é a chave para que você seja capaz de enfrentar os desafios e permaneça vibrante e jovem por muito mais tempo."

ÍNDICE

A

B

H

I

J

K

L

M